Altrock

Tinnitus - ganzheitlich behandelt mit Homöopathie und Akupunktur

Tinnitus – ganzheitlich behandelt mit Homöopathie und Akupunktur

Mit einem Repertorium der Tinnitus-Symptome

Von Dr. med. Theresia Altrock

Mit 44 Abbildungen

HAUG

Karl F. Haug Verlag · Heidelberg

Die Deutsche Bibliothek – CIP-Einheitsaufnahme

Altrock, Theresia:
Tinnitus: ganzheitlich behandelt mit Homöopathie und Akupunktur / von Theresia Altrock. – Heidelberg: Haug, 1993
(Homöopathie)
ISBN 3-7760-1318-4

Titel-Nr. 2318 · ISBN 3-7760-1318-4

Gesamtherstellung: Progressdruck GmbH, 67346 Speyer

Inhalt

1. Geleitwort

Das Ohrgeräusch (Tinnitus aurium) ruft bei Therapeuten häufig Achselzucken hervor, da für seine Ursachen eine Klärung letztlich noch aussteht. Auch die eilends angestrebte, recht uniforme Behandlung mit durchblutungsfördernden Maßnahmen, ob medikamentös oder durch Beeinflussung hämorheologischer Parameter kann nicht darüber hinwegtäuschen, daß wir weit davon entfernt sind, die Gründe für dieses Krankheitsbild zu verstehen, geschweige denn über erfolgreiche Therapiekonzepte zu verfügen. Zum Glück besitzt die Mehrzahl der akuten Erkrankungsfälle eine hohe spontane Rückbildungsrate.

Versucht man der Frage nachzugehen, wo und wie Ohrgeräusche im Innenohr entstehen, so trifft man auf die Annahme einer Funktionsstörung der Haarzellen oder einer Funktionsstörung der Nervenfasern und Anteilen der zentralen Hörbahn. Auffallend ist also, daß es sich außer bei traumatischen Ereignissen wie dem Knalltrauma offensichtlich um eine gestörte Funktion handelt. Wodurch es letztendlich zu einer Störung dieser Funktion kommen kann, ist eine Frage, die eine möglichst umfassende Betrachtung verdient.

Hier liegt das Verdienst der Autorin: den Blickwinkel des Therapeuten zu weiten, indem sie Denksysteme wie Homöopathie, Akupunktur und Neuraltherapie integriert und dabei die konventionellen Bereiche berücksichtigt. So entsteht ein ganzheitliches Konzept zur Behandlung des Tinnitus aurium, welches alle Faktoren zu erfassen versucht, die eine physiologische Innenohrfunktion stören können. Dabei kommt den komplementären Heilverfahren eine besondere Bedeutung zu, da ihre Wirkungsweise auf die Beeinflussung funktioneller Vorgänge gerichtet ist. Hier mag auch die Erklärung für den Umstand liegen, warum eine Frauenärztin über eine Ohrerkrankung schreibt. In der chinesischen Medizin gehört das Ohr funktionell als Sinnesorgan dem Funktionskreis von Niere und Blase an. Dieser weist seinerseits verständlicherweise enge Beziehungen zu den Genitalorganen auf. Die Berücksichtigung funktioneller Zusammenhänge zeigt, daß der Mensch nur als ein Ganzes zu verstehen ist und folglich eine Therapie dieser Ganzheit Rechnung tragen muß.

Das vorliegende Buch dokumentiert die Behandlungsergebnisse mit diesem erweiterten Therapiekonzept.

Vielleicht und hoffentlich wird es vielen ein neuer Impuls sein, ihr therapeutisches Spektrum zu erweitern und bereichern.

Heidelberg, im Frühjahr 1993 *Dr. med. Michael Golenhofen*

2. Vorwort

Ich habe die Hoffnung, daß möglichst viele Kollegen beim Studium dieses Buches den Wunsch bekommen, zum Wohle ihrer Patienten auch diese Heilweisen zu erlernen und sie anzuwenden.

Frau Dr. *Veronika Carstens* sowie viele HNO-Kollegen, die mir durch ihr großes Interesse immer wieder Mut zur Veröffentlichung gemacht haben, danke ich für ihr Vertrauen sowie für die Zuweisung ihrer Patienten. Herrn *Uwe Elvert* aus Duisburg möchte ich ebenfalls dankbar erwähnen. Er war mir mit seinen Kenntnissen in der Computertechnik eine sehr große Hilfe und hat aus meinen Behandlungsergebnissen die sehr ansprechenden, lehrreichen und anschaulichen Graphiken gefertigt. Auch das EDV-Programm MEDIKA stammt aus seiner Hand und wurde von ihm aus der von mir gesammelten Symptom- und Medikamenten-Datei erstellt.

Der Aufbau dieses Buches soll zuerst mein Vorgehen bei der Untersuchung zeigen. Dann wird einiges Wissenswerte aus der Akupunktur als ganzheitliche Behandlung, speziell des Tinnitus, vorgestellt. Anschließend versuche ich, die Homöopathie mit ihren Grundbegriffen, und wie man sie anhand der vom Patienten geäußerten Schlüsselsymptome anwenden kann, zu erklären. Dazu habe ich eine Liste mit über 900 Tinnitus-Symptomen und den dazugehörigen homöopathischen Mitteln zusammengestellt. Nach meiner Meinung könnte diese eine große Hilfe für Ärzte sein, die auch mit Homöopathie arbeiten möchten.

Auch die homöopathischen Mittel, die eine Wirkung auf das Gehör und auf bestimmte Ohrgeräusche haben, sind mit ihrer Wertung, vorwiegend nach dem „Kent", dargestellt. Allerdings erheben diese Aufzeichnungen aus verschiedenen Büchern keinerlei Anspruch auf Vollständigkeit. Sie könnten vielmehr stark erweitert werden, würde man auch noch weitere Autoren zu Wort kommen lassen.

Ein großer Teil dieser Tinnitus-Symptome stammt von den bei mir behandelten Patienten, bei denen ich durch Repertorisation das ähnlichste homöopathische Mittel gefunden und angewandt habe. Das EDV-Programm MEDIKA, mit dessen Hilfe wertvolle, von den Patienten geäußerte „Schlüsselsymptome" schneller zu ihrem „Simile" führen können, bedeutet Fortschritt und Zeitersparnis. Der Arzt kann damit gleich bei Aufnahme der Anamnese Hinweise für das Simile seines Patienten erhalten.

Das EDV-Programm MEDIKA ist auf Wunsch käuflich bei mir zu erwerben.

Eine Zusammenstellung der behandelten Fälle zeigt, welche Kriterien bei der Auswertung berücksichtigt wurden, zum Beispiel: Alter des Patienten, Diagnosen, mögliche Ursachen des Tinnitus, wie lange die Ohrgeräusche bereits bestanden, welcher Art sie waren, welche Modalitäten sie hatten, welche homöopathischen Mittel gegeben wurden, wie viele Akupunkturen durchgeführt wurden und wie die Ergebnisse und zum Teil auch die Spätergebnisse waren.

Anschließend folgt eine Darstellung der Ergebnisse anhand von Graphiken mit Auswertung der Studie nach verschiedenen Kriterien. Zum Schluß habe ich zu 10 von 208 Tinnitusfällen eine Kasuistik erstellt mit Hinweisen zu Anamnese, klinischer Diagnose, Akupunktur- und Homöopathie-Diagnostik, zum Vorgehen in jedem einzelnen Fall, zum Verlauf und dem jeweiligen Ergebnis.

Sicher liegt jeder Fall anders und muß daher personotrop behandelt werden, aber man findet auch Parallelen oder Denkanstöße zu anderen Patienten mit dem gleichen Leiden und wird sich dann vielleicht an den einen oder anderen Fall aus dieser Kasuistik erinnern.

Abgesehen davon finde ich, daß es wichtig ist, einzelne Krankengeschichten auch einmal nachlesen und vergleichen zu können. Außergewöhnliche Patientenschicksale bleiben auch dem Arzt immer in besonderer Erinnerung.

Bonn, im Frühling 1993 *Dr. med. Theresia Altrock*

3. Einleitung

Die Behandlung der Patienten, die unter Ohrgeräuschen (Tinnitus) oft sehr leiden, und die bereits klinisch ausbehandelt sind, habe ich mir seit einigen Jahren zur Aufgabe gemacht.

Durch Zufall und ohne genaue Kenntnisse über den Tinnitus erfuhr ich von einer Patientin, die ich durch Akupunktur von einer Halswirbelblockade befreien konnte, daß dabei auch ihre Ohrgeräusche verschwunden sind, die sie seit 5 Jahren quälten, und deretwegen sie seit Jahren in Behandlung war. Das versetzte nicht nur mich, sondern auch alle Fachkollegen in Erstaunen, und ich erfuhr, welche Crux medicorum diese Krankheit darstellt, weil sie so schwer zu therapieren ist, trotz aller Versuche medikamentöser, technischer, physiotherapeutischer, psychischer und sogar chirurgischer Art. Nach Rücksprache mit Kollegen der Bonner HNO-Universitätsklinik entschloß ich mich 1983, dieses Problem weiter zu verfolgen, indem ich mehr Patienten mit dieser schweren Krankheit in Akupunkturbehandlung nahm, um sie wenigstens von den Begleitkrankheiten zu befreien, und um ihnen zu helfen, ihren Tinnitus besser ertragen zu können und weniger Medikamente zu nehmen.

Die Erfolge ermutigten mich, die Fälle zu dokumentieren und auch zusätzlich mit homöopathischen Mitteln zu behandeln.

Diese Tätigkeit erfüllte mich mit Freude und Befriedigung, so daß ich immer mehr Zeit für die Tinnituspatienten einrichtete, nur noch nach Terminen arbeitete und zuletzt meine gynäkologische Praxis stark reduzierte.

1989 habe ich dann über die ersten 100 Patienten berichtet, die ich wegen ihrer Ohrgeräusche behandelt habe. Inzwischen sind es mehr als 400 Fälle.

Ich freue mich, daß ich in diesem Buch über meine Behandlungsergebnisse berichten kann.

4. Das Symptom Tinnitus aus ganzheitlicher Sicht

Erst wenn alle anderen klassischen Möglichkeiten der HNO-Kliniken, Fachabteilungen und HNO-Ärzte erschöpft sind, erhalten die Patienten einen Termin zur Beratung wegen ihres therapieresistenten Tinnitus in meiner Akupunktursprechstunde.

Für die gequälten Menschen ist dies dann häufig der letzte Versuch.

Wie kommt es, daß ich bei der Behandlung dieser mir fachfremden Erkrankung so gute Erfolge erzielen kann?

Dafür habe ich nur die eine Erklärung: Ich habe mich bemüht, die Menschen aus ganzheitlicher Sicht zu sehen und mit ganzheitlichen Mitteln zu behandeln!

Dazu gehören sowohl die Homöopathie als auch die Akupunktur. Beide Methoden haben sich bei der Behandlung der Patienten, die an Tinnitus leiden, sehr bewährt und sind in der Kombination besonders erfolgreich.

Das liegt zunächst an der speziellen Diagnostik, die mit Hilfe der Ohrakupunktur vor jeder Therapie durchgeführt wird.

Dabei werden diagnostische und Therapiehindernisse gefunden und beseitigt, Störfelder entdeckt und unschädlich gemacht, Herde ausgeräumt, Intoxikationen mit homöopathischen Mitteln ausgeleitet. Der Körper wird angeregt, mit Selbstheilung zu reagieren, mit Hilfe des passenden homöopathischen Mittels, möglichst des Simile, das durch klassische Repertorisation gefunden und individuell am Patienten getestet werden kann. Sogar die Höhe der Potenz dieses Simile kann man mit Hilfe des Polfilters und des RAC (Reflex Auriculo-Cardiaque nach *Nogier)* austesten. Das erleichtert und beschleunigt die Therapie.

Durch diese Voruntersuchung verringert sich sogar die Zahl der notwendigen Akupunkturen, was natürlich den Patienten zugute kommt, die ja oft die Kosten selbst tragen müssen.

Allerdings haben in den letzten Jahren die Ersatzkassen sich auf Antrag meist großzügig durch Zuschüsse an dem Honorar für die Akupunkturbehandlung beteiligt aufgrund der Erfahrung, daß eine weitere, häufig teure medikamentöse Therapie zum Teil abgesetzt werden kann, da mit der Akupunktur und der Homöopathie allein oft Erfolge zu verzeichnen sind. Begleitende Krankheiten wie Schlafstörungen, Depressionen, Kopf- und Rückenschmerzen sowie Stoffwechselstörungen werden erfolgreich mitbehandelt, Toxine (Amalgam, Cortison, Nikotin) werden ausgeleitet, der Körper entgiftet durch spezielle Suchtprogramme sowie auch durch homöopathische Mittel.

Narben werden entstört mit infrarotem Laserlicht, Wirbelblockaden werden mit Akupunktur beseitigt. Störfaktoren findet man auch oft im Zahnbereich, sehr häufig Allergien auf Zahnfüllmaterial sowie auf Zahnmetalle und Prothesenstoffe. Eine besondere Rolle spielt das Amalgam.

Wenn eine Schwermetallbelastung nachgewiesen werden kann, die z.B. durch Amalgam verursacht wurde, müssen die amalgamhaltigen Zahnfüllungen entfernt werden, bevor eine Behandlung des Tinnitus erfolgen kann, da es sich hier um eine schwere Blockade handelt, die den Erfolg von Homöopathie und Akupunktur ausschließt.

Alle bisher eingenommenen Medikamente können mit der Testmethode, mit dem Polfilter und dem Pulsreflex nach *Nogier,* als eventuelle Auslöser des Tinnitus herausgefunden werden. Das sind bei weiblichen Personen auch oft Hormonpräparate wie Ovulationshemmer oder auch Hormone, die aus den verschiedensten Gründen gegeben werden. Sogar durchblutungsfördernde Medikamente, die oft jahrelang in großen Mengen verschrieben und eingenommen werden, können manchen Menschen eher schaden als nützen und sollten vorher getestet werden.

Schlafmittel und Psychopharmaka machen nicht nur häufig abhängig, sondern sie können sogar auch den Tinnitus verschlimmern und den Menschen in seiner ganzen Persönlichkeit verändern.

Patienten, die früher wegen Tuberkulose meist monatelang mit Streptomycin behandelt worden sind, bekommen oft viele Jahre später Ohrgeräusche, die sehr unangenehm sein können und eine Reihe von anderen Befindensstörungen nach sich ziehen. Hier ist es besonders wichtig, die Ursache zu erkennen und eine homöopathische Behandlung mit Nosoden durchzuführen. In einigen Fällen gelang mir mit den Tuberculinum-Nosoden *(Koch* oder *Marmorek)* eine direkte und anhaltende Besserung, ja sogar ein Verschwinden des Tinnitus!

Das gilt genauso für die Behandlung von Patienten, die früher, aus welchen Gründen auch immer, längere Zeit größere Mengen an Cortison erhalten haben. Es muß mit Cortison-Hochpotenzen ausgegleitet werden und bringt sehr bald deutliche Besserung, nicht nur des Tinnitus.

Ähnlich ist es bei der Quecksilber-Intoxikation. Das Amalgam muß exakt entfernt und homöopathisch ausgeleitet werden, dann tritt bei den meisten Patienten bereits eine deutliche Besserung des allgemeinen körperlichen Befindens ein. Der Tinnitus verändert sich zuerst, wird leiser. Er verschwindet allerdings nur dann völlig, wenn das Amalgam die einzige Ursache des Tinnitus war. Das ist erstaunlich oft der Fall. Meistens jedoch sind mehrere Ursachen vorhanden, die dann der Reihe nach behandelt und entfernt werden müssen. Das geht auch, dauert jedoch leider etwas länger. Immerhin muß man darauf aufmerksam machen, daß eine Amalgam-Intoxikation sowohl die Homöopathie als auch die Akupunktur nicht wirksam werden läßt, sondern eine schwere Blockade darstellt, die zuerst durch Entfernen unschädlich gemacht werden muß. Alle Menschen, denen ich nicht helfen konnte, hatten entweder eine Unverträglichkeit von Amalgam, Herde im Zahnbereich, oder schwere Zahnmaterial-Allergien, die überhöhte Ströme im Mund verursachten. Bei drei von siebzehn waren durch Medikamentenabhängigkeit toxische Ursachen vorhanden, die die Behandlung störten und unwirksam machten.

So sind die Allergien insgesamt sehr häufig Mitursache des Tinnitus. Insbesondere bei den Lebensmittel-Allergien findet man meist im Mund die Ursache des Problems, denn vielfach vertragen sich die verschiedenen Werkstoffe nicht, die im Zahnbereich verwendet worden sind. Die Folgen sind Mißempfindungen, Schwellungen, Brennen, Geschmacksstörungen, Schluckbeschwerden und anderes mehr. Aber auch Ohrgeräusche können hierdurch verursacht werden.

Fehlstellungen der Kiefer können ebenfalls Tinnitus verursachen, sowie auch häufig entzündliche Herde an toten Zähnen. Fehlstellungen der Weisheitszähne, die ja energetische Wechselbeziehungen zum Ohr bzw. zum Innenohr haben und alle entzündlichen Prozesse an den Weisheitszähnen können sich aufs Gehör ungünstig auswirken.

Narben im Bereich der Nebenhöhlen, auch rezidivierende Nasennebenhöhlenentzündungen, sind ebenfalls häufig Ursache für Schwerhörigkeit und Ohrgeräusche durch Veränderungen in den Tuben und Schwellung der Schleimhäute in den Nebenhöhlen.

Auch die Halswirbelsäule kann vielfache Beschwerden machen, die Hörstörungen oder sogar Ohrgeräusche verursachen, insbesondere wenn es sich um Blockaden handelt.

Toxische Schäden sind meist der Grund bei beidseitigem Tinnitus. Es handelt sich dabei um chronische, schleichende Vergiftungen durch Medikamente, deren Nebenwirkungen oft nicht genügend bekannt sind oder nicht beachtet werden. Auch die Mengen der Medikamente, die von vielen Menschen regelmäßig und für jedes Wehwehchen eingenommen werden, können schuld sein.

Veränderungen des Stoffwechsels sind nicht selten auch Verursacher von Ohrgeräuschen. Insbesondere sind Störungen im Gallen- und Leberbereich häufig festzustellen; aber auch Magen, Darm, Bauchspeicheldrüse, Herz und Nieren und alle Hormondrüsen können durch Fehlfunktion Rückwirkungen auf das Gehör haben und durch Veränderungen Ohrgeräusche verursachen. Daß Narben Funktionsstörungen zur Folge haben können, ist seit langem bekannt (Neuraltherapie, Dr. *Huneke).*

Nicht selten ist auch ein sogenanntes „Knall-Trauma" Ursache eines Hörsturzes und (oder) heftiger Ohrgeräusche, die sehr therapieresistent sind. Durchblutungsstörungen allein waren in meiner Statistik nur bei 4 % der Fälle Ursache der Ohrgeräusche, und gerade diese werden hauptsächlich in Kliniken und von HNO-Fachärzten intensiv therapiert, häufig ohne die erwartete Wirkung. Ich will aber nicht unerwähnt lassen, daß die Patienten, um die es sich hier handelt, vorher schon mehrfach mit durchblutungsfördernden Medikamenten behandelt worden sind.

Vielleicht zählten deshalb nur noch 4 % meiner „ausbehandelten" Tinnituspatienten zu dieser Gruppe, weil man den meisten anderen bereits mit Infusionen und Medikamenten hatte helfen können!?

5. Ganzheitliche Behandlungsprinzipien – Vorgehen bei der Untersuchung

Der Gang der Untersuchung eines an Tinnitus erkrankten Patienten erfolgt zunächst durch die Aufnahme seiner Vorgeschichte. Er bringt nach Möglichkeit Untersuchungsbefunde aus dem Krankenhaus oder von seinem Hals-Nasen-Ohrenarzt, eventuell Operations-, Röntgen-, Laborbefunde und ein neueres Audiogramm sowie alle Medikamente mit, die zuletzt eingenommen wurden. Es wird von ihm ein Fragebogen ausgefüllt, der auch Auskunft gibt über seine Vor-Krankheiten und über die seiner Vorfahren, auch über ererbte Krankheiten oder Dispositionen, über Kinderkrankheiten, Unfälle, Operationen, über Stoffwechselkrankheiten, Allergien, und ganz speziell über Ohrenkrankheiten.

Von großer Wichtigkeit ist die Entstehungsgeschichte seines Tinnitus, die Art und die Modalitäten seiner Ohrgeräusche, die Zeit des Erstauftretens, ob mit oder ohne Gehörminderung oder Schwindel sowie der Grad der Belästigung.

Auch Krankheiten und Befindensstörungen, die auf den ersten Blick mit dem Tinnitus gar nichts zu tun haben, sind oft wichtig, um die Ursachen aufzuklären. Die tiefe Ursache dieser Erkrankung ist oft unter den vielfältigsten akuten oder häufiger noch chronischen Leiden verborgen und tritt erst dann in Erscheinung, wenn man, wie beim Schälen einer Zwiebel, die Störfaktoren lamellenartig entfernt hat.

6. Anamnese, Diagnose und Therapie in der Ohrakupunktur

Sie ist von besonderer Wichtigkeit und kann in der Diagnostik Zeit sparen, indem man durch sie bereits wertvolle Hinweise auf mögliche Störfaktoren erhält.

Durch die Untersuchung der Reflexzonen an den Ohren ist es dem Arzt möglich, Störherde zu finden, Entzündungen zu orten oder mit Sicherheit eine Giftbelastung (z.B. Quecksilberbelastung durch Amalgamfüllungen) zu diagnostizieren.

Was verstehen wir unter „Störfaktoren"?

Störherde oder Störfaktoren sind Therapiehindernisse, die immer vor der eigentlichen Behandlung beseitigt werden müssen. Sie sind sogar auch Hindernisse für die homöopathische Behandlung, sodaß die Erkennung von Störherden allein schon beweist, wie wichtig die Ohrakupunktur für einen Arzt ist, der die Homöopathie bereits erlernt und in sein Behandlungskonzept mit einbezogen hat.

Störfaktoren können
- entzündlich sein (Tonsillen, Zähne, Appendix),
- durch Narben entstehen (Operationsnarben etc.),
- toxisch sein (Amalgam, Umweltgifte).

Die Möglichkeit, Störfelder mit Hilfe der Akupunkurmethoden zu finden, ist besonders hilfreich und wichtig, wenn es sich um Krankheitszustände handelt, die mit den üblichen medizinischen Methoden nicht geklärt werden konnten. So kann man zum Beispiel Zahngranulome orten, die im Röntgenbild noch nicht sichtbar sind. Man kann Allergien abklären, auch gegen Medikamente, Zahnprothesen, Brillenfassungen, Lebensmittel und so weiter. Mit Hilfe von bestimmten Testmethoden kann man mit Akupunkturkenntnissen Amalgam-Unverträglichkeit aufdecken, und man kann sogar verstecktes Amalgam finden, zum Beispiel unter alten Goldkronen.

Wo findet man nun die Störherdpunkte am Ohr?

Man findet sie immer auf der Seite am Ohr, auf der sich der Herd auch am Körper befindet (z.B. Narben, tote Zähne, entzündliche Herde).

Es gibt *5 Störherdhinweispunkte am Ohr* sowie zusätzlich noch *3 psychische* Störherdhinweispunkte, die genau anzeigen, wie stark ein Störherd ist (Hierarchie der Störherdhinweispunkte).

Es würde zu weit führen, genauer zu erklären, wie man zunächst die Störherdhinweispunkte, und anschließend wie und wo man mit deren Hilfe die Störherdpunkte finden kann. Das lernt man im Laufe der Ausbildung zum Akupunkturarzt.

Zu den *psychischen Punkten* gehören der antidepressive Punkt, der Sorgepunkt, der Angstpunkt, der Aggressionspunkt sowie der Valiumpunkt und der Frustrationspunkt.

Man findet diese oft bei Tinnituspatienten und muß sie auch berücksichtigen. Allerdings ist die Behandlung dann ohne Nebenwirkungen und ohne Belastung des Stoffwechsels durch Chemie. Wenn notwendig, werden homöopathische Mittel gegeben mit der Überzeugung, daß diese keinerlei Sucht auslösen und wohl in der Lage sind, Psychopharmaka weitgehend zu ersetzen.

Natürlich gibt es hier auch Ausnahmen.

Die Akupunkturdiagnostik

Die Ohrakupunktur eignet sich besonders für die Diagnostik, weil die „aktiven, pathologischen Punkte am Ohr nur dann nachweisbar sind, wenn peripher auch ein pathologisches Geschehen aktiv ist." (*Bahr*). Man könnte die Ohrmuschel mit einem körpereigenen Diagnosezentrum vergleichen (*Strittmatter*), „weil die Korrespondenzpunkte am Ohr nur dann erscheinen, wenn an den fraglichen Organen oder Körperteilen wirklich eine Störung vorliegt." Bei einer Störung im Bereich des Knies erscheint am Ohr der Kniepunkt, oder bei quälendem Tinnitus findet man oft den Angst- und den Sorgepunkt am Ohr. Wenn der Tinnitus durch Veränderungen in der Wirbelsäule entstanden ist, findet man im Bereich der Reflexpunkte der Wirbelsäule Spannungsdifferenzen an der Ohroberfläche. Oder wenn der Leberpunkt elektrisch verändert ist, kann man daraus eine Störung im Bereich der Leber ableiten.

Es gibt aber auch Diagnose- und Therapiehindernisse, die vorher erkannt und beseitigt werden müssen, damit die Behandlung erfolgreich sein kann. Dazu gehören

1. die Oszillation,
2. die Inversion,
3. die Lateralitätsstörung.

Es besteht eine einwandfreie Kontrollmöglichkeit, die Ursachen der vom Patienten geklagten Beschwerden aufzufinden.

Ein fortgeschrittener Akupunkturarzt findet diese Punke am Ohr mit Hilfe eines bestimmten Pulsreflexes, dem RAC (= Reflex Auriculo-Cardiaque nach Dr. *Nogier*, Lyon) und vermeidet damit, unwichtige Punkte zu behandeln. Man spricht von der „kontrollierten Ohrakupunktur" (nach *Bahr*).

Aber auch mit einem einfachen elektrischen Punktsuchgerät kann man die Akupunkturpunke finden.

Wenn man sich die Kartographie des Ohres nach *Nogier* ansieht, kann man sich vorstellen, wie man sich am Ohr zurechtfinden kann, wenn man die Korrespondenzpunkte der Organe des Körpers am Ohr kennt. Die Energieübermittlung vom Ohr zum Gehirn erfolgt über wenige Schaltstellen. Deshalb ist die Ohrakupunktur in vielen Fällen wirksamer als die Körperakupunktur.

Bestimmte Zonen am Ohr reagieren zudem auf bestimmte Lichtfrequenzen, und eine jede hat einen eigenen, übergeordneten Steuerpunkt. Dadurch kann man auch anstelle von Nadeln die Ohrzonen mit Laserlicht behandeln, indem man mit den entsprechenden Lichtfrequenzen die Ohrzonen oder die sogenannten Achsenpunkte therapiert.

Die Akupunktur ist im wesentlichen ein praktisches Verfahren. Es gehört eine gründliche theoretische und praktische Schulung dazu, eine gute Ausbildung, wie sie inzwischen von mehreren Gesellschaften und Institutionen angeboten wird (z.B. Deutsche Akademie für Akupunktur und Auriculomedizin, Leitung: Dr. *Frank Bahr*, München).

Die Akupunktur-Therapie

Bevor man nun mit der Therapie beginnt, müssen alle Voruntersuchungen abgeschlossen sein. Alle Diagnose- und Therapiehindernisse müssen beseitigt sein. Oszillation oder Inversion darf nicht vorhanden sein, die Lateralität muß stabil sein.

Nun wird in der tiefen Gewebeschicht der tiefe symptomatische Punkt mit dem 3-Volt-Hämmerchen gesucht und angezeichnet. Das gleiche geschieht in der mittleren Gewebeschicht. Der mittlere symptomatische Punkt wird ebenfalls markiert.

Danach sucht man auch noch die eigentlichen Störfelder mit der Kabelmethode, indem man den jeweiligen Störherdhinweispunkt durch das Kabel mit dem Störherdpunkt am Ohr verbindet und auch anzeichnet. Erst danach erfolgt die Nadelung, zuerst die des tiefen symptomatischen Punktes am Ohr, meist mit einer Goldnadel, danach meist eine Silbernadel auf den mittleren symptomatischen Punkt, dann erst erfolgt die Nadelung des oder der Störherde, meist mit Dauernadeln, unter RAC-Kontrolle. Bei Bedarf werden auch psychische Punkte genadelt, die bei Tinnituspatienten nicht selten gefunden werden. Dadurch kann man dann sehr oft Medikamente einsparen, besonders Psychopharmaka und Schlaftabletten, die meist auch noch eine schädliche Nebenwirkung auf den Tinnitus haben. Die Akupunktur wird nach Möglichkeit einmal in der Woche durchgeführt, wenigstens die ersten drei sollten nicht viel weiter auseinander liegen. Wenn eine Besserung eingetreten ist, kann man die Behandlungsabstände verlängern, besonders dann, wenn auch noch mit homöopathischen Mitteln behandelt wird. Die Behandlung erfolgt nicht immer mit Nadeln, man kann mit einem Lasergerät die Ohrpunkte bestrahlen, die ja auch auf bestimmte Lichtfrequenzen reagieren.

Nach der dritten oder vierten Akupunktursitzung zeigt es sich in vielen Fällen bereits, ob sich eine Besserung erreichen läßt. Eine *Therapieresistenz ist meist störfeldbedingt.*

7. Die homöopathische Anamnese – Praktische Hinweise zur Mittelfindung

Die homöopathische Anamnese ist noch viel ausführlicher und zeitaufwendiger, weil sie alle körperlichen, geistigen und seelischen Symptome erfragt, um das „Simile" für diesen Menschen zu finden. Das ist die Medizin, die alle Beschwerden dieses einen Patienten heilen kann. Sie muß dann auch den Tinnitus zum Verschwinden bringen können, wenn sie richtig gewählt wurde. Sie werden in dieser Arbeit viele Beispiele finden, wie mit Hilfe von Symptomen und dem Repertorium von *Kent* das Simile für den Patienten gefunden wurde, und welche Vorteile es brachte, entweder bei zusätzlicher Anwendung oder in einigen Fällen auch als alleinige Therapie.

In einer großen Kassenpraxis ist es kaum möglich, so viel Zeit für nur einen Patienten aufzuwenden. Wiederum kann man sich aber auch für die Erhebung einer homöopathischen Anamnese einen Fragebogen ausfüllen lassen, und diesen evtl. mit dem Computer auswerten. Das spart Zeit und hat zudem den Vorteil, die Leiden des Patienten ganzheitlich zu erfassen und nicht nur ein bestimmtes, gerade in das eigene Fachgebiet passende Krankheitssymptom zu kurieren.

Sehr hilfreich sind hierzu die aus der Erfahrung und aus vielen Medikamententestungen gewonnenen „Schlüsselsymptome", die von Ärzten mit großen homöopathischen Kenntnissen gesammelt und veröffentlicht wurden. Die dazu gehörenden Mittel sind oft auch mit Hinweisen über die Wertigkeiten und Literaturangaben, z.B. Stellenangaben im „Kent", versehen, wo man sie nachlesen kann. Häufig paßt dann solch ein wertvolles „Schlüsselsymptom" auch zu den anderen Symptomen des Patienten, sodaß man dadurch das „Simile" leichter finden kann.

Deshalb ist es besonders wichtig, die Patienten möglichst genau nach der Art ihrer Ohrgeräusche zu befragen, sie mit eigenen Worten die Modalitäten beschreiben zu lassen, auch wenn diese dann oft so unglaublich klingen.

8. Die homöopathische Diagnose

Die homöopathische Diagnose kann erst erfolgen, wenn die Gesamtheit der Symptome eines Patienten zusammengestellt worden ist. Das geschieht

1. durch den *Spontanbericht* des Patienten selbst sowie durch genauere *Information* des Arztes,
2. durch *Beobachtungen* der Angehörigen des Kranken und durch eigene Beobachtung des Arztes sowie der physikalischen und chemischen *Untersuchungsresultate.*

Jedes Symptom muß auf seinen Wert geprüft und abgewägt werden.

An *erster Stelle* stehen die **auffallenden, sonderlichen,** ungewöhnlichen, charakteristischen Zeichen und Symptome. Das sind oft Symptome, die einem paradox vorkommen, oder die einen frappieren, weil man sie selten oder noch nie gehört hat. Auch Begleitsymptome können auffallend und merkwürdig sein. Hierunter fallen oft die von den Patienten geäußerten Tinnitus-Symptome, die einem unglaubwürdig und übertrieben vorkommen, die aber doch ernst genommen werden müssen, weil sie oft der Schlüssel zum Simile sind, weil sie als auffallend, sonderlich und ungewöhnlich imponieren.

Die **Geistes- und Gemütssymptome** stehen an *zweiter Stelle.* Auch hier finden wir oft Symptome merkwürdiger Art, die oft entscheidend sind für die Mittelwahl (z.B. Selbstmordtendenz oder unerklärliche Abneigung gegen die Familie oder Kinder).

An *dritter Stelle* sollte man die **Allgemeinsymptome** beachten, die den ganzen Menschen betreffen, z.B. den Einfluß von Licht, Sonne, Wasser, Wind, Gerüche, Lärm, Essen, Trinken, Tag, Nacht, sowie Verlangen und Abneigungen. Auch Schlaf und Träume sind Ausdruck der gesamten Persönlichkeit. Bei der Frau sind die Menses und die sexuellen Symptome wichtige Allgemeinsymptome.

An *vierter Stelle* steht die **Ursache** (Stoß, Nässe, Ärger, Trauer).

Die **Begleitsymptome** stehen an *fünfter Stelle* und sind daher nicht so wertvoll für die Mittelfindung, sofern sie nicht sonderlich erscheinen.

An *letzter Stelle* erst stehen die **Lokalsymptome.** Sie steigen im Wert, wenn sie auffallend oder merkwürdig sind.

Vielleicht verstehen Sie jetzt besser, warum ich mir die Mühe gemacht habe, die beiden Listen A und B zusammenzustellen. Die **Liste A** weist die Ohrgeräusche als Symptome aus mit ihren Modalitäten, während in der **Liste B** alle homöopathischen Mittel aus verschiedenen homöopathischen Büchern zusammengestellt wurden und die Art der Ohrgeräusche, die zu diesen Mitteln gehören.

Oft sind diese Symptome so eigenartig und merkwürdig, daß sie als Schlüsselsymptome gelten und einen hohen Wert bei der Suche nach dem Simile erhalten müssen. Wenn man dann das Arzneimittel genauer studiert, hat es oft auch andere wichtige Übereinstimmungen mit denen, die der Patient geäußert hat.

9. Liste der wichtigsten Tinnitus-Symptome und ihre homöopathischen Mittel

Die **Liste A** (siehe S. 29) soll solche Tinnitus-Symptome, wie sie von den Patienten geäußert wurden, in Verbindung mit den zugehörigen homöopathischen Mitteln und deren Wertigkeit ausweisen.

10. Liste der homöopathischen Mittel und ihre Wirkung auf Tinnitus

Die ebenfalls im folgenden befindliche **Liste B** (siehe S. 183) dagegen zeigt in alphabetischer Reihenfolge die homöopathischen Mittel mit den Wertigkeiten und ihre Wirkungen auf das Gehör und auf bestimmte Ohrgeräusche.

11. Die Geräusch-Symptom-Datei als Datenbank MEDIKA

Sie ist mit ihren homöopathischen Mitteln eine starke Stütze für die homöopathische Diagnostik.

Die einfache Handhabung des Programms stand bei der praxisorientierten Entwicklung im Vordergrund. Auch Computer-Einsteigern sollte es möglich sein, ohne größeren Lernaufwand die gewünschten Informationen abzurufen. Die mitgelieferten umfangreichen Zusammenstellungen von 393 Symptomen und homöopathischen Mitteln sind aus verschiedenen Lehrbüchern herausgesucht worden und können beliebig erweitert werden. Eigene Erfahrungen und Erkenntnisse kann jeder Therapeut ohne weiteres noch zusätzlich in den Datenbestand einbringen. Die Arbeit mit dem Programm MEDIKA verkürzt erheblich die Zeit für eine Repertorisation, weil sie für die Tinnitusbehandlung wichtige „Schlüsselsymptome" auf Abruf angibt. Allerdings sind zusätzlich stets weitere Informationen des Patienten erforderlich, um das „Simile" für die homöopathische Behandlung sicher zu finden. Das Programm kostet 250,00 DM inklusive Versand und Handbuch und kann bei der Verfasserin bestellt werden.

Tinnitus-Symptome und ihre homöopathischen Mittel

Liste A

Symptom-beschreibung	**Homöopathische Mittel**	**Literatur-verweis**
Rückwärts**beugen** verschlechtert	Manganum => einziges Mittel	Kent I Seite 314
Kopf zurück**beugen** bessert das Gehör	Fluor acidum [2]	Kent III Seite 134
Rückwärts**beugen** verschlechtert	Manganum	Kent I Seite 314
Gehörminderung; als wenn ein **Blatt** vorläge	Sulfuris acidum (Acidum sulfuricum)	
Taubhörigkeit; wie **Blatt** vor dem Trommelfell	Antimon. crudum	
Schwerhörigkeit; Gefühl als wenn ein **Blatt vor** dem Ohr läge; Summen im rechten Ohr; Neuralgie	Sulfuris acidum (Acidum sulfuricum)	Hering, Kurzgefaßte Arzneimittellehre II
Sausen; **Brausen;** Taubheit	Veratrum	
Sausen u. **Brausen;** Gehör überempfindlich	Sulfur	
Pochen; **Brausen;** Schwerhörigkeit	Nitricum acidum (Salpetersäure) (Acidum nitricum)	
Schwerhörigkeit besonders im Zimmer; **Brausen;** Sumsen	Magnesia	
Schwerhörigkeit; **Brausen;** Läuten vor den Ohren	Ledum palustre	

Symptom-beschreibung	**Homöopathische Mittel**	**Literatur-verweis**
Summen und **Brausen** vor dem Ohr; Stechen beim Schlucken	Drosera	
Brausen; Reißen; Stechen; geräuschempfindlich	Conium	
Klingen oder **Brausen** vor den Ohren; Taubheit des rechten Ohres; als ob sich ein Blättchen vor das Trommelfell legte; ziehender Schmerz durch das rechte Ohr und bis in die Eustachische Röhre	Antimonium crudum	Hering, Kurzgefaßte Arzneimittellehre I
Ohrenklingen; große Empfindlichkeit gegen Geräusche; **Brausen** in den Ohren bei jedem Schmerzanfall; kann die menschliche Stimme nicht hören (vergl. Phosphor); stechendes Reißen vom linken Gehörgang nach außen	Arsenicum album	Hering, Kurzgefaßte Arzneimittellehre I
Dumpfes **Brausen** im linken Ohr; wie von fernem Sturm, Sturmwind; im rechten Ohr deutliches Singen; das Gehör auf dem linken Ohr wird schwächer; im Kalten schlimmer;	Asarum europaeum	Hering, Kurzgefaßte Arzneimittellehre I

Symptom-beschreibung	**Homöopathische Mittel**	**Literatur-verweis**
Überempfindlich gegen Kratzen auf Stoff		
Schwerhörigkeit; Summen und Klingen vor den Ohren; bei jeder Inspiration **Brausen** im rechten Ohr wie von der See; Knacken im Ohr beim Niesen, Schlucken oder beim Schnellgehen; nach Scharlach	Baryta carbonica	Hering, Kurzgefaßte Arzneimittellehre I
Harthörigkeit; auch nach Unterdrückung durch Chinin; Singen und **Brausen** oder Knacken in den Ohren; Knacken auch beim Kauen; Pulsieren; Geräusch beim Schlucken in den Ohren; eitriger Ausfluß aus den Ohren	Calcarea carbonica	Hering, Kurzgefaßte Arzneimittellehre I
Klingen; Summen oder **Brausen** in den Ohren; ein heißer Hauch kommt häufig aus den Ohren	Cantharis	Hering, Kurzgefaßte Arzneimittellehre I
Brausen oder Summen in Ohren; Worte und Schritte widerhallen in den Ohren; Schwerhörigkeit; Stechen im rechten Ohr in Anfällen; Gefühl von Verstopfung im Ohr; Herpes an den Ohrläppchen	Causticum Hahnemannii	Hering, Kurzgefaßte Arzneimittellehre I

Symptom-beschreibung	**Homöopathische Mittel**	**Literatur-verweis**
Das Gehör ist gewöhnlich scharf; **Brausen** in den Ohren; Gefühl als seien sie verstopft; Ohrenschmerzen mit Stechen in den Ohren; Prickeln in den Ohren, als ob sie erfroren wären; Ohrenlaufen, bes. nach Masern	Colchicum autumnale	Hering, Kurzgefaßte Arzneimittellehre I
Brausen und Klopfen in beiden Ohren; besonders im linken; in den Ohren Jucken; Stechen; Schneiden, das sich bessert, wenn man den Finger in das Ohr steckt	Colocynthis	Hering, Kurzgefaßte Arzneimittellehre I
Klingen; Summen und **Brausen** in den Ohren; Ohren wie verstopft beim Schnauben der Nase; Ohrenstechen; Parotisdrüsen angeschwollen	Conium maculatum	Hering, Kurzgefaßte Arzneimittellehre I
Brausen; Summen oder Klingen in den Ohren; im rechten Ohr ist es, als ob es mit Baumwolle verstopft wäre oder als ob man etwas vor das Ohr hält, so daß der Schall nicht gehörig eindringen kann; Jucken; Cerumen vermehrt	Cyclamen europaeum	Hering, Kurzgefaßte Arzneimittellehre I

Symptom-beschreibung	Homöopathische Mittel	Literatur-verweis
Brausen und Klingen vor den Ohren	Helleborus niger	Hering, Kurzgefaßte Arzneimittellehre I
Schwerhörigkeit im Alter in Verbindung mit Zischen, **Brausen** und Knistern	Petroleum	Nash, Lokale Leitsymptome
Brausen, Klingen, Summen, Widerhall von Tönen und der eigenen Stimme, schlimmer bei schönem, besser bei trübem Wetter	Causticum	W. Eichsteller, Der praktische Homöopath
Klingen im rechten Ohr; Sausen in den Ohren; Stechen; Klopfen und **Brennen;** Eiterung der Parotis	Bromium	Hering, Kurzgefaßte Arzneimittellehre I
Schwerhörigkeit nach vorausgegangenem **Brennen** und Stechen im Ohr; katarrhalische Taubheit; beim Husten Schmerz in einem oder beiden Ohren; Perforation des Trommelfells; Eiterungen	Capsicum annuum	Hering, Kurzgefaßte Arzneimittellehre I
Klingen in den Ohren wie von Glocken; **brennender** Schmerz an der Ohrmuschel	Clematis erecta	Hering, Kurzgefaßte Arzneimittellehre I
Jucken und **Brennen** in den Ohren, unerträglich;	Fluoricum acidum	Hering, Kurzgefaßte Arzneimittellehre I

Symptom-beschreibung	**Homöopathische Mittel**	**Literatur-verweis**
wird durch Kratzen gebessert		
Schmerzhafte Empfindlichkeit gegen plötzliche Töne; Klopfen; Summen; die Ohren **brennen;** Ohren- und Kopfschmerz; Singen; Pulsieren; Schwindel	Sanguinaria canadensis	Hering, Kurzgefaßte Arzneimittellehre II
Schwerhörigkeit; Blutandrang nach den Ohren und **Brennen;** Eiter am äußeren Rand der Ohren	Spongia tosta	Hering, Kurzgefaßte Arzneimittellehre II
Kopfschmerz beim **Bücken**	Crocus	
Kopfschmerz nach **Bücken**	Manganum	Kent III Seite 129
Sausen in den Ohren wie vom Rauschen des Wassers; Stechen im Ohr, besonders beim **Bücken;** im linken Ohr gelegentlich Reißen, zwingt z.T. zum Schreien	Chamomilla	Hering, Kurzgefaßte Arzneimittellehre I
Summen in den Ohren, wodurch das Gehör verschlechtert wird; beim **Bücken** schlechter	Crocus sativus	Hering, Kurzgefaßte Arzneimittellehre I
Ohrgeräusch beim **Bücken**	Crocus	Kent III Seite 120

Symptombeschreibung	Homöopathische Mittel	Literaturverweis
Schwerhörig; wund hinter den Ohren; Zischen; **Detonation**	Graphites	
Dröhnen	Causticum Hahnemanni Chininum sulfuricum Silicea	
Klopfen; Pochen; Sausen; **Dröhnen;** starkes Schallen; schwerhörig für Sprache	Phosphorus Arsenicum album Silicea	
Ohrenschmerzen; Abneigung gegen Musik; **Dröhnen,** Kitzeln, Stiche in den Ohren; Taubheit	Viola odorata	Boericke, Hom. Mittel und ihre Wirkungen
Sausen; Klopfen; **Eiterung;** Schwerhörigkeit	Hepar sulfuris calcareum	
Ohreiterung	Cicuta virosa	
Pochen; **Eitern;** Schwerhörigkeit; Klopfen und Ameisenlaufen um das rechte Ohr; Ohrenschmerzen bei Fieber	Caladium	Hering, Kurzgefaßte Arzneimittellehre I
Eitern; falsches Verstehen; Jucken in den Ohren; stinkender Ausfluß aus den Ohren	Bovista	Hering, Kurzgefaßte Arzneimittellehre I
Schwerhörig mit **Eiterung**	Asa foetida	

Symptom-beschreibung	Homöopathische Mittel	Literatur-verweis
Sausen; Knochenfraß am Warzenfortsatz; **Eiterung**	Aurum	
Mittelohr**eiterung**	Hepar sulfuris calcareum [3] Kali bichromicum [3] Mercurius [3] Calcarea sulfurica [3]	Kent III Seite 91
Verstopfung der Ohren; Taubheit nach Erkältung; Schmerzen; **Eiterung**	Pulsatilla	
Empfindlich gegen Geräusch wie Knittern von Papier; Zufallen einer Tür; Schwerhörigkeit im linken Ohr; Klingen; Pfeifen; Knattern; Trommeln; Sausen; Stechen; Pfeifen; mehr im linken Ohr; **Eiter** aus dem Ohr	Borax	Hering, Kurzgefaßte Arzneimittellehre I
Klingen im rechten Ohr; Sausen in den Ohren; Stechen; Klopfen und Brennen; **Eiterung** der Parotis	Bromium	Hering, Kurzgefaßte Arzneimittellehre I
Schwerhörigkeit nach vorausgegangenem Brennen und Stechen im Ohr; katarrhalische Taubheit; beim Husten Schmerz in einem oder beiden	Capsicum annuum	Hering, Kurzgefaßte Arzneimittellehre I

Symptom-beschreibung	**Homöopathische Mittel**	**Literatur-verweis**
Ohren; Perforation des Trommelfells; **Eiterungen**		
Schwerhörigkeit; die Töne vibrieren in den Ohren; Obstruktion derselben, welche durch Schlucken oder Schnauben der Nase auf Augenblicke gebessert wird; Kältegefühl in den Ohren; Absonderung von **Eiter,** beständiges Kältegefühl in den Ohren	Mercurius	Hering, Kurzgefaßte Arzneimittellehre II
Das Gehör ist sehr scharf; Glockenschlagen und das Krähen von Hähnen in weiter Ferne hält wach	Opium	Hering, Kurzgefaßte Arzneimittellehre II
Schwerhörigkeit, besonders der menschlichen Stimme gegenüber; nachts Schmerzen mit Pulsieren im Ohr; blutiger **Eiter** fließt aus dem Ohr; bes. Eiter nach Scharlach	Rhus toxicodendron	Hering, Kurzgefaßte Arzneimittellehre II
Schwerhörigkeit; Blutandrang nach den Ohren und Brennen; **Eiter** am äußeren Rand der Ohren	Spongia tosta	Hering, Kurzgefaßte Arzneimittellehre II
Wäßriger, übelriechender **Eiter** aus den Ohren; Flechten an und um die	Cistus canadensis	Hering, Kurzgefaßte Arzneimittellehre I

Symptom-beschreibung	Homöopathische Mittel	Literatur-verweis
Ohren; Geschwulst vom Ohr zur halben Backenfläche; Anschwellung der Ohrspeicheldrüse		
Entzündung mit Stichen im Ohr; stinkender **Eiter** fließt aus dem Ohr	Mercurius sublimatus corrosivus	Hering, Kurzgefaßte Arzneimittellehre II
Dumpfer klopfender Schmerz bei Tag und Nacht; Absonderung aus dem Ohr; bläschenartiger Ausschlag auf dem Trommelfell mit **Eiterung** und bleibender Einschränkung des Gehörs	Tellurium metallicum	Nash, Lokale Leitsymptome
Knistern beim Kauen; Stechen; **Eiterung**	Alumina	
Sausen; Knochenfraß am Warzenfortsatz; **Eiterung**	Aurum	
Haut**ekzem** im Ohr	Psorinum [3] Calcarea carbonica Hahnemanni [3] Graphites [3] Lycopodium [3] Oleander [2] (Neriuam Oleander)	Kent III Seite 89
Summen oder Sausen im linken Ohr; nachher Stechen; Schwerhörigkeit; Absonderung von rötlichem Ohrenschmalz;	Psorinum	Hering, Kurzgefaßte Arzneimittellehre II

Symptombeschreibung	Homöopathische Mittel	Literaturverweis
eitriger Ohrenfluß; schorfiges **Ekzem** hinter dem Ohr; Herpes von den Schläfen zum Ohr		
Stechen; **Entzündung;** Gehörminderung	Kalium carbonicum	
Entzündung der Ohrläppchen	Camphora	
Schwerhörigkeit; Pulsieren in den Ohren; Rauschen wie von fließendem Wasser oder Sausen; Ohren**entzündung**	Cactus grandiflorus	Hering, Kurzgefaßte Arzneimittellehre I
Zischen; Flattern und Summen im rechten Ohr mit Schwerhörigkeit; stumpfes Gehör; Ohren**entzündung** mit Schmerzen	Magnesia carbonica	Hering, Kurzgefaßte Arzneimittellehre II
Töne wie von Glockenläuten; Schwerhörigkeit bei alten Leuten; Zischen; Sausen; Knacken mit Schwerhörigkeit als Folge von **Entzündung** in den Eustachischen Röhren; Polypen	Petroleum	Hering, Kurzgefaßte Arzneimittellehre II
Entzündung mit Stichen im Ohr; stinkender Eiter fließt aus dem Ohr	Mercurius sublimatus corrosivus	Hering, Kurzgefaßte Arzneimittellehre II

Symptom-beschreibung	**Homöopathische Mittel**	**Literatur-verweis**
Im linken Ohr ein beständiger dumpfer Schmerz durch Mandel**entzündung**	Ustilago maydis	Hering, Kurzgefaßte Arzneimittellehre II
Schwerhörig nach Scharlach oder **Erkältung;** gutes Gehör; verminderte Sehkraft	Belladonna	
Verstopfung der Ohren; Taubheit nach **Erkältung;** Schmerzen; Eiterung	Pulsatilla	
Klingen oder Sausen in den Ohren wie von Wind; Schwerhörigkeit (am rechten Ohr); als ob das Ohr mit Baumwolle verstopft wäre; nach dem Haareschneiden; nach **Erkältung**	Ledum palustre	Hering, Kurzgefaßte Arzneimittellehre II
Taubhörigkeit; als ob die Ohren verstopft wären; nach unterdrückten Masern; mit Otorrhö von **Erkältung** nach dem Haareschneiden; mit hartem schwarzen Cerumen, kann nach Entfernung desselben besser hören; starke Ohrenschmerzen	Pulsatilla	Hering, Kurzgefaßte Arzneimittellehre II

Symptom-beschreibung	**Homöopathische Mittel**	**Literatur-verweis**
Schwerhörig nach **Erkältung**	Pulsatilla [3], Arsenicum, Belladonna, Lachesis, Elaps [2], Ledum [2], Magnesium carbonicum, Mercurius, Silicea	Kent III Seite 134
Schwerhörig nach Haare-schneiden, nach **Erkältung** des Kopfes	Ledum	Nash, Lokale Leitsymptome
Eitern; falsches Verstehen; Jucken in den Ohren; stinkender Aus**fluß** aus den Ohren	Bovista	Hering, Kurzgefaßte Arzneimittellehre I
Schwerhörigkeit mit dünnem eitrigem Aus**fluß;** stinkend	Asa foetida	Hering, Kurzgefaßte Arzneimittellehre I
Harthörigkeit; auch nach Unterdrückung durch Chinin; Singen und Brausen oder Knacken in den Ohren; Knacken auch beim Kauen; Pulsieren; Geräusch beim Schlucken in den Ohren; eitriger Aus**fluß** aus den Ohren	Calcarea carbonica	Hering, Kurzgefaßte Arzneimittellehre I
Summen oder Sausen im linken Ohr; nachher Stechen; Schwerhörigkeit; Absonderung von rötlichem Ohrenschmalz; eitriger Ohren**fluß;** schorfiges	Psorinum	Hering, Kurzgefaßte Arzneimittellehre II

Symptom-beschreibung	**Homöopathische Mittel**	**Literatur-verweis**
Ekzem hinter dem Ohr; Herpes von den Schläfen zum Ohr		
Tag und Nacht ein dumpfer, klopfender Schmerz mit Aus**fluß;** das Gehör ist verschlechtert; Gefühl, als ob Luft durch die linke eustachische Röhre bläst; beim Schnauben oder Rülpsen geht Luft hindurch	Tellurium	Hering, Kurzgefaßte Arzneimittellehre II
Schwellung des inneren Ohres mit gesteigerter Schwerhörigkeit; im Ohr ein Geräusch wie von kochendem Wasser; Stiche im Hals bis ins Ohr; wäßriger, eitriger Ohren**fluß,** der wie faules Fleisch riecht	Thuja occidentalis	Hering, Kurzgefaßte Arzneimittellehre II
Stinkender Aus**fluß** aus den Ohren; Erysipel am Ohr mit Jucken, Hitze, Röte und Blasen	Mephitis putoris	Hering, Kurzgefaßte Arzneimittellehre II
Gefühl von Verstopfung	Verbascum	
Gefühl wie kalter oder warmer Wind am Ohr	Magnetis polus australis	
Gefühl, als ob Wind ausströmt;	Chelidonium	

Symptom-beschreibung	Homöopathische Mittel	Literatur-verweis
beim Husten vergeht das Gehör		
Gefühl wie Wurmbewegung im Ohr	Rhodondendron	
Gefühl wie verstopft	Caladium Manganum Sepia [2] Spigelia	Kent III Seite 136
Schwerhörigkeit; vollständige Taubheit bei Typhus; Klingen vor den Ohren; Schwirren und **Gefühl** von Verstopfung mit Schwerhörigkeit auf dem linken Ohr; Reißen und Klingen in den Ohren; Vollheitsgefühl; Stiche von rechts nach links	Argentum nitricum	Hering, Kurzgefaßte Arzneimittellehre I
Im Ohr ein klopfendes, flatterndes Geräusch; im Ohr Druck und ein **Gefühl** von Verstopfung; Reißen und Stechen im Ohr wie von einem Insektenstich; in den Ohren Kriechen oder Jucken	Berberis vulgaris	Hering, Kurzgefaßte Arzneimittellehre I
Schwerhörigkeit; Singen und andere Geräusche meist im rechten Ohr; Drücken, Reißen und	Calcarea phosphorica	Hering, Kurzgefaßte Arzneimittellehre I

Symptombeschreibung	**Homöopathische Mittel**	**Literaturverweis**
Zerren hinter den Ohren; Kälte**gefühl**		
Sehr scharfes Gehör; ein Geräusch in den Ohren, als ob Wasser siedet; periodisches Singen in den Ohren während eines Anfalls von Träumerei; Klingen und Summen in den Ohren und Vollheits**gefühl**	Cannabis indica	Hering, Kurzgefaßte Arzneimittellehre I
Brausen oder Summen in den Ohren; Worte und Schritte widerhallen in den Ohren; Schwerhörigkeit; Stechen im rechten Ohr in Anfällen; **Gefühl** von Verstopfung im Ohr; Herpes an den Ohrläppchen	Causticum Hahnemannii	Hering, Kurzgefaßte Arzneimittellehre I
Lautes deutl. Rauschen in den Ohren; Empfindung von Luft, die aus dem Ohr strömt; **Gefühl** von Verstopfung in den Ohren; lang anhaltende Stiche im rechten äußeren Ohr, die allmählich vergehen	Chelidonium majus	Hering, Kurzgefaßte Arzneimittellehre I
Das Gehör ist gewöhnlich scharf; Brausen in den Ohren; **Gefühl,** als seien sie verstopft;	Colchicum autumnale	Hering, Kurzgefaßte Arzneimittellehre I

Symptombeschreibung	Homöopathische Mittel	Literaturverweis
Ohrenschmerzen mit Stechen in den Ohren; Prickeln in den Ohren, als ob sie erfroren wären; Ohrenlaufen, bes. nach Masern		
Beinahe völlige Taubheit im Verlauf von akuten Leiden; beim Gehen in frischer Luft singt es im Ohr; Reißen und Kribbeln in den Ohren; besser, wenn Finger hineingebohrt wird; **Gefühl** von Verstopfung der Ohren; Jucken	Lachnantes tinctoria	Hering, Kurzgefaßte Arzneimittellehre II
Zischen und Rauschen in den Ohren; beim Gehen im rechten Ohr Quaken wie von einer Unke; Gehörminderung, gebessert durch Naseschnauben; Schlimmer bei kaltem, regnerischem Wetter; Vollheits**gefühl** und Knacken	Manganum aceticum	Hering, Kurzgefaßte Arzneimittellehre II
Schwerhörigkeit; die Töne vibrieren in den Ohren; Obstruktion derselben; welche durch Schlucken oder Schnauben der Nase auf Augenblicke gebessert wird; Kälte**gefühl** in den	Mercurius	Hering, Kurzgefaßte Arzneimittellehre II

Symptombeschreibung	**Homöopathische Mittel**	**Literaturverweis**
Ohren; Absonderung von Eiter, beständiges Kältegefühl in den Ohren		
Gefühl, als wären die Ohren zu weit geöffnet und es ströme Luft hinein oder als wäre das Tympanum der kalten Luft ausgesetzt; dabei ein Trieb, mit den Fingern in den Ohren zu bohren; chronische Otitis	Mezereum	Hering, Kurzgefaßte Arzneimittellehre II
Geräusch im linken Ohr, daß man vor Schreck auffährt; später beim Lachen eine Empfindung, als ob kalte Luft ausströme; nach dem Mittagessen das **Gefühl,** als wären die Ohren verstopft; plötzlicher Schmerz im linken Ohr	Millefolium (Schafgarbe)	Hering, Kurzgefaßte Arzneimittellehre II
Beim Schlucken plötzliche Schmerzen in beiden Ohren, rechts schlimmer; **Gefühl,** als wären die Eustachischen Röhren verstopft	Phytolacca decandra	Hering, Kurzgefaßte Arzneimittellehre II
Überempfindlichkeit des Gehörs bei Neuralgie und Kopfschmerz; periodische Taubheit; **Gefühl,** als	Spigelia anthelmia	Hering, Kurzgefaßte Arzneimittellehre II

Symptom-beschreibung	Homöopathische Mittel	Literatur-verweis
wären die Ohren verstopft; Otalgie mit drückenden Schmerzen, wie von einem Pflock		
Schwerhörigkeit; **Gefühl,** als wenn ein Blatt vor dem Ohr läge; Summen im rechten Ohr; Neuralgie	Sulfuris acidum (Acidum sulfuricum)	Hering, Kurzgefaßte Arzneimittellehre II
Nervöse Taubheit; **Gefühl,** als wären die Ohren verschlossen	Tabacum	Hering, Kurzgefaßte Arzneimittellehre II
Tag und Nacht ein dumpfer, klopfender Schmerz mit Ausfluß; das Gehör ist verschlechtert; **Gefühl,** als ob Luft durch die linke Eustachische Röhre bläst; beim Schnauben oder Rülpsen geht Luft hin-durch	Tellurium	Hering, Kurzgefaßte Arzneimittellehre II
Empfindlichkeit der Ohren; **Gefühl,** als ob Luft aus dem Ohr strömt; heftige Ohrenschmerzen links, besser nachts und bei Wärme	Stramonium	Hering, Kurzgefaßte Arzneimittellehre II
Scharfe zuckende Schmerzen wie von einem Messer; erwacht in der Nacht mit Schmerz in den Ohren; kann nicht	Viburnum opulus	Hering, Kurzgefaßte Arzneimittellehre II

Symptom-beschreibung	**Homöopathische Mittel**	**Literatur-verweis**
darauf liegen; **Gefühl,** als wäre es an den Kopf genagelt		
Gefühl wie Entweichen von Dampf; Vergrößerungsgefühl des Kopfes; Tinnitus aurium	Glonoin (Nitroglycerin)	Lippe, Key Notes and Red, S. 373
Klopfen und Völle**gefühl** in beiden Ohren	Cannabis indica	Nash, Lokale Leitsymptome
Gefühl, als ob die Ohren offen wären und Luft durchströmen würde	Mezereum	Nash, Lokale Leitsymptome
Schwerhörigkeit; **Gefühl,** als seien die Ohren verstopft; Folgen von Masern; Schmerzen reißend, schießend, pulsierend, besonders nachts, eitrige Absonderungen	Pulsatilla	Nash, Lokale Leitsymptome
Gehörminderung; als wenn ein Blatt vorläge	Sulfuris acidum (Acidum sulfuricum)	
Stechen; Entzündung; **Gehörminderung**	Kalium carbonicum	
Gehörminderung	Asarum	
Schmerz, **Gehörminderung**	Angustura	

Symptombeschreibung	**Homöopathische Mittel**	**Literaturverweis**
Zischen und Rauschen in den Ohren; beim Gehen im rechten Ohr Quaken wie von einer Unke; **Gehörminderung,** gebessert durch Naseschnauben; schlimmer bei kaltem, regnerischem Wetter; Vollheitsgefühl und Knacken	Manganum aceticum	Hering, Kurzgefaßte Arzneimittellehre II
Überempfindlich gegen Geräusch; besonders gegen Musik; Summen in den Ohren, später **Gehörminderung;** Stechen in den Ohren; Jucken; Flechten am Ohrläppchen; Schmerz beim Drehen des Kopfes	Sepia	Hering, Kurzgefaßte Arzneimittellehre II
Klopfen und **Glucksen**	Rheum	
Knacken; Sausen; Rauschen; Klingen; Zischen; **Glucksen;** Widerhallen von Worten und Schritten im Ohr; nachts starkes Sausen; Ohren wie verstopft (bei Vollmond); wie rollender Donner	Graphites	Hering, Kurzgefaßte Arzneimittellehre I
zeitweise **intermittierend**	Magnesia muriatica Silicea	

Symptombeschreibung	**Homöopathische Mittel**	**Literaturverweis**
Ohrgeräusche zeitweise aussetzend, **intermittierend**	Petrosellinum	Kent III Seite 126
Eitern; falsches Verstehen; **Jucken** in den Ohren; stinkender Ausfluß aus den Ohren	Bovista	Hering, Kurzgefaßte Arzneimittellehre I
Jucken außen am Ohr	Argentum	
Jeder Ton durchdringt den ganzen Körper, besonders die Zähne und macht den Schwindel schlimmer; das geringste Geräusch verschlimmert den Zustand in beiden Ohren; Rauschen wie von einem Wasserfall; **Jucken** hinter den Ohren	Theridion curassavicum (Feuerspinnchen)	Hering, Kurzgefaßte Arzneimittellehre II
Im Ohr ein klopfendes, flatterndes Geräusch; im Ohr Druck und ein Gefühl von Verstopfung; Reißen und Stechen im Ohr wie von einem Insektenstich; in den Ohren Kriechen oder **Jucken**	Berberis vulgaris	Hering, Kurzgefaßte Arzneimittellehre I
Brausen und Klopfen in beiden Ohren; besonders im linken; in den Ohren **Jucken;** Stechen; Schneiden, das sich bessert,	Colocynthis	Hering, Kurzgefaßte Arzneimittellehre I

Symptom-beschreibung	Homöopathische Mittel	Literatur-verweis
wenn man den Finger in das Ohr steckt		
Brausen; Summen oder Klingen in den Ohren; im rechten Ohr ist es, als ob es mit Baumwolle verstopft wäre oder als ob man etwas vor das Ohr hält, sodaß der Schall nicht gehörig eindringen kann; **Jucken;** Cerumen vermehrt	Cyclamen europaeum	Hering, Kurzgefaßte Arzneimittellehre I
Jucken und Brennen in den Ohren, unerträglich; wird durch Kratzen gebessert	Fluoricum acidum	Hering, Kurzgefaßte Arzneimittellehre I
Ohrensausen; Klingen in den Ohren, worauf Schlaf erfolgt; **Jucken** über dem linken Ohr, welches beim Berühren der Stelle vergeht	Illicium anisatum	Hering, Kurzgefaßte Arzneimittellehre II
Schwerhörigkeit; Sausen im Kopf; auch Summen und erschwertes Hören vor und während der Menstruation; Stechen oder **Jucken** in den Ohren	Kreosotum	Hering, Kurzgefaßte Arzneimittellehre II
Beinahe völlige Taubheit im Verlauf von akuten Leiden; beim Gehen in	Lachnantes tinctoria	Hering, Kurzgefaßte Arzneimittellehre II

Symptom-beschreibung	**Homöopathische Mittel**	**Literatur-verweis**
frischer Luft singt es im Ohr; Reißen und Kribbeln in den Ohren; besser, wenn Finger hineingebohrt wird; Gefühl von Verstopfung der Ohren; **Jucken**		
Schwerhörigkeit; Klingen in den Ohren; **Jucken** in den Ohren	Laurocerasus	Hering, Kurzgefaßte Arzneimittellehre II
Stumpfes Gehör; abends besser; die Ohren sind plötzlich für einige Augenblicke wie geschlossen; Schnupfen; **Jucken** in den Ohren; Drüsenschwellung	Mercurius bijodatus ruber	Hering, Kurzgefaßte Arzneimittellehre II
Surren; Summen oder Klingen in den Ohren; Schwerhörigkeit; beim Kauen schmerzhaftes Knacken in den Ohren; Pulsieren und Klopfen oder Stechen im Ohr; **Jucken** hinter den Ohren	Natrium muriaticum	Hering, Kurzgefaßte Arzneimittellehre II
Klingen in den Ohren; **Jucken** tief in den Ohren	Rumex crispus (der krause Ampfer)	Hering, Kurzgefaßte Arzneimittellehre II
Schwerhörigkeit; starkes Stechen im linken Ohr; zuckende Schmerzen mit	Sabadilla officinale	Hering, Kurzgefaßte Arzneimittellehre II

Symptom-beschreibung	**Homöopathische Mittel**	**Literatur-verweis**
Jucken im Ohr; die Ohren **jucken** bei Würmern		
Worte hallen im Ohr wider; beim Sprechen im Kopf ein Ton, als würde an eine Glocke geschlagen; **juckender** Schorf am Ohrläppchen	Sarsaparilla	Hering, Kurzgefaßte Arzneimittellehre II
Überempfindlich gegen Geräusch, besonders gegen Musik; Summen in den Ohren, später Gehörminderung; Stechen in den Ohren; **Jucken;** Flechten am Ohrläppchen; Schmerz beim Drehen des Kopfes	Sepia	Hering, Kurzgefaßte Arzneimittellehre II
Stechen von innen nach außen im Ohr; Otitis interna; **Jucken** in der Eustachischen Röhre und in beiden Ohren; chronischer Schnupfen; Karies des Processus mastoideus	Silicea	Hering, Kurzgefaßte Arzneimittellehre II
Dumpfes Stechen unter dem Processus mastoideus; **Jucken** und Ohrenreißen	Cina	Hering, Kurzgefaßte Arzneimittellehre I
Stiche im linken Ohr und der linken Parotisdrüse mit Kopfschmerz an der Seite des Kopfes und im	Kalium bichromicum	Hering, Kurzgefaßte Arzneimittellehre II

Symptombeschreibung	Homöopathische Mittel	Literaturverweis
Nacken; Halsdrüsen geschwollen; Schmerzen bei Berührung; nachts Pulsieren; **Jucken** an dem rechten Ohrläppchen		
Stinkender Ausfluß aus den Ohren; Erysipel am Ohr mit **Jucken,** Hitze, Röte und Blasen	Mephitis putoris	Hering, Kurzgefaßte Arzneimittellehre II
Tuben**katarrh**	Asarum [3] Calcarea carbonica Hahnemannii [3] Kalium sulfuricum [3] Petroleum [3] Pulsatilla [3] Silicea [3]	Kent III Seite 91
Schwerhörigkeit nach vorausgegangenem Brennen und Stechen im Ohr; **katarrhalische** Taubheit; beim Husten Schmerz in einem oder beiden Ohren; Perforation des Trommelfells; Eiterungen	Capsicum annuum	Hering, Kurzgefaßte Arzneimittellehre I
Plötzlicher, vorübergehender Verlust des Gehörs; Rauschen und Sausen in den Ohren; **katarrhalische** Taubheit mit Schmerzen vom Rachen zum Mittelohr hin	Gelsemium	Hering, Kurzgefaßte Arzneimittellehre I

Symptombeschreibung	**Homöopathische Mittel**	**Literaturverweis**
Katarrhalische Taubheit mit Schmerzen vom Hals bis zum Mittelohr	Gelsemium	Nash, Lokale Leitsymptome
Geräusch beim **Kauen**	Baryta muriatica	
Knacken beim **Kauen;** Stiche	Menyanthes	
Geräusch beim **Kauen;** Surren	Barium muriaticum	
Harthörigkeit; auch nach Unterdrückung durch Chinin; Singen und Brausen oder Knacken in den Ohren; Knacken auch beim **Kauen;** Pulsieren; Geräusch beim Schlucken in den Ohren; eitriger Ausfluß aus den Ohren	Calcarea carbonica	Hering, Kurzgefaßte Arzneimittellehre I
Surren; Summen oder Klingen in den Ohren; Schwerhörigkeit; beim **Kauen** schmerzhaftes Knacken in den Ohren; Pulsieren und Klopfen oder Stechen im Ohr; Jucken hinter den Ohren	Natrium muriaticum	Hering, Kurzgefaßte Arzneimittellehre II
Eigenes Sprechen hallt in den Ohren wider; Klopfen; Summen in den Ohren; Knacken beim **Kauen** in den Ohren; Schwerhörigkeit	Nitricum acidum (Salpetersäure) (Acidum nitricum)	Hering, Kurzgefaßte Arzneimittellehre II

Symptom-beschreibung	**Homöopathische Mittel**	**Literatur-verweis**
infolge von Verhärtung; Geschwulst der Tonsillen nach Quecksilbermiß-brauch; Eustachische Röhren verstopft		
Kauen verschlechtert das Ohrgeräusch	Petrosellinum	Kent III Seite 115
Knistern beim **Kauen,** Stechen, Eiterung	Alumina	
Knacken beim **Kauen;** Klingeln im Kopf wie Metallkugeln; klatschendes Geräusch im linken Ohr	Aloe	Boericke, Hom. Mittel und ihre Wirkungen
Überempfindlich gegen **Klavier**	Sabina Sulfur [3]	Kent III Seite 136
Klingeln	Causticum Hahnemanni Chininum sulfuricum Chininum arsenicosum	
Klingeln	Causticum Hahnemanni [2] Conium [2] Pulsatilla [2]	Kent III Seite 124
Fortwährendes **Klingeln** im linken Ohr	Gambogia	Hering, Kurzgefaßte Arzneimittellehre I
Lautes Sprechen ist unerträglich; Ohren**klingeln;** leichter Schwindel	Ptelea trifoliata (Dreiblättrige Lederblume)	Hering, Kurzgefaßte Arzneimittellehre II

Symptom-beschreibung	Homöopathische Mittel	Literatur-verweis
Zischen, **Klingeln,** Otalgie	Teucrium marum	Boericke, Hom. Mittel und ihre Wirkungen
Klingeln in den Ohren, Migräne, Schwindel	Xanthoxylum Frasineum	Boericke, Hom. Mittel und ihre Wirkungen
Klingen	Petroleum Thiosamin Paris quadrifolia	
Sausen; Stechen im Ohr; Geräuschempfindlichkeit; Zirpen im Kopf wie von Heuschrecken; **Klingen;** Rauschen; Summen	Bryonia alba	Hering, Kurzgefaßte Arzneimittellehre I
Klingen	Petroleum Thiosamin	
Klingen oder Brausen vor den Ohren; Taubheit des rechten Ohres, als ob sich ein Blättchen vor das Trommelfell legte; ziehender Schmerz durch das rechte Ohr und bis in die Eustachische Röhre	Antimonium crudum	Hering, Kurzgefaßte Arzneimittellehre I
Schwerhörigkeit; vollständige Taubheit bei Typhus; **Klingen** vor den Ohren; Schwirren und Gefühl von Verstopfung mit Schwerhörigkeit auf	Argentum nitricum	Hering, Kurzgefaßte Arzneimittellehre I

Symptom-beschreibung	Homöopathische Mittel	Literatur-verweis
dem linken Ohr; Reißen und Klingen in den Ohren; Vollheitsgefühl; Stiche von rechts nach links		
Ohren**klingen;** große Empfindlichkeit gegen Geräusche; Brausen in den Ohren bei jedem Schmerzanfall; kann die menschliche Stimme nicht hören (vergl. Phosphor); stechendes Reißen vom linken Gehörgang nach außen	Arsenicum album	Hering, Kurzgefaßte Arzneimittellehre I
Schwerhörigkeit; Summen und **Klingen** vor den Ohren bei jeder Inspiration; Brausen im rechten Ohr wie von der See; Knacken im Ohr beim Niesen, Schlucken oder beim Schnellgehen; nach Scharlach	Baryta carbonica	Hering, Kurzgefaßte Arzneimittellehre I
Empfindlich gegen Geräusche wie Knittern von Papier; Zufallen einer Tür; Schwerhörigkeit in dem linken Ohr; **Klingen;** Pfeifen; Knattern; Trommeln; Sausen; Stechen;	Borax	Hering, Kurzgefaßte Arzneimittellehre I

Symptombeschreibung	**Homöopathische Mittel**	**Literaturverweis**
Pfeifen; mehr im linken Ohr; Eiter aus dem Ohr		
Klingen im rechten Ohr; Sausen in den Ohren; Stechen; Klopfen und Brennen; Eiterung der Parotis	Bromium	Hering, Kurzgefaßte Arzneimittellehre I
Zirpen im Kopf wie Heuschrecken; jedes Geräusch ist unerträglich; **Klingen;** Rauschen; Summen und Stechen in den Ohren	Bryonia alba	Hering, Kurzgefaßte Arzneimittellehre I
Singen; **Klingen** oder Summen in den Ohren	Camphora	Hering, Kurzgefaßte Arzneimittellehre I
Sehr scharfes Gehör; ein Geräusch in den Ohren, als ob Wasser siedet; periodisches Singen in den Ohren während eines Anfalls von Träumerei; **Klingen** und Summen in den Ohren und Vollheitsgefühl	Cannabis indica	Hering, Kurzgefaßte Arzneimittellehre I
Klingen und Klopfen in den Ohren	Cannabis sativa	Hering, Kurzgefaßte Arzneimittellehre I
Klingen; Summen oder Brausen in den Ohren; ein heißer Hauch kommt häufig aus den Ohren	Cantharis	Hering, Kurzgefaßte Arzneimittellehre I

Symptom-beschreibung	**Homöopathische Mittel**	**Literatur-verweis**
Ohren**klingen** beim Schnauben der Nase; weiß nicht woher die Töne kommen; Schmerzen in den Ohren	Carbo animalis	Hering, Kurzgefaßte Arzneimittellehre I
Klingen und Summen in den Ohren; Ohren verstopft, das Gehör aber nicht verschlechtert; Taubheit nach akutem Exanthem und nach Quecksilbermißbrauch; beim Drehen des Kopfes Schmerz vom rechten Ohr den Hals hinunter	Carbo vegetabilis	Hering, Kurzgefaßte Arzneimittellehre I
Feines **Klingen** in den Ohren; Harthörigkeit; Summen und Stechen in den Ohren; Stechen beim Klingen; reißende Schmerzen	China	Hering, Kurzgefaßte Arzneimittellehre I
Klingen in den Ohren, auch bei Taubheit; Ménièresche Krankheit	Chininum sulfuricum	Hering, Kurzgefaßte Arzneimittellehre I
Klingen in den Ohren wie von Glocken; brennender Schmerz an der Ohrmuschel	Clematis erecta	Hering, Kurzgefaßte Arzneimittellehre I
Klingen; Summen und Brausen in den Ohren; Ohren wie verstopft beim	Conium maculatum	Hering, Kurzgefaßte Arzneimittellehre I

Symptom-beschreibung	**Homöopathische Mittel**	**Literatur-verweis**
Schnauben der Nase; Ohrenstechen; Parotisdrüsen angeschwollen		
Brausen; Summen oder **Klingen** in den Ohren; im rechten Ohr ist es, als ob es mit Baumwolle verstopft wäre oder als ob man etwas vor das Ohr hält, sodaß der Schall nicht gehörig eindringen kann; Jucken; Cerumen vermehrt	Cyclamen europaeum	Hering, Kurzgefaßte Arzneimittellehre I
Ohren**klingen;** Ohrenschmerzen	Euphrasia officinalis	Hering, Kurzgefaßte Arzneimittellehre I
Klingen im rechten Ohr; überempfindlich gegen Töne; morgens Stechen; Schmerzen im Ohr	Ferrum metallicum	Hering, Kurzgefaßte Arzneimittellehre I
Taubheit; die Ohren sind wie verstopft; verwischte Sehkraft, **Klingen** in den Ohren; der Puls ist hörbar; im rechten Ohr klopfendes Stechen von innen nach außen; Klopfen über den Ohren	Glonoin	Hering, Kurzgefaßte Arzneimittellehre I
Summen und **Klingen** in den Ohren; Taubheit auf dem rechten Ohr, welche mittags vergeht; Bluten	Hamamelis virginiana	Hering, Kurzgefaßte Arzneimittellehre I

Symptombeschreibung	Homöopathische Mittel	Literaturverweis
aus dem rechten Ohr, auch Nasenbluten, welches Erleichterung verschafft		
Brausen und **Klingen** vor den Ohren	Helleborus niger	Hering, Kurzgefaßte Arzneimittellehre I
Ohrensausen; **Klingen** in den Ohren; worauf Schlaf erfolgt; Jucken über dem linken Ohr, welches beim Berühren der Stelle vergeht	Illicium anisatum	Hering, Kurzgefaßte Arzneimittellehre II
Schwerhörigkeit; **Klingen** in den Ohren; Jucken in den Ohren	Laurocerasus	Hering, Kurzgefaßte Arzneimittellehre II
Klingen oder Sausen in den Ohren wie von Wind; Schwerhörigkeit (am rechten Ohr), als ob das Ohr mit Baumwolle verstopft wäre; nach dem Haareschneiden; nach Erkältung	Ledum palustre	Hering, Kurzgefaßte Arzneimittellehre II
Zischen beim Einatmen; feines **Klingen** beim Schnauben der Nase im rechten Ohr; Quietschen, als wenn Luft durch Schleim geht; an und hinter den Ohren Herpes mit Schuppen; Zischen, wenn mit der	Marum verum	Hering, Kurzgefaßte Arzneimittellehre II

Symptom-beschreibung	**Homöopathische Mittel**	**Literatur-verweis**
Hand über das Ohr gefahren wird		
Schwerhörigkeit; laute, knackende Töne während der Nacht; kein Cerumen; Trockenheit; Abschälen in Schuppenform; schlimmer am rechten Ohr; entfernte Töne verursachen Kopfschmerzen; der Ton der Stimme wird unerträglich; **Klingen**	Muriaticum acidum (Salzsäure)	Hering, Kurzgefaßte Arzneimittellehre II
Surren; Summen oder **Klingen** in den Ohren; Schwerhörigkeit; beim Kauen schmerzhaftes Knacken in den Ohren; Pulsieren und Klopfen oder Stechen im Ohr; Jucken hinter den Ohren	Natrium muriaticum	Hering, Kurzgefaßte Arzneimittellehre II
Klingen in den Ohren wie von Glocken; im rechten Ohr ein durchdringender Schmerz nach innen; scharfes, blitzartiges Stechen im Ohr; schlimmer, wenn man aus der Kälte in ein warmes Zimmer kommt; schlimmer im feuchten Wetter	Natrium sulfuricum	Hering, Kurzgefaßte Arzneimittellehre II

Symptom-beschreibung	Homöopathische Mittel	Literatur-verweis
Klingen; Rollen; Poltern in den Ohren; Donnern, wie von einer Kanonade im rechten Ohr; Krampfschmerzen mit Poltern in den Ohren	Platina	Hering, Kurzgefaßte Arzneimittellehre II
Klingen in den Ohren; Jucken tief in den Ohren	Rumex crispus (der krause Ampfer)	Hering, Kurzgefaßte Arzneimittellehre II
Überempfindlich gegen Geräusche; **Klingen** oder Sausen in den Ohren; Zischen im perforierten Ohr; Verstopfung der Ohren, die sich zuweilen mit lautem Knall öffnet; Schwerhörigkeit gegen die menschliche Stimme bei Vollmond	Silicea	Hering, Kurzgefaßte Arzneimittellehre II
Klingen im linken Ohr; beim Ausschnauben der Nase ein kreischendes Geräusch im Ohr; Geschwür im Loch für den Ohrring	Stannum	Hering, Kurzgefaßte Arzneimittellehre II
Taubheit infolge von Lähmung der Gehörnerven; **Klingen** in den Ohren; Ohrenstechen, das nachts beim Liegen auf der kranken Seite schlimmer wird; Geschwürbildung um	Kalium nitricum (Salpeter)	Hering, Kurzgefaßte Arzneimittellehre II

Symptom-beschreibung	Homöopathische Mittel	Literatur-verweis
das Ringloch im Ohr; Spannung hinter dem Ohr		
Knacken; Sausen; Rauschen; **Klingen;** Zischen; Glucksen; Widerhallen von Worten und Schritten im Ohr; nachts starkes Sausen; Ohren wie verstopft (bei Vollmond); wie rollender Donner	Graphites	Hering, Kurzgefaßte Arzneimittellehre I
Ohrensausen, welches draußen nachläßt; ebenso Summen oder **Klingen;** Ohrenschmerzen mit Pulsieren in der Nacht	Pulsatilla	Hering, Kurzgefaßte Arzneimittellehre II
Klingen während Stuhlgang	Lycopodium	Kent III Seite 125
Brausen, **Klingen,** Summen, Widerhallen von Tönen und der eigenen Stimme, schlimmer bei schönem, besser bei trübem Wetter	Causticum	W. Eichsteller, Der praktische Homöopath
Ohrgeräusche, Schwindel, **Klingen,** Arteriosklerose	Thiosinaminum Rhodallin	Boericke, Hom. Mittel und ihre Wirkungen
Klirren	Manganum [2] Sabadilla Silicea	Kent III Seite 125

Symptom-beschreibung	Homöopathische Mittel	Literatur-verweis
Klirren	Sabadilla Silicea Manganum [2]	Kent III Seite 124
Klopfen und Glucksen	Rheum	
Klopfen; Pochen; Sausen; Dröhnen; starkes Schallen; schwerhörig für Sprache	Phosphorus Arsenicum album Silicea	
Sausen; **Klopfen;** Eiterung; Schwerhörigkeit	Hepar sulfuris calcareum	
Pochen; Eitern; Schwerhörigkeit; **Klopfen** und Ameisenlaufen um das rechte Ohr; Ohrenschmerzen bei Fieber	Caladium	Hering, Kurzgefaßte Arzneimittellehre I
Im Ohr ein **klopfendes,** flatterndes Geräusch; im Ohr Druck und ein Gefühl von Verstopfung; Reißen und Stechen im Ohr wie von einem Insektenstich; in den Ohren Kriechen oder Jucken	Berberis vulgaris	Hering, Kurzgefaßte Arzneimittellehre I
Klingen im rechten Ohr; Sausen in den Ohren; Stechen; **Klopfen** und Brennen; Eiterung der Parotis	Bromium	Hering, Kurzgefaßte Arzneimittellehre I
Klingen und **Klopfen** in den Ohren	Cannabis sativa	Hering, Kurzgefaßte Arzneimittellehre I

Symptom-beschreibung	**Homöopathische Mittel**	**Literatur-verweis**
Brausen und **Klopfen** in beiden Ohren; besonders im linken; in den Ohren Jucken; Stechen; Schneiden, das sich bessert, wenn man den Finger in das Ohr steckt	Colocynthis	Hering, Kurzgefaßte Arzneimittellehre I
Taubheit; die Ohren sind wie verstopft; verwischte Sehkraft, Klingen in den Ohren; der Puls ist hörbar; im rechten Ohr **klopfendes** Stechen von innen nach außen; Klopfen über den Ohren	Glonoin	Hering, Kurzgefaßte Arzneimittellehre I
Zischen und **Klopfen** in den Ohren bei Schwerhörigkeit; beim Nasenschnauben Knacken im Ohr	Hepar sulfuris calcarea	Hering, Kurzgefaßte Arzneimittellehre I
Klopfen; Bohren von innen nach außen tief im linken Ohr	Mercurius jodatus flavus	Hering, Kurzgefaßte Arzneimittellehre II
Surren; Summen oder Klingen in den Ohren; Schwerhörigkeit; beim Kauen schmerzhaftes Knacken in den Ohren; Pulsieren und **Klopfen** oder Stechen im Ohr; Jucken hinter den Ohren	Natrium muriaticum	Hering, Kurzgefaßte Arzneimittellehre II

Symptombeschreibung	Homöopathische Mittel	Literaturverweis
Eigenes Sprechen hallt in den Ohren wider; **Klopfen;** Summen in den Ohren; Knacken beim Kauen in den Ohren; Schwerhörigkeit infolge von Verhärtung; Geschwulst der Tonsillen nach Quecksilbermißbrauch; Eustachische Röhren verstopft	Nitricum acidum (Salpetersäure) (Acidum nitricum)	Hering, Kurzgefaßte Arzneimittellehre II
Schmerzhafte Empfindlichkeit gegen plötzliche Töne; **Klopfen;** Summen; die Ohren brennen; Ohren- und Kopfschmerz; Singen; Pulsieren; Schwindel	Sanguinaria canadensis	Hering, Kurzgefaßte Arzneimittellehre II
Tag und Nacht ein dumpfer **klopfender** Schmerz mit Ausfluß; das Gehör ist verschlechtert; Gefühl, als ob Luft durch die linke Eustachische Röhre bläst; beim Schnauben oder Rülpsen geht Luft hindurch	Tellurium	Hering, Kurzgefaßte Arzneimittellehre II
Summen; Zischen; Schlagen oder **Klopfen** im Ohr; Kälteschmerz von den Ohren zum Kopf gehend; dunkles Ohrenschmalz mit Summen im Ohr	Muriaticum acidum (Salzsäure)	Hering, Kurzgefaßte Arzneimittellehre II

Symptom-beschreibung	**Homöopathische Mittel**	**Literatur-verweis**
Klopfen und Völlegefühl in beiden Ohren	Cannabis indica	Nash, Lokale Leitsymptome
Dumpfer **klopfender** Schmerz bei Tag und Nacht; Absonderung aus dem Ohr; bläschenartiger Ausschlag auf dem Trommelfell mit Eiterung und bleibender Einschränkung des Gehörs	Tellurium metallicum	Nash, Lokale Leitsymptome
Knacken beim Kauen; Stiche	Menyanthes	
Knacken; Knickern beim Schlingen, Niesen und schnellem Gehen	Baryta	
Knacken	Coffea cruda [2] Comocladia [2] Graphites [2] Kalium carbonicum [3] Nitricum acidum [3] (Acidum nitricum) Petroleum [3]	Kent III Seite 125
Knacken beim Mund-öffnen	Dulcamara (Solanum Dulcamara)	Kent III Seite 126
Knacken, beim Mund-öffnen schlechter	Petroleum	Kent III Seite 115
Schwerhörigkeit; Summen und Klingen vor den Ohren; bei jeder Inspiration Brausen im rechten Ohr wie von der See;	Baryta carbonica	Hering, Kurzgefaßte Arzneimittellehre I

Symptom-beschreibung	Homöopathische Mittel	Literatur-verweis
Knacken im Ohr beim Niesen, Schlucken oder beim Schnellgehen; nach Scharlach		
Harthörigkeit; auch nach Unterdrückung durch Chinin; Singen und Brausen oder **Knacken** in den Ohren; **Knacken** auch beim Kauen; Pulsieren; Geräusch beim Schlucken in den Ohren; eitriger Ausfluß aus den Ohren	Calcarea carbonica	Hering, Kurzgefaßte Arzneimittellehre I
Zischen und Klopfen in den Ohren bei Schwerhörigkeit; beim Nasenschnauben **Knacken** im Ohr	Hepar sulfuris calcarea	Hering, Kurzgefaßte Arzneimittellehre I
Sausende, zischende, **knackende** Geräusche; nach kaltem Trinken Kopfschmerz und Geräusch in den Ohren; das Gehör verschlechtert sich; Stiche von innen nach außen; auch mit Ziehen hinter den Ohren; Otitis	Kalium carbonicum	Hering, Kurzgefaßte Arzneimittellehre II
Zischen und Rauschen in den Ohren; beim Gehen im rechten Ohr Quaken wie von einer Unke; Gehörminderung, gebessert	Manganum aceticum	Hering, Kurzgefaßte Arzneimittellehre II

Symptom-beschreibung	**Homöopathische Mittel**	**Literatur-verweis**
durch Nasenschnauben; schlimmer bei kaltem, regnerischem Wetter; Vollheitsgefühl und **Knacken**		
Schwerhörigkeit; laute, **knackende** Töne während der Nacht; kein Cerumen; Trockenheit; Abschälen in Schuppenform; schlimmer am rechten Ohr; entfernte Töne verursachen Kopfschmerzen; der Ton der Stimme wird unerträglich; Klingen	Muriaticum acidum (Salzsäure)	Hering, Kurzgefaßte Arzneimittellehre II
Surren; Summen oder Klingen in den Ohren; Schwerhörigkeit; beim Kauen schmerzhaftes **Knacken** in den Ohren; Pulsieren und Klopfen oder Stechen im Ohr; Jucken hinter den Ohren	Natrium muriaticum	Hering, Kurzgefaßte Arzneimittellehre II
Eigenes Sprechen hallt in den Ohren wider; Klopfen; Summen in den Ohren; **Knacken** beim Kauen in den Ohren; Schwerhörigkeit infolge von Verhärtung; Geschwulst der Tonsillen nach Quecksilbermißbrauch; Eustachische Röhren verstopft	Nitricum acidum (Salpetersäure) (Acidum nitricum)	Hering, Kurzgefaßte Arzneimittellehre II

Symptom-beschreibung	Homöopathische Mittel	Literatur-verweis
Töne wie von Glockenläuten; Schwerhörigkeit bei alten Leuten; Zischen; Sausen; **Knacken** mit Schwerhörigkeit als Folge von Entzündung in den Eustachischen Röhren; Polypen	Petroleum	Hering, Kurzgefaßte Arzneimittellehre II
Knacken; Sausen; Rauschen; Klingen; Zischen; Glucksen; Widerhallen von Worten und Schritten im Ohr; nachts starkes Sausen; Ohren wie verstopft (bei Vollmond); wie rollender Donner	Graphites	Hering, Kurzgefaßte Arzneimittellehre I
Knacken bei Kauen; Klingeln im Kopf wie Metallkugeln; klatschendes Geräusch im linken Ohr	Aloe	Boericke, Hom. Mittel und ihre Wirkungen
Knacken beim Schlucken, Polypen; chron. Otitis	Thuja	Boericke, Hom. Mittel und ihre Wirkungen
Knall (wie Pistole)	Silicea	
Schwerhörig gegen Menschensprache; Ohr wie verstopft; Ohr geht auf mit **Knall;** geräuschüberempfindlich	Silicea Arsenicum album Phosphorus	

Symptom-beschreibung	Homöopathische Mittel	Literatur-verweis
Knallen klingt nach	Sabadilla	
Überempfindlich gegen Geräusche; Klingen oder Sausen in den Ohren; Zischen im perforierten Ohr; Verstopfung der Ohren, die sich zuweilen mit lautem **Knall** öffnet; Schwerhörigkeit gegen die menschliche Stimme bei Vollmond	Silicea	Hering, Kurzgefaßte Arzneimittellehre II
Verstopfte Ohren, die sich manchmal mit einem **Knall** öffnen; schwerhörig für die menschliche Stimme	Silicea	Nash, Lokale Leitsymptome
Knallen klingt nach	Sabadilla	
Empfindlich gegen Geräusch wie Knittern von Papier, Zufallen einer Tür; Schwerhörigkeit in dem linken Ohr; Klingen; Pfeifen; **Knattern;** Trommeln; Sausen; Stechen; Pfeifen; mehr linkes Ohr; Eiter aus dem Ohr	Borax	Hering, Kurzgefaßte Arzneimittellehre I
Knattern in den Ohren; Ohren wie ausgefüllt	Eupatorium purpureum	Hering, Kurzgefaßte Arzneimittellehre I
Knacken; **Knickern** beim Schlingen, Niesen und schnellem Gehen	Baryta	

Symptom-beschreibung	Homöopathische Mittel	Literatur-verweis
Knistern wie Pergament	Graphites [2] Baryta carbonica [2] Sepia [1]	Kent III Seite 126
Knistern morgens	Carbo vegetabilis	Kent III Seite 126
Das Gehör ist verschärft; Musik hat einen schrillen Klang; Widerwillen gegen Geräusche, es ist unangenehm; im Kopf (an einer Seite) ein **knisterndes** Geräusch im gleichen Tempo mit dem Puls; besonders morgens	Coffea cruda	Hering, Kurzgefaßte Arzneimittellehre I
Knistern beim Niesen	Barium carbonicum	Kent III Seite 127
Knistern, Prasseln, morgens beim Frühstück	Carbo vegetabilis	Kent III Seite 126
Knistern, Prasseln, abends	Aconitum Borax	Kent III Seite 126
Schwerhörigkeit im Alter in Verbindung mit Zischen, Brausen und **Knistern**	Petroleum	Nash, Lokale Leitsymptome
Knistern beim Kauen; Stechen; Eiterung	Alumina	
Zischen wie **kochendes** Wasser	Baryta carbonica Bryonia Cannabis indica	Kent III Seite 132

Symptom-beschreibung	Homöopathische Mittel	Literatur-verweis
	Digitalis Lycopodium Magnesia muriatica Sulfur Thuja occidentalis	
Schwellung des inneren Ohres mit gesteigerter Schwerhörigkeit; im Ohr ein Geräusch wie von **kochendem** Wasser; Stiche im Hals bis ins Ohr; wäßriger, eitriger Ohrenfluß, der wie faules Fleisch riecht	Thuja occidentalis	Hering, Kurzgefaßte Arzneimittellehre II
Kopfschmerz wie im Schraubstock	Mercurius [3] Nitricum acidum [3] (Acidum nitricum) Platinum [3]	Kent I Seite 315
Kopfschmerz wie von Reifen	Carboli acidum (Acidum carbolicum) Clematis Cocculus (Anamirta Coccolus) Gelsemium [2] Glonoinum Ipecacuanha Jodum Mercurius [2]	Kent I Seite 314
Kopfschmerz von innen nach außen; drückend	Carbo animalis [3] Cimicifuga [3] (Actaea racemosa) Silicea [3]	Kent I Seite 320

Symptombeschreibung	Homöopathische Mittel	Literaturverweis
Kopfschmerz beim Bücken	Crocus	
Kopfschmerz nach Bücken	Manganum	Kent III Seite 129
Ohrensausen, das durch Musik gebessert wird; Geräusch ist unerträglich, **Kopfschmerzen** davon; vor dem Ohr ein Ton wie von starkem Wind; Schwerhörigkeit, ausgenommen für das Gesprochene; zuckende Schmerzen	Ignatia	Hering, Kurzgefaßte Arzneimittellehre II
Die Töne widerhallen in den Ohren; **Kopfschmerz;** Schwerhörigkeit; nachts Ohrensausen, synchron mit Pulsschlag	Kalium bromatum	Hering, Kurzgefaßte Arzneimittellehre II
Sausende, zischende, knackende Geräusche; nach kaltem Trinken **Kopfschmerz** und Geräusch in den Ohren; das Gehör verschlechtert sich; Stiche von innen nach außen; auch mit Ziehen hinter den Ohren; Otitis	Kalium carbonicum	Hering, Kurzgefaßte Arzneimittellehre II
Schwerhörigkeit; laute, knackende Töne während der Nacht; kein Cerumen;	Muriaticum acidum (Salzsäure)	Hering, Kurzgefaßte Arzneimittellehre II

Symptom-beschreibung	Homöopathische Mittel	Literatur-verweis
Trockenheit; Abschälen in Schuppenform; schlimmer am rechten Ohr; entfernte Töne verursachen **Kopfschmerzen;** der Ton der Stimme wird unerträglich; Klingen		
Schmerzhafte Empfindlichkeit gegen plötzliche Töne; Klopfen; Summen; die Ohren brennen; Ohren- und **Kopfschmerz;** Singen; Pulsieren; Schwindel	Sanguinaria canadensis	Hering, Kurzgefaßte Arzneimittellehre II
Überempfindlichkeit des Gehörs bei Neuralgie und **Kopfschmerz;** periodische Taubheit; Gefühl, als wären die Ohren verstopft; Otalgie mit drückenden Schmerzen wie von einem Pflock	Spigelia anthelmia	Hering, Kurzgefaßte Arzneimittellehre II
Kopfschmerz wie von Reifen	Moschus [2] Nitricum acidum [2] (Acidum nitricum) Opium Osmium Spigelia [2] Stannum [2] Sulfur [3]	Kent I Seite 314
Stiche im linken Ohr und der linken Parotisdrüse	Kalium bichromicum	Hering, Kurzgefaßte Arzneimittellehre II

Symptom-beschreibung	Homöopathische Mittel	Literatur-verweis
mit **Kopfschmerz** an der Seite des Kopfes und im Nacken; Halsdrüsen geschwollen; Schmerzen bei Berührung; nachts Pulsieren; Jucken an dem rechten Ohrläppchen		
Summen oder Sausen in den Ohren mit Schwindel, Übelkeit, einseitige **Kopfschmerzen,** Schwäche, Zittern; Kopf erscheint viel zu groß; schlimmer durch Aufregung, im geschlossenen Raum, durch grelle Beleuchtung	Argentum nitricum	W. Eichsteller, Der praktische Homöopath
Krachen	Barium carbonicum Graphites Petroleum	
Beim Einschlafen entsteht plötzlich ein **krachendes** Geräusch im Kopf, sodaß man erwacht u. erschreckt auffährt; vor den Ohren ein Geräusch, wie von siedendem Wasser	Digitalis purpurea	Hering, Kurzgefaßte Arzneimittellehre I
Krachen und Detonieren im Ohr; häufiges akutes Stechen im rechten Ohr; Ohrenschmerzen bei Kindern, besonders bei Knaben	Zincum	Hering, Kurzgefaßte Arzneimittellehre II

Symptom-beschreibung	**Homöopathische Mittel**	**Literatur-verweis**
Reißender Schmerz; **Kribbeln;** Auslaufen nach Masern	Colchicum	
Lärm verschlechtert	Colocynthis Kali phosphoricum Phosphorus Platinum Tabacum (Nicotiana Tabacum)	
Hört besser bei **Lärm,** z.B. im Auto oder bei Maschinengeräuschen	Graphites	Nash, Lokale Leitsymptome
Schwerhörigkeit; Brausen; **Läuten** vor den Ohren	Ledum palustre	
Töne wie von Glocken-**läuten;** Schwerhörigkeit bei alten Leuten; Zischen; Sausen; Knacken mit Schwerhörigkeit als Folge von Entzündung in den Eustachischen Röhren; Polypen	Petroleum	Hering, Kurzgefaßte Arzneimittellehre II
Im **Liegen** schlechter	Cuprum [2] Magnesia carbonica [2] Sulfur [2] Mercurius Tarantula [2] (Lycosa tarantula) Silicea Pulsatilla Platinum	Kent III Seite 121

Symptom-beschreibung	Homöopathische Mittel	Literatur-verweis
Im **Liegen** besser	Baryta carbonica [2] Phosphori acidum [3] (Acidum phosphoricum)	
Taubheit infolge von Lähmung des Gehörnerven; Klingen in den Ohren; Ohrenstechen, das nachts beim **Liegen** auf der kranken Seite schlimmer wird; Geschwürbildung um das Ringloch im Ohr; Spannung hinter dem Ohr	Kalium nitricum (Salpeter)	Hering, Kurzgefaßte Arzneimittellehre II
Scharfe zuckende Schmerzen wie von einem Messer; erwacht in der Nacht mit Schmerz in den Ohren; kann nicht darauf **liegen;** Gefühl, als wäre es an den Kopf genagelt	Viburnum opulus	Hering, Kurzgefaßte Arzneimittellehre II
Geräusch wie ein Gong, im **Liegen**	Sarsaparilla	Kent III Seite 124
Rauschen im **Liegen** auf dem Ohr	Ammonium carbonicum	Kent III Seite 126
Reißender Schmerz; Kribbeln; Auslaufen nach **Masern**	Colchicum	
Schwerhörig nach **Masern**	Argentum Asarum Carbo vegetabilis [2]	

Symptom-beschreibung	Homöopathische Mittel	Literatur-verweis
	Mercurius [2] Pulsatilla [3] Silicea [2] Spigelia Sulfur [2]	
Das Gehör ist gewöhnlich scharf; Brausen in den Ohren; Gefühl als seien sie verstopft; Ohrenschmerzen mit Stechen in den Ohren; Prickeln in den Ohren, als ob sie erfroren wären; Ohrenlaufen, bes. nach **Masern**	Colchicum autumnale	Hering, Kurzgefaßte Arzneimittellehre I
Summen in den Ohren; Murmeln in den Ohren; dumpfes Gehör; Schmerzen in den Ohren; nachts schlimmer und wenn alles still ist; nach **Masern**	Dulcamara	Hering, Kurzgefaßte Arzneimittellehre I
Taubhörigkeit; als ob die Ohren verstopft wären; nach unterdrückten **Masern;** mit Otorrhö von Erkältung nach dem Haareschneiden; mit hartem schwarzen Cerumen, kann nach Entfernung desselben besser hören; starke Ohrenschmerzen	Pulsatilla	Hering, Kurzgefaßte Arzneimittellehre II

Symptom-beschreibung	**Homöopathische Mittel**	**Literatur-verweis**
Schwerhörig nach **Masern**	Argentum nitricum, Asaricum, Carbo vegetabilis [2], Mercurius [2], Pulsatilla [3], Spigelia, Sulfur [2], Silicea [2]	Kent III Seite 134
Schwerhörigkeit; Gefühl, als seien die Ohren verstopft; Folgen von **Masern;** Schmerzen reißend, schießend, pulsierend, besonders nachts, eitrige Absonderungen	Pulsatilla	Nash, Lokale Leitsymptome
Schwerhörig durch Quecksilber**mißbrauch**	Carbo vegetabilis [2] Nitricum acidum [2] (Acidum nitricum) Asa foetida [2] Petroleum [2] Staphisagria [2] (Delphinium Staphisagria) Sulfur [2]	Kent III Seite 134
Klingen und Summen in Ohren; Ohren scheinen verstopft, das Gehör aber nicht verschlechtert; Taubheit nach akutem Exanthem und nach Quecksilber**mißbrauch;** beim Drehen des Kopfes Schmerz vom rechten Ohr den Hals hinunter	Carbo vegetabilis	Hering, Kurzgefaßte Arzneimittellehre I

Symptombeschreibung	Homöopathische Mittel	Literaturverweis
Eigenes Sprechen hallt in den Ohren wider; Klopfen; Summen in den Ohren; Knacken beim Kauen in den Ohren; Schwerhörigkeit infolge von Verhärtung; Geschwulst der Tonsillen nach Quecksilber**miß-brauch;** Eustachische Röhren verstopft	Nitricum acidum (Salpetersäure) (Acidum nitricum)	Hering, Kurzgefaßte Arzneimittellehre II
Schwerhörigkeit bei Geschwulst der Mandeln; besonders nach **Mißbrauch** von Quecksilber; Stechen in den Ohren	Staphisagria	Hering, Kurzgefaßte Arzneimittellehre II
Schwerhörig durch Chinin**mißbrauch**	Calcium [2]	Kent III Seite 134
Schwerhörig durch Quecksilber**mißbrauch**	Asa foetida [2] Carbo vegetabilis [2] Nitricum acidum [2] Petrolium [2] Staphisagria [2] Sulfur [2]	Kent III Seite 134
Schwerhörigkeit nach Chinin**mißbrauch**	Calcium carbonicum	Nash, Lokale Leitsymptome
Taubheit nach akuten Exanthemen oder nach Quecksilber**mißbrauch**	Carbo vegetabilis	Nash, Lokale Leitsymptome
Schwerhörigkeit mit Schwellung der Mandeln,	Staphisagria	Nash, Lokale Leitsymptome

Symptom-beschreibung	**Homöopathische Mittel**	**Literatur-verweis**
besonders nach **Mißbrauch** von Mercurius		
Stiche; **Musik** unerträglich; Töne hallen stark nach	Phosphoricum acidum (Acidum phosphoricum)	
Feines Gehör; **Musik** klingt allzustark	Coffea	
Das Gehör ist verschärft; **Musik** hat einen schrillen Klang; Widerwillen gegen Geräusche, es ist unangenehm; im Kopf (an einer Seite) ein knisterndes Geräusch im gleichen Tempo mit dem Puls; besonders morgens	Coffea cruda	Hering, Kurzgefaßte Arzneimittellehre I
Ohrensausen, das durch **Musik** gebessert wird; Geräusch ist unerträglich, Kopfschmerzen davon; vor dem Ohr ein Ton wie von starkem Wind; Schwerhörigkeit, ausgenommen für das Gesprochene; zuckende Schmerzen	Ignatia	Hering, Kurzgefaßte Arzneimittellehre II
Geräusch, besonders **Musik** ist unerträglich; nervöse Taubheit nach typhösen Krankheiten; stumpfes Gehör; Überempfindlichkeit,	Phosphoricum acidum (Acidum phosphoricum)	Hering, Kurzgefaßte Arzneimittellehre II

Symptom-beschreibung	Homöopathische Mittel	Literatur-verweis
besonders gegen ferne Geräusche; jeder Ton hallt laut in den Ohren wider		
Überempfindlich gegen Geräusch; besonders gegen **Musik;** Summen in den Ohren, später Gehörminderung; Stechen in den Ohren; Jucken; Flechten am Ohrläppchen; Schmerz beim Drehen des Kopfes	Sepia	Hering, Kurzgefaßte Arzneimittellehre II
Widerwillen gegen **Musik;** besonders gegen Violine; Verschlimmerung durch **Musik;** Stiche in und um die Ohren	Viola odorata	Hering, Kurzgefaßte Arzneimittellehre II
Ohrenschmerzen; Abneigung gegen **Musik,** Dröhnen, Kitzeln, Stiche in den Ohren; Taubheit	Viola odorata	Boericke, Hom. Mittel und ihre Wirkungen
Knacken; Knickern beim Schlingen, **Niesen** und schnellem Gehen	Baryta carbonica	
Schwerhörigkeit; Summen und Klingen vor den Ohren; bei jeder Inspiration Brausen im rechten Ohr wie von der See; Knacken im Ohr beim **Niesen,** Schlucken oder beim Schnellgehen; nach Scharlach	Baryta carbonica	Hering, Kurzgefaßte Arzneimittellehre I

Symptom-beschreibung	**Homöopathische Mittel**	**Literatur-verweis**
Knistern beim **Niesen**	Barium carbonicum	Kent III Seite 127
Pfeifen	Nux vomica [2] Lycopodium Carbo animalis Causticum Hahnemanni Mercurius Magnesia carbonica	Kent III Seite 127
Schrilles **Pfeifen**	Coffea cruda	
Pfeifen abends schrill	Lycopodium Pulsatilla [3]	
Pfeifen beim Hinlegen	Pulsatilla [3]	Kent III Seite 127
Empfindlich gegen Geräusch wie Knittern von Papier; Zufallen einer Tür; Schwerhörigkeit in dem linken Ohr; Klingen; Pfeifen; Knattern; Trommeln; Sausen; Stechen; **Pfeifen;** mehr im linken Ohr; Eiter aus dem Ohr	Borax	Hering, Kurzgefaßte Arzneimittellehre I
Klopfen; **Pochen;** Sausen; Dröhnen; starkes Schallen; schwerhörig für Sprache	Phosphorus Arsenicum album Silicea	
Pochen; Brausen; Schwerhörigkeit	Nitricum acidum (Salpetersäure) (Acidum nitricum)	

Symptombeschreibung	Homöopathische Mittel	Literaturverweis
Pochen; Eitern; Schwerhörigkeit; Klopfen und Ameisenlaufen um das rechte Ohr; Ohrenschmerzen bei Fieber	Caladium	Hering, Kurzgefaßte Arzneimittellehre I
Pulsieren	Causticum Hahnemanni Pulsatilla	
Pulsieren; Taubheit	Murias magnesiae	
Pulsieren	Causticum Hahnemanni Pulsatilla	
Geräusch **pulsierend**	Aurum muriaticum Coffea cruda Colocynthis Kalium bromatum Mercurius Nux vomica [2] Pulsatilla [2] Rhus toxicodendron Sepia Silicea	Kent III Seite 122
Zischen, **pulsierend**	Benzoicum acidum (Acidum benzoicum)	Kent III Seite 133
Pulsieren in den Ohren	Pulsatilla [2] Phosphorus [3]	Kent III Seite 84
Pulsieren nachts	Pulsatilla [3]	
Ohrenschmerz **pulsierend**	Bufo Kali bichromicum Rhus toxicodendron Tellurium [2]	Kent III Seite 98

Symptombeschreibung	Homöopathische Mittel	Literaturverweis
Pulsieren nachts	Pulsatilla [3]	
Pulsieren beim Warmwerden im Bett	Mercurius [2]	
Schwerhörigkeit; **Pulsieren** in den Ohren; Rauschen wie von fließendem Wasser oder Sausen; Ohrenentzündung	Cactus grandiflorus	Hering, Kurzgefaßte Arzneimittellehre I
Harthörigkeit; auch nach Unterdrückung durch Chinin; Singen und Brausen oder Knacken in den Ohren; Knacken auch beim Kauen; **Pulsieren;** Geräusch beim Schlucken in den Ohren; eitriger Ausfluß aus den Ohren	Calcarea carbonica	Hering, Kurzgefaßte Arzneimittellehre I
Schwerhörigkeit und Taubheit, als säße etwas vor dem Ohr; **Pulsieren** in den Ohren; ein alter Herpesausschlag hinter den Ohren juckt sehr	Magnesia muriatica	Hering, Kurzgefaßte Arzneimittellehre II
Surren; Summen oder Klingen in den Ohren; Schwerhörigkeit; beim Kauen schmerzhaftes Knacken in den Ohren; **Pulsieren** und Klopfen oder Stechen	Natrium muriaticum	Hering, Kurzgefaßte Arzneimittellehre II

Symptombeschreibung	**Homöopathische Mittel**	**Literaturverweis**
im Ohr; Jucken hinter den Ohren		
Schwerhörigkeit; besonders der menschlichen Stimme gegenüber; nachts Schmerzen mit **Pulsieren** im Ohr; blutiger Eiter fließt aus dem Ohr; bes. Eiter nach Scharlach	Rhus toxicodendron	Hering, Kurzgefaßte Arzneimittellehre II
Schmerzhafte Empfindlichkeit gegen plötzliche Töne; Klopfen; Summen; die Ohren brennen; Ohren- und Kopfschmerz; Singen; **Pulsieren;** Schwindel	Sanguinaria canadensis	Hering, Kurzgefaßte Arzneimittellehre II
Geräusch **pulsierend**	Sulfuris acidum (Acidum sulfuricum)	Kent III Seite 122
Sehr übelriechende eitrige Otorrhö; **pulsieren** in den Ohren; der Gehörgang ist fast ganz verschlossen; Karies des Processus mastoideus	Nitricum acidum (Salpetersäure) (Acidum nitricum)	Hering, Kurzgefaßte Arzneimittellehre II
Stiche im linken Ohr und der linken Parotisdrüse mit Kopfschmerz an der Seite des Kopfes und im Nacken; Halsdrüsen geschwollen; Schmerzen	Kalium bichromicum	Hering, Kurzgefaßte Arzneimittellehre II

Symptom-beschreibung	**Homöopathische Mittel**	**Literatur-verweis**
bei Berührung; nachts **Pulsieren;** Jucken an dem rechten Ohrläppchen		
Ohrensausen, welches draußen nachläßt; ebenso Summen oder Klingen; Ohrenschmerzen mit **Pulsieren** in der Nacht	Pulsatilla	Hering, Kurzgefaßte Arzneimittellehre II
Schwerhörigkeit; Gefühl, als seien die Ohren verstopft; Folgen von Masern; Schmerzen reißend, schießend, **pulsierend,** besonders nachts, eitrige Absonderungen	Pulsatilla	Nash, Lokale Leitsymptome
Rascheln	Belladonna [2] Phosphorus Pulsatilla Silicea	Kent III Seite 127
Rauschen; eitrig, blutiger Fluor; Schwerhörigkeit nach Schnauben besser	Mercurius sulfuricus	
Sausen; Stechen im Ohr; Geräuschempfindlichkeit; Zirpen im Kopf wie von Heuschrecken; Klingen; **Rauschen;** Summen	Bryonia alba	Hering, Kurzgefaßte Arzneimittellehre I
Rauschen wie am Meer	Lycopodium [3] Natrium muriaticum [3]	Kent III Seite 128

Symptom-beschreibung	**Homöopathische Mittel**	**Literatur-verweis**
	Nitricum acidum [3] (Acidum nitricum) Petroleum [3] Phosphorus [3] Pulsatilla Sulfur Silicea	
Jeder Ton durchdringt den ganzen Körper, besonders die Zähne, und macht den Schwindel schlimmer; das geringste Geräusch verschlimmert den Zustand; in beiden Ohren **Rauschen wie von einem Wasserfall;** Jucken hinter den Ohren	Theridion curassavicum (Feuerspinnchen)	Hering, Kurzgefaßte Arzneimittellehre II
Rauschen wie von Wasser	Chamomilla (Matricaria chamomilla) Cocculus (Anamirta cocculus) Kali sulfuricum Magnesia carbonia Magnesia sulfurica Petroleum Pulsatilla [2]	
Zirpen im Kopf wie Heuschrecken; jedes Geräusch ist unerträglich; Klingen; **Rauschen;** Summen und Stechen in den Ohren	Bryonia alba	Hering, Kurzgefaßte Arzneimittellehre I

Symptombeschreibung	Homöopathische Mittel	Literaturverweis
Schwerhörigkeit; Pulsieren in den Ohren; **Rauschen wie von fließendem Wasser** oder Sausen; Ohrenentzündung	Cactus grandiflorus	Hering, Kurzgefaßte Arzneimittellehre I
Sausen in den Ohren wie vom **Rauschen des Wassers;** Stechen im Ohr, besonders beim Bücken; im linken Ohr gelegentlich Reißen, zwingt z.T. zum Schreien	Chamomilla	Hering, Kurzgefaßte Arzneimittellehre I
Lautes deutl. **Rauschen in den Ohren;** Empfindung von Luft, die aus dem Ohr strömt; Gefühl von Verstopfung in den Ohren; lang anhaltende Stiche im rechten äußeren Ohr, die allmählich vergehen	Chelidonium majus	Hering, Kurzgefaßte Arzneimittellehre I
Geräusch in den Ohren wie das **Rauschen des Wassers;** mit Schwerhörigkeit; Empfindlichkeit des Gehörs	Cocculus	Hering, Kurzgefaßte Arzneimittellehre I
Plötzlicher, vorübergehender Verlust des Gehörs; **Rauschen** und	Gelsemium	Hering, Kurzgefaßte Arzneimittellehre I

Symptom-beschreibung	Homöopathische Mittel	Literatur-verweis
Sausen in den Ohren; katarrhalische Taubheit mit Schmerzen vom Rachen zum Mittelohr hin		
Summen; Singen; **Rauschen** in den Ohren; Taubheit; Schwerhörigkeit besonders nach Apoplexie	Hyoscyamus niger	Hering, Kurzgefaßte Arzneimittellehre I
Empfindlich gegen Töne; **Rauschen** und Donnern in den Ohren; Schwerhörigkeit; Trockenheit und Taubheit um das Ohr und in der linken Backe	Lachesis	Hering, Kurzgefaßte Arzneimittellehre II
Rauschender Ton in beiden Ohren	Lilium tigrinum	Hering, Kurzgefaßte Arzneimittellehre II
Zischen und **Rauschen** in den Ohren; beim Gehen im rechten Ohr Quaken wie von einer Unke; Gehörminderung, gebessert durch Nasenschnauben; schlimmer bei kaltem, regnerischem Wetter; Vollheitsgefühl und Knacken	Manganum aceticum	Hering, Kurzgefaßte Arzneimittellehre II
Taubheit mit Ohnmacht infolge von schneller Bewegung; **Rauschen** in den Ohren; Übelkeit; Erbrechen	Veratrum viride	Hering, Kurzgefaßte Arzneimittellehre II

Symptombeschreibung	Homöopathische Mittel	Literaturverweis
Knacken; Sausen; **Rauschen;** Klingen; Zischen; Glucksen; Widerhallen von Worten und Schritten im Ohr; nachts starkes Sausen; Ohren wie verstopft (bei Vollmond); wie rollender Donner	Graphites	Hering, Kurzgefaßte Arzneimittellehre I
Rauschen im Liegen auf dem Ohr	Ammonium carbonicum	Kent III Seite 126
Hartnäckiges **Rauschen** und Sausen in den Ohren	Silicea	W. Eichsteller, Der praktische Homöopath
Stechen und **Reißen** hinter den Ohren	Taraxacum	
Schmerz beim Schlingen; **Reißen** und Stechen	Nux vomica	
Brausen; **Reißen;** Stechen; geräuschempfindlich	Conium	
Reißender Schmerz; Kribbeln; Auslaufen nach Masern	Colchicum	
Ohrensausen; Flattern vor dem linken Ohr, wie von einem großen Vogel; zugleich ist das Ohr warm; abends beim Niederlegen Zucken; **Reißen** in der rechten	Antimonium tartaricum	Hering, Kurzgefaßte Arzneimittellehre I

Symptombeschreibung	Homöopathische Mittel	Literaturverweis
Ohrmuschel; verschwindet im Bett		
Schwerhörigkeit; vollständige Taubheit bei Typhus; Klingen vor den Ohren; Schwirren und Gefühl von Verstopfung mit Schwerhörigkeit auf dem linken Ohr; **Reißen** und Klingen in den Ohren; Vollheitsgefühl; Stiche von rechts nach links	Argentum nitricum	Hering, Kurzgefaßte Arzneimittellehre I
Ohrenklingen; große Empfindlichkeit gegen Geräusche; Brausen in den Ohren bei jedem Schmerzanfall; kann die menschliche Stimme nicht hören (vergl. Phosphor); stechendes **Reißen** vom linken Gehörgang nach außen	Arsenicum album	Hering, Kurzgefaßte Arzneimittellehre I
Außerordentliche Empfindlichkeit des Gehörs; Taubheit als wäre eine Haut über die Ohren gespannt; Erwachen von eingebildetem Geräusch; **Reißen** im inneren und äußeren Ohr mit Schwerhörigkeit; Kneifen im Ohr	Belladonna	Hering, Kurzgefaßte Arzneimittellehre I

Symptom-beschreibung	Homöopathische Mittel	Literatur-verweis
Im Ohr ein klopfendes, flatterndes Geräusch; im Ohr Druck und ein Gefühl von Verstopfung; **Reißen** und Stechen im Ohr wie von einem Insektenstich; in den Ohren Kriechen oder Jucken	Berberis vulgaris	Hering, Kurzgefaßte Arzneimittellehre I
Schwerhörigkeit; Singen und andere Geräusche meist im rechten Ohr; Drücken, **Reißen** und Zerren hinter den Ohren; Kältegefühl	Calcarea phosphorica	Hering, Kurzgefaßte Arzneimittellehre I
Ohrgeräusche; Schwerhörigkeit; Ohren**reißen**	Cepa	Hering, Kurzgefaßte Arzneimittellehre I
Sausen in den Ohren wie vom Rauschen des Wassers; Stechen im Ohr, besonders beim Bücken; im linken Ohr gelegentlich **Reißen,** zwingt z.T. zum Schreien	Chamomilla	Hering, Kurzgefaßte Arzneimittellehre I
Feines Klingen in den Ohren; Harthörigkeit; Summen und Stechen in den Ohren; Stechen beim Klingen; **reißende** Schmerzen	China	Hering, Kurzgefaßte Arzneimittellehre I
Beinahe völlige Taubheit im Verlauf von akuten	Lachnantes tinctoria	Hering, Kurzgefaßte Arzneimittellehre II

Symptombeschreibung	**Homöopathische Mittel**	**Literaturverweis**
Leiden; beim Gehen in frischer Luft singt es im Ohr; **Reißen** und Kribbeln in den Ohren; besser, wenn Finger hineingebohrt wird; Gefühl von Verstopfung der Ohren; Jucken		
Überempfindlichkeit des Gehörs; Ohrensausen; Ohren wie verstopft; Ohren**reißen;** Stechen im linken Ohr; schlimmer beim Bewegen des Kiefers	Nux moschata	Hering, Kurzgefaßte Arzneimittellehre II
Stechen und **Reißen** in den Ohren; Schwerhörigkeit; oft tritt plötzliche Taubheit ein	Plumbum	Hering, Kurzgefaßte Arzneimittellehre II
Dumpfes Stechen unter dem Processus mastoideus; Jucken und Ohren**reißen**	Cina	Hering, Kurzgefaßte Arzneimittellehre I
Schmerzhaftes Schleifen und **Reißen** im linken Ohr mit heftigem, krankhaftem Ohrenschmerz	Guajacum	Hering, Kurzgefaßte Arzneimittellehre I
Reißender Schmerz hinter dem linken Ohr	Squilla maritima	Hering, Kurzgefaßte Arzneimittellehre II
Schwerhörigkeit; Gefühl, als seien die Ohren verstopft; Folgen von Masern; Schmerzen **reißend,**	Pulsatilla	Nash, Lokale Leitsymptome

Symptombeschreibung	Homöopathische Mittel	Literaturverweis
schießend, pulsierend, besonders nachts, eitrige Absonderungen		
Ohr wie verstopft; Drücken, **Reißen** in der Eustachischen Röhre	Manganum aceticum	W. Eichsteller, Der praktische Homöopath
Reißen und Stiche in den Ohren	Zincum metallicum	Boericke, Hom. Mittel und ihre Wirkungen
Rollen wie von einem Wagen; taub von den Backen zu den Lippen	Platina	
Klingen; **Rollen;** Poltern in den Ohren; Donnern wie von einer Kanonade im rechten Ohr; Krampfschmerzen mit Poltern in den Ohren	Platina	Hering, Kurzgefaßte Arzneimittellehre II
Knacken; Sausen; Rauschen; Klingen; Zischen; Glucksen; Widerhallen von Worten und Schritten im Ohr; nachts starkes Sausen; Ohren wie verstopft (bei Vollmond); wie **rollender** Donner	Graphites	Hering, Kurzgefaßte Arzneimittellehre I
Zirpen und **Säuseln**	Nux vomica [2] Rhus toxicodendron [2]	Kent III Seite 132

Symptombeschreibung	Homöopathische Mittel	Literaturverweis
	Pulsatilla [2] Silicea [2] Tuberculinum [2] Causticum Hahnemanni [2] Carboneum sulfuratum [2]	
Sausen in den Ohren	Vitex	
Sausen; Brausen; Taubheit	Veratrum	
Sausen und Brausen; Gehör überempfindlich	Sulfur	
Klopfen; Pochen; **Sausen;** Dröhnen; starkes Schallen; schwerhörig für Sprache	Phosphorus Arsenicum album Silicea	
Sausen; eitriger Fluor; Schwerhörigkeit	Natrium muriaticum	
Sausen; Klopfen; Eiterung; Schwerhörigkeit	Hepar sulfuris calcareum	
Sausen; Stechen im Ohr Geräuschempfindlichkeit; Zirpen im Kopf wie von Heuschrecken; Klingen; Rauschen; Summen	Bryonia alba	Hering, Kurzgefaßte Arzneimittellehre I
Sausen in den Ohren	Vitex	
Sausen; Knochenfraß am Warzenfortsatz; Eiterung	Aurum	

Symptombeschreibung	Homöopathische Mittel	Literaturverweis
Sausen in den Ohren	Vitex	
Ohren**sausen;** Flattern vor dem linken Ohr wie von einem großen Vogel; zugleich ist das Ohr warm; abends beim Niederlegen Zucken; Reißen in der rechten Ohrmuschel; verschwindet im Bett	Antimonium tartaricum	Hering, Kurzgefaßte Arzneimittellehre I
Ohrensausen; überempfindlich gegen Geräusch; Schwerhörigkeit; hartnäckiges Ohrenlaufen; Karies des Processus mastoideus	Aurum metallicum	Hering, Kurzgefaßte Arzneimittellehre I
Sausen in den Ohren mit Begriffsverwirrung; Harthörigkeit	Baptisia tinctoria	Hering, Kurzgefaßte Arzneimittellehre I
Empfindlich gegen Geräusch wie Knittern von Papier; Zufallen einer Tür; Schwerhörigkeit im linken Ohr; Klingen; Pfeifen; Knattern; Trommeln; **Sausen;** Stechen; Pfeifen; mehr linkes Ohr; Eiter aus dem Ohr	Borax	Hering, Kurzgefaßte Arzneimittellehre I
Klingen im rechten Ohr; **Sausen** in den Ohren;	Bromium	Hering, Kurzgefaßte Arzneimittellehre I

Symptombeschreibung	Homöopathische Mittel	Literaturverweis
Stechen; Klopfen und Brennen; Eiterung der Parotis		
Schwerhörigkeit; Pulsieren in den Ohren; Rauschen wie von fließendem Wasser oder **Sausen;** Ohrenentzündung	Cactus grandiflorus	Hering, Kurzgefaßte Arzneimittellehre I
Sausen in den Ohren wie vom Rauschen des Wassers; Stechen im Ohr, besonders beim Bücken; im linken Ohr gelegentlich Reißen, zwingt z.T. zum Schreien	Chamomilla	Hering, Kurzgefaßte Arzneimittellehre I
Plötzlicher, vorübergehender Verlust des Gehörs, Rauschen und **Sausen** in den Ohren; katarrhalische Taubheit mit Schmerzen vom Rachen zum Mittelohr hin	Gelsemium	Hering, Kurzgefaßte Arzneimittellehre I
Sausen in den Ohren wie von Maschinen, Otorrhö mit schleimiger Absonderung	Hydrastis canadensis	Hering, Kurzgefaßte Arzneimittellehre I
Ohren**sausen,** das durch Musik gebessert wird; Geräusch ist unerträglich, Kopfschmerzen davon;	Ignatia	Hering, Kurzgefaßte Arzneimittellehre II

Symptom-beschreibung	Homöopathische Mittel	Literatur-verweis
vor dem Ohr ein Ton wie von starkem Wind; Schwerhörigkeit, ausgenommen für das Gesprochene; zuckende Schmerzen		
Ohren**sausen;** Klingen in den Ohren, worauf Schlaf erfolgt; Jucken über dem linken Ohr, welches beim Berühren der Stelle vergeht	Illicium anisatum	Hering, Kurzgefaßte Arzneimittellehre II
Die Töne widerhallen in den Ohren; Kopfschmerz; Schwerhörigkeit; nachts Ohren**sausen,** synchron mit Pulsschlag	Kalium bromatum	Hering, Kurzgefaßte Arzneimittellehre II
Sausende, zischende, knackende Geräusche; nach kaltem Trinken Kopfschmerz und Geräusch in den Ohren; das Gehör verschlechtert sich; Stiche von innen nach außen; auch mit Ziehen hinter den Ohren; Otitis	Kalium carbonicum	Hering, Kurzgefaßte Arzneimittellehre II
Schwerhörigkeit; **Sausen** im Kopf; auch Summen und erschwertes Hören vor und während der Menstruation;	Kreosotum	Hering, Kurzgefaßte Arzneimittellehre II

Symptom-beschreibung	**Homöopathische Mittel**	**Literatur-verweis**
Stechen und Jucken in den Ohren		
Klingen oder **Sausen** in den Ohren wie von Wind; Schwerhörigkeit (am rechten Ohr); als ob das Ohr mit Baumwolle verstopft wäre; nach dem Haareschneiden; nach Erkältung	Ledum palustre	Hering, Kurzgefaßte Arzneimittellehre II
Überempfindlichkeit des Gehörs; **Sausen,** Summen und Zischen in den Ohren; Schwerhörigkeit nach Scharlach; Empfindung, als ströme heißes Blut in die Ohren	Lycopodium	Hering, Kurzgefaßte Arzneimittellehre II
Überempfindlichkeit des Gehörs; Ohren**sausen;** Ohren wie verstopft; Ohrenreißen; Stechen im linken Ohr; schlimmer beim Bewegen des Kiefers	Nux moschata	Hering, Kurzgefaßte Arzneimittellehre II
Töne wie von Glockenläuten; Schwerhörigkeit bei alten Leuten; Zischen; **Sausen;** Knacken mit Schwerhörigkeit als Folge von Entzündung in den Eustachischen Röhren; Polypen	Petroleum	Hering, Kurzgefaßte Arzneimittellehre II

Symptombeschreibung	**Homöopathische Mittel**	**Literaturverweis**
Summen oder **Sausen** im linken Ohr; nachher Stechen; Schwerhörigkeit; Absonderung von rötlichem Ohrenschmalz; eitriger Ohrenfluß; schorfiges Ekzem hinter dem Ohr; Herpes von den Schläfen zum Ohr	Psorinum	Hering, Kurzgefaßte Arzneimittellehre II
Otalgie im rechten Ohr; Empfindung, als säße ein Wurm darin; Ohren**sausen,** das beim Schlucken zunimmt; heftiger, zuckender Schmerz	Rhododendron chrysanthum	Hering, Kurzgefaßte Arzneimittellehre II
Ungehörige Empfindlichkeit des Gehörs; der leiseste Ton hallt wider; hört alles konfus; Singen im Ohr; Schwerhörigkeit; Summen und **Sausen** im Ohr mit gelegentlicher Taubheit; Harthörigkeit nach Cholera	Secale cornutum	Hering, Kurzgefaßte Arzneimittellehre II
Überempfindlich gegen Geräusche; Klingen oder **Sausen** in den Ohren; Zischen im perforierten Ohr; Verstopfung der Ohren, die sich zuweilen mit lautem Knall öffnen; Schwerhörigkeit gegen	Silicea	Hering, Kurzgefaßte Arzneimittellehre II

Symptombeschreibung	**Homöopathische Mittel**	**Literaturverweis**
die menschliche Stimme (bei Vollmond)		
Sausen	Ferrum jodatum	Hering, Kurzgefaßte Arzneimittellehre I
Knacken; **Sausen;** Rauschen; Klingen; Zischen; Glucksen; Widerhallen von Worten und Schritten im Ohr; nachts starkes Sausen; Ohren wie verstopft (bei Vollmond); wie rollender Donner	Graphites	Hering, Kurzgefaßte Arzneimittellehre I
Ohren**sausen,** welches draußen nachläßt; ebenso Summen oder Klingen; Ohrenschmerzen mit Pulsieren in der Nacht	Pulsatilla	Hering, Kurzgefaßte Arzneimittellehre II
Wind oder heiße Luft kommt aus den Ohren; **Sausen** in den Ohren abends nach dem Essen	Cantharis	G.H.G.Jahr, Ausführliche Arzneimittellehre S. 227
Ohren**sausen** durch Schwäche oder Säfteverlust (Blutverlust)	China	Nash, Lokale Leitsymptome
Sausen Knochenfraß am Warzenfortsatz, Eiterung	Aurum	
Hartnäckiges Rauschen und **Sausen** in den Ohren	Silicea	W. Eichsteller, Der praktische Homöopath

Symptombeschreibung	Homöopathische Mittel	Literaturverweis
Summen oder **Sausen** in den Ohren mit Schwindel, Übelkeit, einseitigen Kopfschmerzen, Schwäche, Zittern; Kopf erscheint viel zu groß; schlimmer durch Aufregung, im geschlossenen Raum, durch grelle Beleuchtung	Argentum nitricum	W. Eichsteller, Der praktische Homöopath
Ohren**sausen** bei älteren Leuten	Barium jodatum	W. Eichsteller, Der praktische Homöopath
Schwerhörig nach **Scharlach** oder Erkältung; gutes Gehör, verminderte Sehkraft	Belladonna	
Ohrgeräusch nach **Scharlach**	Carbo vegetabilis [3] Lycopodium [3] Sulfur [3] Graphites [2] Hepar sulfuris calcareum [2] Lachesis [2] Nitri acidum [2] (Acidum nitricum) Pulsatilla [2]	Kent III Seite 134
Schwerhörigkeit; Summen und Klingen vor den Ohren; bei jeder Inspiration Brausen im rechten Ohr wie von der See; Knacken im Ohr beim	Baryta carbonica	Hering, Kurzgefaßte Arzneimittellehre I

Symptom-beschreibung	**Homöopathische Mittel**	**Literatur-verweis**
Niesen, Schlucken oder beim Schnellgehen; nach **Scharlach**		
Überempfindlichkeit des Gehörs; Sausen, Summen und Zischen in den Ohren; Schwerhörigkeit nach **Scharlach;** Empfindung, als ströme heißes Blut in die Ohren	Lycopodium	Hering, Kurzgefaßte Arzneimittellehre II
Schwerhörigkeit; besonders der menschlichen Stimme gegenüber; nachts Schmerzen mit Pulsieren im Ohr; blutiger Eiter fließt aus dem Ohr; bes. Eiter nach **Scharlach**	Rhus toxicodendron	Hering, Kurzgefaßte Arzneimittellehre II
Ohrgeräusch nach **Scharlach**	Silicea [2]	Kent III Seite 134
Schwerhörig nach **Scharlach**	Carbo vegetabilis [3] Croton-h. [2] Graphites Hepar [2] Lachesis [2] Lycopodium [3] Nitricum acidum [2] Pulsatilla [2] Silicea [2] Sulfur [3]	Kent III Seite 134
Schwerhörigkeit mit Absonderung nach **Scharlach**	Lycopodium	Nash, Lokale Leitsymptome

Symptom-beschreibung	**Homöopathische Mittel**	**Literatur-verweis**
Schmerz beim **Schlingen;** Reißen und Stechen	Nux vomica	
Schlingen	Manganum	
Knacken; Knickern beim **Schlingen,** Niesen und schnellem Gehen	Baryta	
Klopfen; Pochen; Sausen; Dröhnen; starkes **Schallen;** schwerhörig für Sprache	Phosphorus Arsenicum album Silicea	
Rauschen; eitrig, blutiger Fluor; Schwerhörigkeit nach **Schnauben** besser	Mercurius sulfuricus	
Ohrenklingen beim **Schnauben** der Nase; weiß nicht woher die Töne kommen; Schmerzen in den Ohren	Carbo animalis	Hering, Kurzgefaßte Arzneimittellehre I
Klingen; Summen und Brausen in den Ohren; Ohren wie verstopft beim **Schnauben** der Nase; Ohrenstechen; Parotisdrüsen angeschwollen	Conium maculatum	Hering, Kurzgefaßte Arzneimittellehre I
Zischen und Klopfen in den Ohren bei Schwerhörigkeit; beim Nase**schnauben** Knacken im Ohr	Hepar sulfuris calcarea	Hering, Kurzgefaßte Arzneimittellehre I

Symptom-beschreibung	Homöopathische Mittel	Literatur-verweis
Zischen und Rauschen in den Ohren; beim Gehen im rechten Ohr Quaken wie von einer Unke; Gehörminderung, gebessert durch Nase**schnauben;** schlimmer bei kaltem, regnerischem Wetter; Vollheitsgefühl und Knacken	Manganum aceticum	Hering, Kurzgefaßte Arzneimittellehre II
Zischen beim Einatmen; feines Klingen beim **Schnauben** der Nase im rechten Ohr; Quietschen, als wenn Luft durch Schleim geht; an und hinter den Ohren Herpes mit Schuppen; Zischen, wenn mit der Hand über das Ohr gefahren wird	Marum verum	Hering, Kurzgefaßte Arzneimittellehre II
Schwerhörigkeit; die Töne vibrieren in den Ohren; Obstruktion derselben, welche durch Schlucken oder **Schnauben** der Nase auf Augenblicke gebessert wird; Kältegefühl in den Ohren; Absonderung von Eiter, beständiges Kältegefühl in den Ohren	Mercurius	Hering, Kurzgefaßte Arzneimittellehre II
Klingen im linken Ohr; beim Aus**schnauben** der Nase ein kreischendes	Stannum	Hering, Kurzgefaßte Arzneimittellehre II

Symptom-beschreibung	**Homöopathische Mittel**	**Literatur-verweis**
Geräusch im Ohr; Geschwür im Loch für den Ohrring		
Tag und Nacht ein dumpfer klopfender Schmerz mit Ausfluß; das Gehör ist verschlechtert; Gefühl, als ob Luft durch die linke Eustachische Röhre bläst; beim **Schnauben** oder Rülpsen geht Luft hindurch	Tellurium	Hering, Kurzgefaßte Arzneimittellehre II
Ohrenschmerzen, schlimmer beim Nase-**schnauben;** Schmerzen vor und hinter den Ohren, die sich nach den Kieferwinkeln erstrecken	Dioscrea villosa	Hering, Kurzgefaßte Arzneimittellehre I
Schwerhörig gegen Menschensprache; Ohr wie verstopft; Ohr geht auf mit Knall; geräuschüberempfindlich	Silicea Arsenicum album Phosphorus	
Klopfen; Pochen; Sausen; Dröhnen; starkes Schallen; **schwerhörig** für Sprache	Phosphorus Arsenicum album Silicea	
Pochen; Brausen; **Schwerhörigkeit**	Nitricum acidum (Salpetersäure) (Acidum nitricum)	

Symptom-beschreibung	**Homöopathische Mittel**	**Literatur-verweis**
Sausen; eitriger Fluor; **Schwerhörigkeit**	Natrium muriaticum	
Rauschen; eitrig, blutiger Fluor; **Schwerhörigkeit** nach Schnauben besser	Mercurius sulfuricus	
Schwerhörigkeit besonders im Zimmer; Brausen; Sumsen	Magnesia	
Schwerhörigkeit; Brausen; Läuten vor den Ohren	Ledum palustre	
Sausen; Klopfen; Eiterung; **Schwerhörigkeit**	Hepar sulfuris calcareum	
Schwerhörig; wund hinter den Ohren; Zischen; Detonation	Graphites	
Schwerhörig; wie verstopft	Cyclamen	
Pochen; Eitern; **Schwerhörigkeit;** Klopfen und Ameisen-laufen um das rechte Ohr; Ohrenschmerzen bei Fieber	Caladium	Hering, Kurzgefaßte Arzneimittellehre I
Schwerhörig nach Scharlach oder Erkältung; gutes Gehör, verminderte Sehkraft	Belladonna	

Symptom-beschreibung	Homöopathische Mittel	Literatur-verweis
Schwerhörig mit Eiterung	Asa foetida	
Schwerhörigkeit; Stiche; Quetschung	Arnica	
Schwerhörigkeit für Menschensprache (wie Phos.; Sil.); alles andere deutlich	Arsenicum	
Widerhallen mit **Schwerhörigkeit**	Causticum Hahnemanni [3] Lycopodium	Kent III Seite 132
Schwerhörig durch Quecksilbermißbrauch	Carbo vegetabilis [2] Nitricum acidum [2] (Acidum nitricum) Asa foetida [2] Petroleum [2] Staphisagria [2] (Delphinium Staphisagria) Sulfur [2]	Kent III Seite 134
Schwerhörig nach Masern	Argentum Asarum Carbo vegetabilis [2] Mercurius [2] Pulsatilla [3] Silicea [2] Spigelia Sulfur [2]	
Überempfindlichkeit des Gehörs;	Cicuta virosa	Hering, Kurzgefaßte **Arzneimittellehre I**

Symptom-beschreibung	Homöopathische Mittel	Literatur-verweis
Schwerhörigkeit bei alten Leuten		
Schwerhörigkeit; Röte und Geschwulst beider Ohren; hebt bei jedem Schrei die Hand an den hinteren Teil der Ohren	Apis mellifica	Hering, Kurzgefaßte Arzneimittellehre I
Schwerhörigkeit; vollständige Taubheit bei Typhus; Klingen vor den Ohren; Schwirren und Gefühl von Verstopfung mit **Schwerhörigkeit** auf dem linken Ohr; Reißen und Klingen in den Ohren; Vollheitsgefühl; Stiche von rechts nach links	Argentum nitricum	Hering, Kurzgefaßte Arzneimittellehre I
Ohrgeräusche durch Blutandrang nach dem Kopf mit großer Empfindlichkeit für Töne; **Schwerhörigkeit** von Erschütterungen; große Empfindlichkeit gegen laute Töne	Arnica montana	Hering, Kurzgefaßte Arzneimittellehre I
Schwerhörigkeit mit dünnem eitrigem Ausfluß; stinkend	Asa foetida	Hering, Kurzgefaßte Arzneimittellehre I
Ohrensausen; überempfindlich gegen Geräusch; **Schwerhörigkeit;**	Aurum metallicum	Hering, Kurzgefaßte Arzneimittellehre I

Symptombeschreibung	Homöopathische Mittel	Literaturverweis
hartnäckiges Ohrenlaufen; Karies des Processus mastoideus		
Schwerhörigkeit; Summen und Klingen vor den Ohren; bei jeder Inspiration Brausen im rechten Ohr wie von der See; Knacken im Ohr beim Niesen, Schlucken oder beim Schnellgehen; nach Scharlach	Baryta carbonica	Hering, Kurzgefaßte Arzneimittellehre I
Außerordentliche Empfindlichkeit des Gehörs; Taubheit, als wäre eine Haut über die Ohren gespannt; Erwachen von eingebildetem Geräusch; Reißen im inneren und äußeren Ohr mit **Schwerhörigkeit;** Kneifen im Ohr	Belladonna	Hering, Kurzgefaßte Arzneimittellehre I
Empfindlich gegen Geräusch wie Knittern von Papier; Zufallen einer Tür; **Schwerhörigkeit** in dem linken Ohr; Klingen; Pfeifen; Knattern; Trommeln; Sausen; Stechen; Pfeifen; mehr im linken Ohr; Eiter aus dem Ohr	Borax	Hering, Kurzgefaßte Arzneimittellehre I

Symptombeschreibung	Homöopathische Mittel	Literaturverweis
Schwerhörigkeit; Pulsieren in den Ohren; Rauschen wie von fließendem Wasser oder Sausen; Ohrenentzündung	Cactus grandiflorus	Hering, Kurzgefaßte Arzneimittellehre I
Schwerhörigkeit; Singen und andere Geräusche meist im rechten Ohr; Drücken, Reißen und Zerren hinter den Ohren; Kältegefühl	Calcarea phosphorica	Hering, Kurzgefaßte Arzneimittellehre I
Schwerhörigkeit nach vorausgegangenem Brennen und Stechen im Ohr; katarrhalische Taubheit; beim Husten Schmerz in einem oder beiden Ohren; Perforation des Trommelfells; Eiterungen	Capsicum annuum	Hering, Kurzgefaßte Arzneimittellehre I
Brausen oder Summen in den Ohren; Worte und Schritte widerhallen in den Ohren; **Schwerhörigkeit;** Stechen im rechten Ohr in Anfällen; Gefühl von Verstopfung im Ohr; Herpes an den Ohrläppchen	Causticum Hahnemanni	Hering, Kurzgefaßte Arzneimittellehre I
Ohrgeräusche; **Schwerhörigkeit;** Ohrenreißen	Cepa	Hering, Kurzgefaßte Arzneimittellehre I

Symptombeschreibung	Homöopathische Mittel	Literaturverweis
Geräusch in den Ohren wie das Rauschen des Wassers; mit **Schwerhörigkeit;** Empfindlichkeit des Gehörs	Cocculus	Hering, Kurzgefaßte Arzneimittellehre I
Schwerhörigkeit; Bohren in und hinter den Ohren; drückender Schmerz vor den Ohren	Cuprum metallicum	Hering, Kurzgefaßte Arzneimittellehre I
Schwerhörigkeit mit zunehmendem Summen vor den Ohren; Ohrenstechen; klammartiger Schmerz im rechten Ohr	Drosera rotundifolia	Hering, Kurzgefaßte Arzneimittellehre I
Zischen und Klopfen in den Ohren bei **Schwerhörigkeit;** beim Naseschnauben Knacken im Ohr	Hepar sulfuris calcarea	Hering, Kurzgefaßte Arzneimittellehre I
Summen; Singen; Rauschen in den Ohren; Taubheit; **Schwerhörigkeit** besonders nach Apoplexie	Hyoscyamus niger	Hering, Kurzgefaßte Arzneimittellehre I
Ohrensausen, das durch Musik gebessert wird; Geräusch ist unerträglich, Kopfschmerzen davon; vor dem Ohr ein Ton wie von starkem Wind; **Schwerhörigkeit,**	Ignatia	Hering, Kurzgefaßte Arzneimittellehre II

Symptom-beschreibung	Homöopathische Mittel	Literatur-verweis
ausgenommen für das Gesprochene; zuckende Schmerzen		
Die Töne widerhallen in den Ohren; Kopfschmerz; **Schwerhörigkeit;** nachts Ohrensausen, synchron mit Pulsschlag	Kalium bromatum	Hering, Kurzgefaßte Arzneimittellehre II
Schwerhörigkeit; Sausen im Kopf; auch Summen und erschwertes Hören vor und während der Menstruation; Stechen und Jucken in den Ohren	Kreosotum	Hering, Kurzgefaßte Arzneimittellehre II
Empfindlich gegen Töne; Rauschen und Donnern in den Ohren; **Schwerhörigkeit;** Trockenheit und Taubheit um das Ohr und in der linken Backe	Lachesis	Hering, Kurzgefaßte Arzneimittellehre II
Schwerhörigkeit; Klingen in den Ohren; Jucken in den Ohren	Laurocerasus	Hering, Kurzgefaßte Arzneimittellehre II
Klingen oder Sausen in den Ohren wie von Wind; **Schwerhörigkeit** (am rechten Ohr); als ob das Ohr mit Baumwolle verstopft wäre; nach dem Haareschneiden; nach Erkältung	Ledum palustre	Hering, Kurzgefaßte Arzneimittellehre II

Symptombeschreibung	Homöopathische Mittel	Literaturverweis
Überempfindlichkeit des Gehörs; Sausen, Summen und Zischen in den Ohren; **Schwerhörigkeit** nach Scharlach; Empfindung, als ströme heißes Blut in die Ohren	Lycopodium	Hering, Kurzgefaßte Arzneimittellehre II
Zischen; Flattern und Summen im rechten Ohr mit **Schwerhörigkeit;** stumpfes Gehör; Ohrenentzündung mit Schmerzen	Magnesia carbonica	Hering, Kurzgefaßte Arzneimittellehre II
Schwerhörigkeit und Taubheit; als säße etwas vor dem Ohr; Pulsieren in den Ohren; ein alter Herpesausschlag hinter den Ohren juckt sehr	Magnesia muriatica	Hering, Kurzgefaßte Arzneimittellehre II
Schwerhörigkeit; die Töne vibrieren in den Ohren; Obstruktion derselben, welche durch Schlucken oder Schnauben der Nase auf Augenblicke gebessert wird; Kältegefühl in den Ohren; Absonderung von Eiter; beständiges Kältegefühl in den Ohren	Mercurius	Hering, Kurzgefaßte Arzneimittellehre II
Schwerhörigkeit; laute, knackende Töne während der Nacht; kein Cerumen; Trockenheit; Abschälen in	Muriaticum acidum (Salzsäure)	Hering, Kurzgefaßte Arzneimittellehre II

Symptom-beschreibung	Homöopathische Mittel	Literatur-verweis
Schuppenform; schlimmer am rechten Ohr; entfernte Töne verursachen Kopfschmerzen; der Ton der Stimme wird unerträglich; Klingen		
Empfindlichkeit gegen Geräusch; **Schwerhörigkeit,** als wären die Ohren zu; Otalgie mit Stechen in den Ohren	Natrium carbonicum (kohlensaures Natron)	Hering, Kurzgefaßte Arzneimittellehre II
Surren; Summen oder Klingen in den Ohren; **Schwerhörigkeit;** beim Kauen schmerzhaftes Knacken in den Ohren; Pulsieren und Klopfen oder Stechen im Ohr; Jucken hinter den Ohren	Natrium muriaticum	Hering, Kurzgefaßte Arzneimittellehre II
Eigenes Sprechen hallt in den Ohren wider; Klopfen; Summen in den Ohren; Knacken beim Kauen in den Ohren; **Schwerhörigkeit** infolge von Verhärtung; Geschwulst der Tonsillen nach Quecksilbermißbrauch; Eustachische Röhren verstopft	Nitricum acidum (Salpetersäure) (Acidum nitricum)	Hering, Kurzgefaßte Arzneimittellehre II
Töne wie von Glockenläuten; **Schwerhörigkeit**	Petroleum	Hering, Kurzgefaßte Arzneimittellehre II

Symptom-beschreibung	Homöopathische Mittel	Literatur-verweis
bei alten Leuten; Zischen; Sausen; Knacken mit Schwerhörigkeit als Folge von Entzündung in den Eustachischen Röhren; Polypen		
Hört schwer, bes. die menschliche Stimme; auch nach Typhus; **Schwerhörigkeit** mit kalten Extremitäten; die Töne hallen in den Ohren wider; es schießt und sticht in den Ohren; besonders nachts	Phosphorus	Hering, Kurzgefaßte Arzneimittellehre II
Stechen und Reißen in den Ohren; **Schwerhörigkeit;** oft tritt plötzliche Taubheit ein	Plumbum	Hering, Kurzgefaßte Arzneimittellehre II
Summen oder Sausen im linken Ohr; nachher Stechen; **Schwerhörigkeit;** Absonderung von rötlichem Ohrenschmalz; eitriger Ohrenfluß; schorfiges Ekzem hinter dem Ohr; Herpes von den Schläfen zum Ohr	Psorinum	Hering, Kurzgefaßte Arzneimittellehre II
Schwerhörigkeit; besonders der menschlichen Stimme gegenüber; nachts Schmerzen mit	Rhus toxicodendron	Hering, Kurzgefaßte Arzneimittellehre II

Symptom-beschreibung	Homöopathische Mittel	Literatur-verweis
Pulsieren im Ohr; blutiger Eiter fließt aus dem Ohr; bes. Eiter nach Scharlach		
Schwerhörigkeit; starkes Stechen im linken Ohr; zuckende Schmerzen mit Jucken im Ohr; die Ohren jucken bei Würmern	Sabadilla officinale	Hering, Kurzgefaßte Arzneimittellehre II
Ungehörige Empfindlichkeit des Gehörs; der leiseste Ton hallt wider; hört alles konfus; Singen im Ohr; **Schwerhörigkeit;** Summen und Sausen im Ohr mit gelegentlicher Taubheit; **Harthörigkeit** nach Cholera	Secale cornutum	Hering, Kurzgefaßte Arzneimittellehre II
Überempfindlich gegen Geräusche; Klingen oder Sausen in den Ohren; Zischen im perforierten Ohr; Verstopfung der Ohren, die sich zuweilen mit lautem Knall öffnet; **Schwerhörigkeit** gegen die menschliche Stimme bei Vollmond	Silicea	Hering, Kurzgefaßte Arzneimittellehre II
Schwerhörigkeit; Blutandrang nach den Ohren und Brennen; Eiter am äußeren Rand der Ohren	Spongia tosta	Hering, Kurzgefaßte Arzneimittellehre II

Symptom-beschreibung	Homöopathische Mittel	Literatur-verweis
Schwerhörigkeit bei Geschwulst der Mandeln; besonders nach Mißbrauch von Quecksilber; Stechen in den Ohren	Staphisagria	Hering, Kurzgefaßte Arzneimittellehre II
Schwerhörigkeit; vorher Überempfindlichkeit des Gehörs; Summen oder Zischen in den Ohren, als wäre Wasser in den Ohren; Stechen im linken Ohr	Sulfur	Hering, Kurzgefaßte Arzneimittellehre II
Schwerhörigkeit; Gefühl, als wenn ein Blatt vor dem Ohr läge; Summen im rechten Ohr; Neuralgie	Sulfuris acidum (Acidum sulfuricum)	Hering, Kurzgefaßte Arzneimittellehre II
Schwellung des inneren Ohres mit gesteigerter **Schwerhörigkeit;** im Ohr ein Geräusch wie von kochendem Wasser; Stiche im Hals bis ins Ohr; wäßriger, eitriger Ohrenfluß, der wie faules Fleisch riecht	Thuja occidentalis	Hering, Kurzgefaßte Arzneimittellehre II
Widerhallen der Töne mit **Schwerhörigkeit**	Causticum [3] Lycopodium [2] Barium muriaticum [3]	Kent III Seite 132
Schwerhörig durch Chininmißbrauch	Calcium [2]	Kent III Seite 134

Symptom-beschreibung	**Homöopathische Mittel**	**Literatur-verweis**
Schwerhörig nach Erkältung	Pulsatilla [3] Arsenicum Belladonna Elaps [2] Lachesis Ledum [2] Magnesium carbonicum Mercurius Silicea	Kent III Seite 134
Schwerhörig durch Erschütterungen, Trauma	Arnica [3] Chininum sulfuricum	Kent III Seite 134
Schwerhörig nach Kränkung	Ignatia	Kent III Seite 134
Schwerhörig nach Masern	Argentum nitricum Asaricum Carbo vegetabilis [2] Mercurius [2] Pulsatilla [3] Spigelia Sulfur [2] Silicea [2]	Kent III Seite 134
Schwerhörig durch Quecksilbermißbrauch	Asa foetida [2] Carbo vegetabilis [2] Nitricum acidum [2] Petroleum [2] Staphisagria [2] Sulfur [2]	Kent III Seite 134
Schwerhörigkeit gebessert durch Reiben	Phosphor [2]	Kent III Seite 134

Symptombeschreibung	Homöopathische Mittel	Literaturverweis
Schwerhörig nach Schreck	Magnesium carbonicum	Kent III Seite 135
Schwerhörig während Schwangerschaft	Capsicum	Kent III Seite 135
Schwerhörig nach Scharlach	Carbo vegetabilis [3] Croton-h. [2] Graphites Hepar [2] Lachesis [2] Lycopodium [3] Nitricum acidum [2] Pulsatilla [2] Silicea [2] Sulfur [3]	Kent III Seite 134
Schwerhörig nach Typhus	Apis [2] Argentum nitricum [2] Arsenicum [2] Nitricum acidum [2] Phosphoricum acidum [2]	Kent III Seite 135
Schwerhörigkeit nach Chininmißbrauch	Calcium carbonicum	Nash, Lokale Leitsymptome
Schwerhörigkeit bei alten Menschen	Cicuta virosa	Nash, Lokale Leitsymptome
Schwerhörig, wie betäubt, bes. nach Schlaganfall	Hyoscyamus	Nash, Lokale Leitsymptome
Schwerhörig nach Haareschneiden; nach Erkältung des Kopfes	Ledum	Nash, Lokale Leitsymptome

Symptom-beschreibung	**Homöopathische Mittel**	**Literatur-verweis**
Schwerhörigkeit mit Absonderung nach Scharlach	Lycopodium	Nash, Lokale Leitsymptome
Schwerhörigkeit im Alter, in Verbindung mit Zischen, Brausen und Knistern	Petroleum	Nash, Lokale Leitsymptome
Schwerhörigkeit; Gefühl, als seien die Ohren verstopft; Folgen von Masern; Schmerzen reißend, schießend, pulsierend, besonders nachts; eitrige Absonderungen	Pulsatilla	Nash, Lokale Leitsymptome
Verstopfte Ohren, die sich manchmal mit einem Knall öffnen; **Schwerhörig** für die menschliche Stimme	Silicea	Nash, Lokale Leitsymptome
Schwerhörigkeit mit Schwellung der Mandeln, besonders nach Mißbrauch von Mercurius	Staphisagria	Nash, Lokale Leitsymptome
Schwerhörigkeit, Ohrenschmerzen	Chamomilla	W. Eichsteller Der praktische Homöopath
Jeder Ton durchdringt den ganzen Körper, besonders die Zähne und macht den **Schwindel** schlimmer; das geringste Geräusch	Theridion curassavicum (Feuerspinnchen)	Hering, Kurzgefaßte Arzneimittellehre II

Symptombeschreibung	**Homöopathische Mittel**	**Literaturverweis**
verschlimmert den Zustand; in beiden Ohren Rauschen wie von einem Wasserfall; Jucken hinter den Ohren		
Schwindel	Belladonna [2]	Kent III Seite 129
Lautes Sprechen ist unerträglich; Ohrenklingeln; leichter **Schwindel**	Ptelea trifoliata (Dreiblättrige Lederblume)	Hering, Kurzgefaßte Arzneimittellehre II
Schmerzhafte Empfindlichkeit gegen plötzliche Töne; Klopfen; Summen; die Ohren brennen; Ohren- und Kopfschmerz; Singen; Pulsieren; **Schwindel**	Sanguinaria canadensis	Hering, Kurzgefaßte Arzneimittellehre II
Ohrgeräusch mit **Schwindel**	Sepia	Kent III Seite 123
Summen oder Sausen in den Ohren mit **Schwindel,** Übelkeit, einseitigen Kopfschmerzen, Schwäche, Zittern; Kopf erscheint viel zu groß; schlimmer durch Aufregung, im geschlossenen Raum, durch grelle Beleuchtung	Argentum nitricum	W. Eichsteller, Der praktische Homöopath
Ohrgeräusche; **Schwindel;** Klingen; Arteriosklerose	Thiosinaminum-Rhodallin	Boericke, Hom. Mittel und ihre Wirkungen

Symptombeschreibung	Homöopathische Mittel	Literaturverweis
Klingeln in den Ohren; Migräne; **Schwindel**	Xanthoxylum Frasineum	Boericke, Hom. Mittel und ihre Wirkungen
Schwirren; Zischen	Lycopodium [3] Manganum [1] Petroleum [3] Platinum [2] Sulfur [2]	Kent III Seite 130
Schwirren; Zischen nach dem Hinlegen	Platinum [1]	Kent III Seite 130
Schwirren	Kalium carbonicum Lachesis Lycopodium Mercurius Nux vomica Pulsatilla	Kent III Seite 130
Schwirren; rhythmisch	Mercurius	Kent III Seite 130
Schwerhörigkeit; vollständige Taubheit bei Typhus; Klingen vor den Ohren; **Schwirren** und Gefühl von Verstopfung mit Schwerhörigkeit auf dem linken Ohr; Reißen und Klingen in den Ohren; Vollheitsgefühl; Stiche von rechts nach links	Argentum nitricum	Hering, Kurzgefaßte Arzneimittellehre I
Schwirren und Zischen tagsüber	Phosphor-acidum	Kent III Seite 130

Symptom-beschreibung	Homöopathische Mittel	Literatur-verweis
Schwirren und Zischen morgens	Platin	Kent III Seite 130
Schwirren und Zischen vormittags 11 Uhr	Magnesium carbonicum	Kent III Seite 130
Schwirren, rhythmisch	Mercurius	Kent III Seite 130
Singen	Oleander	
Dumpfes Brausen im linken Ohr; wie von fernem Sturm, Sturmwind; im rechten Ohr deutliches **Singen;** das Gehör auf dem linken Ohr wird schwächer; im Kalten schlimmer; Überempfindlich gegen Kratzen auf Stoff	Asarum europaeum	Hering, Kurzgefaßte Arzneimittellehre I
Harthörigkeit; auch nach Unterdrückung durch Chinin; **Singen** und Brausen oder Knacken in den Ohren; Knacken auch beim Kauen; Pulsieren; Geräusch beim Schlucken in den Ohren; eitriger Ausfluß aus den Ohren	Calcarea carbonica	Hering, Kurzgefaßte Arzneimittellehre I
Schwerhörigkeit; **Singen** und andere Geräusche meist im rechten Ohr; Drücken, Reißen und	Calcarea phosphorica	Hering, Kurzgefaßte Arzneimittellehre I

Symptom-beschreibung	**Homöopathische Mittel**	**Literatur-verweis**
Zerren hinter den Ohren; Kältegefühl		
Singen; Klingen oder Summen in den Ohren	Camphora	Hering, Kurzgefaßte Arzneimittellehre I
Sehr scharfes Gehör; ein Geräusch in den Ohren als ob Wasser siedet; periodisches **Singen** in den Ohren während eines Anfalls von Träumerei; Klingen und Summen in den Ohren und Vollheitsgefühl	Cannabis indica	Hering, Kurzgefaßte Arzneimittellehre I
Summen; **Singen;** Rauschen in den Ohren; Taubheit; Schwerhörigkeit besonders nach Apoplexie	Hyoscyamus niger	Hering, Kurzgefaßte Arzneimittellehre I
Schmerzhafte Empfindlichkeit gegen plötzliche Töne; Klopfen; Summen; die Ohren brennen; Ohren- und Kopfschmerz; **Singen;** Pulsieren; Schwindel	Sanguinaria canadensis	Hering, Kurzgefaßte Arzneimittellehre II
Ungehörige Empfindlichkeit des Gehörs; der leiseste Ton hallt wider; hört alles konfus; **Singen** im Ohr; Schwerhörigkeit; Summen und Sausen im Ohr mit	Secale cornutum	Hering, Kurzgefaßte Arzneimittellehre II

Symptom-beschreibung	**Homöopathische Mittel**	**Literatur-verweis**
gelegentlicher Taubheit; Harthörigkeit nach Cholera		
Schwerhörig gegen Menschen**sprache;** Ohr wie verstopft; Ohr geht auf mit Knall; geräuschüberempfindlich	Silicea Arsenicum album Phosphorus	
Klopfen; Pochen; Sausen; Dröhnen; starkes Schallen; schwerhörig für **Sprache**	Phosphorus Arsenicum album Silicea	
Schwerhörigkeit für Menschen**sprache** (wie Phos.; Sil.); alles andere deutlich	Arsenicum	
Stechen und Reißen hinter den Ohren	Taraxacum	
Schmerz beim Schlingen; Reißen und **Stechen**	Nux vomica	
Stechen; Entzündung; Gehörminderung	Kalium carbonicum	
Sumsen und Brausen vor dem Ohr; **Stechen** beim Schlucken	Drosera	
Brausen; Reißen; **Stechen;** geräuschempfindlich	Conium	
Sausen; **Stechen** im Ohr; Geräuschempfindlichkeit;	Bryonia alba	Hering, Kurzgefaßte Arzneimittellehre I

Symptombeschreibung	Homöopathische Mittel	Literaturverweis
Zirpen im Kopf wie von Heuschrecken; Klingen; Rauschen; Summen		
Ohrenklingen; große Empfindlichkeit gegen Geräusche; Brausen in den Ohren bei jedem Schmerzanfall; kann die menschliche Stimme nicht hören (vergl. Phosphor); **stechen**des Reißen vom linken Gehörgang nach außen	Arsenicum album	Hering, Kurzgefaßte Arzneimittellehre I
Im Ohr ein klopfendes, flatterndes Geräusch; im Ohr Druck und ein Gefühl von Verstopfung; Reißen und **Stechen** im Ohr wie von einem Insektenstich; in den Ohren Kriechen oder Jucken	Berberis vulgaris	Hering, Kurzgefaßte Arzneimittellehre I
Empfindlich gegen Geräusch wie Knittern von Papier; Zufallen einer Tür; Schwerhörigkeit in dem linken Ohr; Klingen; Pfeifen; Knattern; Trommeln; Sausen; **Stechen;** Pfeifen; mehr im linken Ohr; Eiter aus dem Ohr	Borax	Hering, Kurzgefaßte Arzneimittellehre I
Klingen im rechten Ohr; Sausen in den Ohren;	Bromium	Hering, Kurzgefaßte Arzneimittellehre I

Symptombeschreibung	Homöopathische Mittel	Literaturverweis
Stechen; Klopfen und Brennen; Eiterung der Parotis		
Zirpen im Kopf wie Heuschrecken; jedes Geräusch ist unerträglich; Klingen; Rauschen; Summen und **Stechen** in den Ohren	Bryonia alba	Hering, Kurzgefaßte Arzneimittellehre I
Schwerhörigkeit nach vorausgegangenem Brennen und **Stechen** im Ohr; katarrhalische Taubheit; beim Husten Schmerz in einem oder beiden Ohren; Perforation des Trommelfells; Eiterungen	Capsicum annuum	Hering, Kurzgefaßte Arzneimittellehre I
Brausen oder Summen in den Ohren; Worte und Schritte widerhallen in den Ohren; Schwerhörigkeit; **Stechen** im rechten Ohr in Anfällen; Gefühl von Verstopfung im Ohr; Herpes an den Ohrläppchen	Causticum Hahnemanni	Hering, Kurzgefaßte Arzneimittellehre I
Sausen in den Ohren wie vom Rauschen des Wassers; **Stechen** im Ohr, besonders beim Bücken; im linken Ohr gelegentlich Reißen; zwingt z.T. zum Schreien	Chamomilla	Hering, Kurzgefaßte Arzneimittellehre I

Symptom-beschreibung	Homöopathische Mittel	Literatur-verweis
Feines Klingen in den Ohren; Harthörigkeit; Summen und **Stechen** in den Ohren; Stechen beim Klingen; reißende Schmerzen	China	Hering, Kurzgefaßte Arzneimittellehre I
Das Gehör ist gewöhnlich scharf; Brausen in den Ohren; Gefühl als seien sie verstopft; Ohrenschmerzen mit **Stechen** in den Ohren; Prickeln in den Ohren, als ob sie erfroren wären; Ohrenlaufen, besonders nach Masern	Colchicum autumnale	Hering, Kurzgefaßte Arzneimittellehre I
Brausen und Klopfen in beiden Ohren, besonders im linken; in den Ohren Jucken; **Stechen;** Schneiden, das sich bessert, wenn man den Finger in das Ohr steckt	Colocynthis	Hering, Kurzgefaßte Arzneimittellehre I
Klingen; Summen und Brausen in den Ohren; Ohren wie verstopft beim Schnauben der Nase; Ohren**stechen;** Parotis-drüsen angeschwollen	Conium maculatum	Hering, Kurzgefaßte Arzneimittellehre I
Schwerhörigkeit mit zunehmendem Summen vor den Ohren; Ohren-	Drosera rotundifolia	Hering, Kurzgefaßte Arzneimittellehre I

Symptombeschreibung	**Homöopathische Mittel**	**Literaturverweis**
stechen; klammartiger Schmerz im rechten Ohr		
Klingen im rechten Ohr; überempfindlich gegen Töne; morgens **Stechen;** Schmerzen im Ohr	Ferrum metallicum	Hering, Kurzgefaßte Arzneimittellehre I
Taubheit; die Ohren sind wie verstopft; verwischte Sehkraft; Klingen in den Ohren; der Puls ist hörbar; im rechten Ohr klopfendes **Stechen** von innen nach außen; Klopfen über den Ohren	Glonoin	Hering, Kurzgefaßte Arzneimittellehre I
Ton wie wenn auf einem Horn getutet wird; **Stechen** in und hinter dem rechten Ohr, am Hals und in den Oberschenkeln (nachts)	Kalmia latifolia	Hering, Kurzgefaßte Arzneimittellehre II
Schmerzen und Summen im linken Ohr; **Stechen** vom Gaumen ausgehend	Kobaltum	Hering, Kurzgefaßte Arzneimittellehre II
Schwerhörigkeit; Sausen im Kopf; auch Summen und erschwertes Hören vor und während der Menstruation; **Stechen** oder Jucken in den Ohren	Kreosotum	Hering, Kurzgefaßte Arzneimittellehre II

Symptom-beschreibung	**Homöopathische Mittel**	**Literatur-verweis**
Empfindlichkeit gegen Geräusch; Schwerhörigkeit, als wären die Ohren zu; Otalgie mit **Stechen** in den Ohren	Natrium carbonicum (kohlensaures Natron)	Hering, Kurzgefaßte Arzneimittellehre II
Surren; Summen oder Klingen in den Ohren; Schwerhörigkeit; beim Kauen schmerzhaftes Knacken in den Ohren; Pulsieren und Klopfen oder **Stechen** im Ohr; Jucken hinter den Ohren	Natrium muriaticum	Hering, Kurzgefaßte Arzneimittellehre II
Klingen in den Ohren wie von Glocken; im rechten Ohr ein durchdringender Schmerz nach innen; scharfes, blitzartiges **Stechen** im Ohr; schlimmer, wenn man aus der Kälte in ein warmes Zimmer kommt; schlimmer im feuchten Wetter	Natrium sulfuricum	Hering, Kurzgefaßte Arzneimittellehre II
Überempfindlichkeit des Gehörs; Ohrensausen; Ohren wie verstopft; Ohrenreißen; **Stechen** im linken Ohr; schlimmer beim Bewegen des Kiefers	Nux moschata	Hering, Kurzgefaßte Arzneimittellehre II
Stechen und Reißen in den Ohren;	Plumbum	Hering, Kurzgefaßte Arzneimittellehre II

Symptombeschreibung	Homöopathische Mittel	Literaturverweis
Schwerhörigkeit; oft tritt plötzliche Taubheit ein		
Summen oder Sausen im linken Ohr; nachher **Stechen;** Schwerhörigkeit; Absonderung von rötlichem Ohrenschmalz; eitriger Ohrenfluß; schorfiges Ekzem hinter dem Ohr; Herpes an den Schläfen zum Ohr	Psorinum	Hering, Kurzgefaßte Arzneimittellehre I
Ohren**stechen;** besonders abends	Ranunculus bulbosus	Hering, Kurzgefaßte Arzneimittellehre II
Schwerhörigkeit; starkes **Stechen** im linken Ohr; zuckende Schmerzen mit Jucken im Ohr; die Ohren jucken bei Würmern	Sabadilla officinale	Hering, Kurzgefaßte Arzneimittellehre II
Überempfindlich gegen Geräusch; besonders gegen Musik; Summen in den Ohren, später Gehörminderung; **Stechen** in den Ohren; Jucken; Flechten am Ohrläppchen; Schmerz beim Drehen des Kopfes	Sepia	Hering, Kurzgefaßte Arzneimittellehre II
Schwerhörigkeit bei Geschwulst der Mandeln; besonders nach Mißbrauch	Staphisagria	Hering, Kurzgefaßte Arzneimittellehre II

Symptom-beschreibung	Homöopathische Mittel	Literatur-verweis
von Quecksilber; **Stechen** in den Ohren		
Schwerhörigkeit; vorher Überempfindlichkeit des Gehörs; Summen oder Zischen in den Ohren, als wäre Wasser in den Ohren; **Stechen** im linken Ohr	Sulfur	Hering, Kurzgefaßte Arzneimittellehre II
Krachen und Detonieren im Ohr; häufiges akutes **Stechen** im rechten Ohr; Ohrenschmerzen bei Kindern, besonders bei Knaben	Zincum	Hering, Kurzgefaßte Arzneimittellehre II
Schmerzhaftes **Stechen** im tauben Ohr; ziehender Muskelkrampf im linken Processus mastoideus	Manganum aceticum	Hering, Kurzgefaßte Arzneimittellehre II
Stechen im Ohr, schlimmer beim Aufenthalt auf nassem Boden; Ohrenschmerz, als wollte etwas nach außen dringen; abends Hitze im Ohr	Natrium sulfuricum	Hering, Kurzgefaßte Arzneimittellehre II
Taubheit in Folge von Lähmung des Gehörnerven; Klingen in den Ohren; Ohren**stechen,** das nachts beim Liegen auf der kranken Seite	Kalium nitricum (Salpeter)	Hering, Kurzgefaßte Arzneimittellehre I

Symptombeschreibung	Homöopathische Mittel	Literaturverweis
schlimmer wird; Geschwürbildung um das Ringloch im Ohr; Spannung hinter dem Ohr		
Stechen von innen nach außen im Ohr; Otitis interna; Jucken in der Eustachischen Röhre und in beiden Ohren; chronischer Schnupfen; Karies des Processus mastoideus	Silicea	Hering, Kurzgefaßte Arzneimittellehre II
Dumpfes **Stechen** unter dem Processus mastoideus; Jucken und Ohrenreißen	Cina	Hering, Kurzgefaßte Arzneimittellehre I
Bohrende Ohrenschmerzen; **Stechen** in den Ohren (rechts) bei rachitischen Kindern	Kalium jodatum	Hering, Kurzgefaßte Arzneimittellehre II
Knistern beim Kauen, **Stechen,** Eiterung	Alumina	
Stiche; Musik unerträglich; Töne hallen stark nach	Phosphoricum acidum (Acidum phosphoricum)	
Knacken beim Kauen; **Stiche**	Menyanthes	
Schwerhörigkeit; **Stiche;** Quetschung	Arnica	

Symptom- beschreibung	Homöopathische Mittel	Literatur- verweis
Schwerhörigkeit; vollständige Taubheit bei Typhus; Klingen vor den Ohren; Schwirren und Gefühl von Verstopfung mit Schwerhörigkeit auf dem linken Ohr; Reißen und Klingen in den Ohren; Vollheitsgefühl; **Stiche** von rechts nach links	Argentum nitricum	Hering, Kurzgefaßte Arzneimittellehre I
Lautes deutliches Rauschen in den Ohren; Empfindung von Luft, die aus dem Ohr strömt; Gefühl von Verstopfung in den Ohren; lang anhaltende **Stiche** im rechten äußeren Ohr, die allmählich vergehen	Chelidonium majus	Hering, Kurzgefaßte Arzneimittellehre I
Sausende, zischende, knackende Geräusche; nach kaltem Trinken, Kopfschmerz und Geräusch in den Ohren; das Gehör verschlechtert sich; **Stiche** von innen nach außen; auch mit Ziehen hinter den Ohren; Otitis	Kalium carbonicum	Hering, Kurzgefaßte Arzneimittellehre II
Schwellung des inneren Ohres mit gesteigerter Schwerhörigkeit; im Ohr ein Geräusch wie von kochendem Wasser; **Stiche** im Hals bis ins	Thuja occidentalis	Hering, Kurzgefaßte Arzneimittellehre II

Symptom-beschreibung	Homöopathische Mittel	Literatur-verweis
Ohr; wäßriger, eitriger Ohrenfluß, der wie faules Fleisch riecht		
Widerwillen gegen Musik; besonders gegen Violine; Verschlimmerung durch Musik; **Stiche** in und um die Ohren	Viola odorata	Hering, Kurzgefaßte Arzneimittellehre II
Empfindlichkeit des Gehörs; flüchtige **Stiche** am Ohr; Ohren sind heiß; Schorf am Ohr	Hypericum perforatum	Hering, Kurzgefaßte Arzneimittellehre I
Stiche im linken Ohr und der linken Parotisdrüse mit Kopfschmerz an der Seite des Kopfes und im Nacken; Halsdrüsen geschwollen; Schmerzen bei Berührung; nachts Pulsieren; Jucken an dem rechten Ohrläppchen	Kalium bichromicum	Hering, Kurzgefaßte Arzneimittellehre II
Entzündung mit **Stichen** im Ohr; stinkender Eiter fließt aus dem Ohr	Mercurius sublimatus corrosivus	Hering, Kurzgefaßte Arzneimittellehre II
Stiche im linken Ohr, strahlt zum Hals aus	Kalium bichromicum	Nash, Lokale Leitsymptome
Stiche im linken Ohr	Sulfur	Nash, Lokale Leitsymptome
Ohrenschmerzen; Abneigung gegen Musik,	Viola odorata	Boericke, Hom. Mittel und

Symptom-beschreibung	**Homöopathische Mittel**	**Literatur-verweis**
Dröhnen, Kitzeln, **Stiche** in den Ohren; Taubheit		ihre Wirkungen
Reißen und **Stiche** in den Ohren	Zincum metallicum	Boericke, Hom. Mittel und ihre Wirkungen
Dumpfes Brausen im linken Ohr; wie von fernem **Sturm, Sturm-wind**; im rechten Ohr deutliches Singen; das Gehör auf dem linken Ohr wird schwächer; im Kalten schlimmer; überempfindlich gegen Kratzen auf Stoff	Asarum europaeum	Hering, Kurzgefaßte Arzneimittellehre I
Summen	Chenopodium Chininum sulfuricum	
Sausen; Stechen im Ohr; Geräuschempfindlichkeit; Zirpen im Kopf wie von Heuschrecken; Klingen; Rauschen; **Summen**	Bryonia alba	Hering, Kurzgefaßte Arzneimittellehre I
Schwerhörigkeit; **Summen** und Klingen vor den Ohren; bei jeder Inspiration Brausen im rechten Ohr wie von der See; Knacken im Ohr beim Niesen, Schlucken oder beim Schnellgehen; nach Scharlach	Baryta carbonica	Hering, Kurzgefaßte Arzneimittellehre I

Symptom-beschreibung	Homöopathische Mittel	Literatur-verweis
Zirpen im Kopf wie Heuschrecken; jedes Geräusch ist unerträglich; Klingen; Rauschen; **Summen** und Stechen in den Ohren	Bryonia alba	Hering, Kurzgefaßte Arzneimittellehre I
Singen; Klingen oder **Summen** in den Ohren	Camphora	Hering, Kurzgefaßte Arzneimittellehre I
Sehr scharfes Gehör; ein Geräusch in den Ohren als ob Wasser siedet; periodisches Singen in den Ohren während eines Anfalls von Träumerei; Klingen und **Summen** in den Ohren und Vollheitsgefühl	Cannabis indica	Hering, Kurzgefaßte Arzneimittellehre I
Klingen; **Summen** oder Brausen in den Ohren; ein heißer Hauch kommt häufig aus den Ohren	Cantharis	Hering, Kurzgefaßte Arzneimittellehre I
Klingen und **Summen** in den Ohren; Ohren scheinen verstopft, das Gehör aber nicht verschlechtert; Taubheit nach akutem Exanthem und nach Quecksilbermißbrauch; beim Drehen des Kopfes Schmerz vom rechten Ohr den Hals hinunter	Carbo vegetabilis	Hering, Kurzgefaßte Arzneimittellehre I

Symptombeschreibung	Homöopathische Mittel	Literaturverweis
Brausen oder **Summen** in den Ohren; Worte und Schritte widerhallen in den Ohren; Schwerhörigkeit; Stechen im rechten Ohr in Anfällen; Gefühl von Verstopfung im Ohr; Herpes an den Ohrläppchen	Causticum Hahnemanni	Hering, Kurzgefaßte Arzneimittellehre I
Feines Klingen in den Ohren; Harthörigkeit; **Summen** und Stechen in den Ohren; Stechen beim Klingen; reißende Schmerzen	China	Hering, Kurzgefaßte Arzneimittellehre I
Klingen; **Summen** und Brausen in den Ohren; Ohren wie verstopft beim Schnauben der Nase; Ohrenstechen; Parotisdrüsen angeschwollen	Conium maculatum	Hering, Kurzgefaßte Arzneimittellehre I
Summen in den Ohren, wodurch das Gehör verschlechtert wird; beim Bücken schlechter	Crocus sativus	Hering, Kurzgefaßte Arzneimittellehre I
Brausen; **Summen** oder Klingen in den Ohren; im rechten Ohr ist es, als ob es mit Baumwolle verstopft wäre, oder als ob man etwas vor das Ohr hält, so daß der Schall nicht gehörig eindringen	Cyclamen europaeum	Hering, Kurzgefaßte Arzneimittellehre I

Symptom-beschreibung	Homöopathische Mittel	Literatur-verweis
kann; Jucken; Cerumen vermehrt		
Schwerhörigkeit mit zunehmendem **Summen** vor den Ohren; Ohren-stechen; klammartiger Schmerz im rechten Ohr	Drosera rotundifolia	Hering, Kurzgefaßte Arzneimittellehre I
Summen in den Ohren; Murmeln in den Ohren; dumpfes Gehör; Schmerzen in den Ohren; nachts schlimmer und wenn alles still ist; nach Masern	Dulcamara	Hering, Kurzgefaßte Arzneimittellehre I
Summen in den Ohren; Hitze oben auf dem Kopf	Eupatorium perfoliatum	Hering, Kurzgefaßte Arzneimittellehre I
Summen und Klingen in den Ohren; Taubheit auf dem rechten Ohr, welche mittags vergeht; Bluten aus dem rechten Ohr, auch Nasenbluten, welches Erleichterung verschafft	Hamamelis virginiana	Hering, Kurzgefaßte Arzneimittellehre I
Summen; Singen; Rauschen in den Ohren; Taubheit; Schwerhörigkeit besonders nach Apoplexie	Hyoscyamus niger	Hering, Kurzgefaßte Arzneimittellehre I
Empfindlichkeit gegen Geräusch; das Gehör ist zuerst sensitiv, dann	Jodum	Hering, Kurzgefaßte Arzneimittellehre II

Symptombeschreibung	Homöopathische Mittel	Literaturverweis
stumpf; **Summen** in den Ohren, Adhäsionen im Mittelohr		
Schmerzen und **Summen** im linken Ohr; Stechen vom Gaumen ausgehend	Kobaltum	Hering, Kurzgefaßte Arzneimittellehre II
Schwerhörigkeit; Sausen im Kopf; auch **Summen** und erschwertes Hören vor und während der Menstruation; Stechen oder Jucken in den Ohren	Kreosotum	Hering, Kurzgefaßte Arzneimittellehre II
Überempfindlichkeit des Gehörs; Sausen, **Summen** und Zischen in den Ohren; Schwerhörigkeit nach Scharlach; Empfindung, als ströme heißes Blut in die Ohren	Lycopodium	Hering, Kurzgefaßte Arzneimittellehre II
Zischen; Flattern und **Summen** im rechten Ohr mit Schwerhörigkeit; stumpfes Gehör; Ohrenentzündung mit Schmerzen	Magnesia carbonica	Hering, Kurzgefaßte Arzneimittellehre II
Surren; **Summen** oder Klingen in den Ohren; Schwerhörigkeit; beim Kauen schmerzhaftes Knacken in den Ohren; Pulsieren und Klopfen	Natrium muriaticum	Hering, Kurzgefaßte Arzneimittellehre II

Symptom-beschreibung	Homöopathische Mittel	Literatur-verweis
oder Stechen im Ohr; Jucken hinter den Ohren		
Eigenes Sprechen hallt in den Ohren wider; Klopfen; **Summen** in den Ohren; Knacken beim Kauen in den Ohren; Schwerhörigkeit infolge von Verhärtung; Geschwulst der Tonsillen nach Quecksilbermißbrauch; Eustachische Röhren verstopft	Nitricum acidum (Salpetersäure) (Acidum nitricum)	Hering, Kurzgefaßte Arzneimittellehre II
Summen oder Sausen im linken Ohr; nachher Stechen; Schwerhörigkeit; Absonderung von rötlichem Ohrenschmalz; eitriger Ohrenfluß; schorfiges Ekzem hinter dem Ohr; Herpes von den Schläfen zum Ohr	Psorinum	Hering, Kurzgefaßte Arzneimittellehre II
Summen in den Ohren	Sabina	Hering, Kurzgefaßte Arzneimittellehre II
Schmerzhafte Empfindlichkeit gegen plötzliche Töne; Klopfen; **Summen;** die Ohren brennen; Ohren- und Kopfschmerz; Singen; Pulsieren; Schwindel	Sanguinaria canadensis	Hering, Kurzgefaßte Arzneimittellehre II

Symptom-beschreibung	Homöopathische Mittel	Literatur-verweis
Ungehörige Empfindlichkeit des Gehörs; der leiseste Ton hallt wider; hört alles konfus; Singen im Ohr; Schwerhörigkeit; **Summen** und Sausen im Ohr mit gelegentlicher Taubheit; Harthörigkeit nach Cholera	Secale cornutum	Hering, Kurzgefaßte Arzneimittellehre II
Überempfindlich gegen Geräusch; besonders gegen Musik; **Summen** in den Ohren, später Gehörminderung; Stechen in den Ohren; Jucken; Flechten am Ohrläppchen; Schmerz beim Drehen des Kopfes	Sepia	Hering, Kurzgefaßte Arzneimittellehre II
Schwerhörigkeit; vorher Überempfindlichkeit des Gehörs; **Summen** oder Zischen in den Ohren, als wäre Wasser in den Ohren; Stechen im linken Ohr	Sulfur	Hering, Kurzgefaßte Arzneimittellehre II
Schwerhörigkeit; Gefühl, als wenn ein Blatt vor dem Ohr läge; **Summen** im rechten Ohr; Neuralgie	Sulfuris acidum (Acidum sulfuricum)	Hering, Kurzgefaßte Arzneimittellehre II
Summen; Zischen; Schlagen oder Klopfen im Ohr; Kälteschmerz von den Ohren nach dem	Muriaticum acidum (Salzsäure)	Hering, Kurzgefaßte Arzneimittellehre II

Symptombeschreibung	Homöopathische Mittel	Literaturverweis
Kopf gehend; dunkles Ohrenschmalz mit Summen im Ohr		
Ohrensausen, welches draußen nachläßt; ebenso **Summen** oder Klingen; Ohrenschmerzen mit Pulsieren in der Nacht	Pulsatilla	Hering, Kurzgefaßte Arzneimittellehre II
Brummen, **Summen,** Widerhallen	Causticum	Nash, Lokale Leitsymptome
Brausen, Klingen, **Summen,** Widerhall von Tönen und der eigenen Stimme, schlimmer bei schönem, besser bei trübem Wetter	Causticum	W. Eichsteller, Der praktische Homöopath
Summen oder Sausen in den Ohren mit Schwindel, Übelkeit, einseitigen Kopfschmerzen, Schwäche, Zittern; Kopf erscheint viel zu groß; schlimmer durch Aufregung, im geschlossenen Raum, durch grelle Beleuchtung	Argentum nitricum	W. Eichsteller, Der praktische Homöopath
Schwerhörigkeit, besonders im Zimmer; Brausen; **Sumsen**	Magnesia	

Symptombeschreibung	Homöopathische Mittel	Literaturverweis
Sumsen und Brausen vor dem Ohr; Stechen beim Schlucken	Drosera	
Surren	Baryta muriatica	
Geräusch beim Kauen; **Surren**	Barium muriaticum	
Surren; Summen oder Klingen in den Ohren; Schwerhörigkeit; beim Kauen schmerzhaftes Knacken in den Ohren; Pulsieren und Klopfen oder Stechen im Ohr; Jucken hinter den Ohren	Natrium muriaticum	Hering, Kurzgefaßte Arzneimittellehre II
Taubheit	Chininum sulfuricum Tuberculinum	
Sausen; Brausen; **Taubheit**	Veratrum	
Rollen wie von einem Wagen; **taub** von den Backen zu den Lippen	Platina	
Taubheit; eitriger Fluor	Petroleum Nitricum acidum (Acidum nitricum)	
Pulsieren; **Taubheit**	Murias magnesiae	
Taub; als ob ein Ohr oder beide verstopft wären	Veratrum album	Hering, Kurzgefaßte Arzneimittellehre II

Symptom-beschreibung	Homöopathische Mittel	Literatur-verweis
Taubhörigkeit mit Spannung im Trommelfell	Magnetis polus arcticus	Jahr, Ausführl. Arzneimittellehre
Taubhörigkeit ohne Geräusch	Magnes arteficialis	Jahr, Ausführl. Arzneimittellehre
Taubhörigkeit; wie Blatt vor dem Trommelfell	Antimonium crudum	
Verstopfung der Ohren; **Taubheit** nach Erkältung; Schmerzen; Eiterung	Pulsatilla	
Klingen oder Brausen vor den Ohren; **Taubheit** des rechten Ohres; als ob sich ein Blättchen vor das Trommelfell legte; ziehender Schmerz durch das rechte Ohr und bis in die Eustachische Röhre	Antimonium crudum	Hering, Kurzgefaßte Arzneimittellehre I
Schwerhörigkeit; vollständige **Taubheit** bei Typhus; Klingen vor den Ohren; Schwirren und Gefühl von Verstopfung mit Schwerhörigkeit auf dem linken Ohr; Reißen und Klingen in den Ohren; Vollheits-gefühl; Stiche von rechts nach links	Argentum nitricum	Hering, Kurzgefaßte Arzneimittellehre I
Außerordentliche Empfindlichkeit des Gehörs; **Taubheit,** als	Belladonna	Hering, Kurzgefaßte Arzneimittellehre I

Symptom-beschreibung	Homöopathische Mittel	Literatur-verweis
wäre eine Haut über die Ohren gespannt; Erwachen von eingebildetem Geräusch; Reißen im inneren und äußeren Ohr mit Schwerhörigkeit; Kneifen im Ohr		
Schwerhörigkeit nach vorausgegangenem Brennen und Stechen im Ohr; katarrhalische **Taubheit;** beim Husten Schmerz in einem oder beiden Ohren; Perforation des Trommelfells; Eiterungen	Capsicum annuum	Hering, Kurzgefaßte Arzneimittellehre I
Klingen und Summen in den Ohren; Ohren scheinen verstopft, das Gehör aber nicht verschlechtert; **Taubheit** nach akutem Exanthem und nach Quecksilbermißbrauch; beim Drehen des Kopfes Schmerz vom rechten Ohr den Hals hinunter	Carbo vegetabilis	Hering, Kurzgefaßte Arzneimittellehre I
Klingen in den Ohren, auch bei **Taubheit;** **Ménière**sche Krankheit	Chininum sulfuricum	Hering, Kurzgefaßte Arzneimittellehre I
Ohr empfindlich gegen Geräusch; Unempfindlich gegen Geräusche; nervöse	Crotalus horridus	Hering, Kurzgefaßte Arzneimittellehre I

Symptom-beschreibung	Homöopathische Mittel	Literatur-verweis
Taubheit; Ménièresches Übel		
Plötzlicher, vorübergehender Verlust des Gehörs; Rauschen und Sausen in den Ohren; katarrhalische **Taubheit** mit Schmerzen vom Rachen zum Mittelohr hin	Gelsemium	Hering, Kurzgefaßte Arzneimittellehre I
Taubheit; die Ohren sind wie verstopft; verwischte Sehkraft, Klingen in den Ohren; der Puls ist hörbar; im rechten Ohr klopfendes Stechen von innen nach außen; Klopfen über den Ohren	Glonoin	Hering, Kurzgefaßte Arzneimittellehre I
Summen und Klingen in den Ohren; **Taubheit** auf dem rechten Ohr, welche mittags vergeht; Bluten aus dem rechten Ohr, auch Nasenbluten, welches Erleichterung verschafft	Hamamelis virginiana	Hering, Kurzgefaßte Arzneimittellehre I
Summen; Singen; Rauschen in den Ohren; **Taubheit; Schwerhörigkeit besonders nach Apoplexie**	Hyoscyamus niger	Hering, Kurzgefaßte Arzneimittellehre I
Empfindlich gegen Töne; Rauschen und Donnern in den Ohren; Schwerhörig-	**Lachesis**	**Hering, Kurzgefaßte Arzneimittellehre II**

Symptombeschreibung	Homöopathische Mittel	Literaturverweis
keit, Trockenheit und **Taubheit** um das Ohr und in der linken Backe		
Beinahe völlige **Taubheit** im Verlauf von akuten Leiden; beim Gehen in frischer Luft singt es im Ohr; Reißen und Kribbeln in den Ohren; besser, wenn Finger hineingebohrt wird; Gefühl von Verstopfung der Ohren; Jucken	Lachnantes tinctoria	Hering, Kurzgefaßte Arzneimittellehre II
Schwerhörigkeit und **Taubheit;** als säße etwas vor dem Ohr; Pulsieren in den Ohren; ein alter Herpesausschlag hinter den Ohren juckt sehr	Magnesia muriatica	Hering, Kurzgefaßte Arzneimittellehre II
Geräusch, besonders Musik ist unerträglich; nervöse **Taubheit** nach typhösen Krankheiten; stumpfes Gehör; Unempfindlichkeit, besonders gegen ferne Geräusche; jeder Ton hallt laut in den Ohren wider	Phosphoricum acidum (Acidum phosphoricum)	Hering, Kurzgefaßte Arzneimittellehre II
Stechen und Reißen in den Ohren; Schwerhörigkeit;	Plumbum	Hering, Kurzgefaßte Arzneimittellehre II

Symptom-beschreibung	**Homöopathische Mittel**	**Literatur-verweis**
oft tritt plötzliche **Taubheit** ein		
Taubhörigkeit; als ob die Ohren verstopft wären; nach unterdrückten Masern; mit Otorrhö von Erkältung nach dem Haare-schneiden; mit hartem, schwarzen Cerumen, kann nach Entfernung desselben besser hören; starke Ohrenschmerzen	Pulsatilla	Hering, Kurzgefaßte Arzneimittellehre II
Ungehörige Empfindlichkeit des Gehörs; der leiseste Ton hallt wider; hört alles konfus; Singen im Ohr; Schwerhörigkeit; Summen und Sausen im Ohr mit gelegentlicher **Taubheit;** Harthörigkeit nach Cholera	Secale cornutum	Hering, Kurzgefaßte Arzneimittellehre II
Überempfindlichkeit des Gehörs bei Neuralgie und Kopfschmerz; periodische **Taubheit;** Gefühl als wären die Ohren verstopft; Otalgie mit drückenden Schmerzen; wie von einem Pflock	Spigelia anthelmia	Hering, Kurzgefaßte Arzneimittellehre II
Nervöse **Taubheit;** Gefühl als wären die Ohren verschlossen	Tabacum	Hering, Kurzgefaßte Arzneimittellehre II

Symptom-beschreibung	Homöopathische Mittel	Literatur-verweis
Taubheit mit Ohnmacht infolge von schneller Bewegung; Rauschen in den Ohren; Übelkeit; Erbrechen	Veratrum viride	Hering, Kurzgefaßte Arzneimittellehre II
Schmerzhaftes Stechen im **tauben** Ohr; ziehender Muskelkrampf im linken Processus mastoideus	Manganum aceticum	Hering, Kurzgefaßte Arzneimittellehre II
Taubheit in Folge von Lähmung des Gehörnerven; Klingen in den Ohren; Ohrenstechen, das nachts beim Liegen auf der kranken Seite schlimmer wird; Geschwürbildung um das Ringloch im Ohr; Spannung hinter dem Ohr	Kalium nitricum (Salpeter)	Hering, Kurzgefaßte Arzneimittellehre II
Völlige **Taubheit** bei Typhus	Argentum nitricum	Nash, Lokale Leitsymptome
Taubheit nach akuten Exanthemen oder nach Quecksilbermißbrauch	Carbo vegetabilis	Nash, Lokale Leitsymptome
Katarrhalische **Taubheit** mit Schmerzen vom Hals bis zum Mittelohr	Gelsemium	Nash, Lokale Leitsymptome
Rollen wie von einem Wagen, **taub** von den Backen zu den Lippen	Platinum	

Symptom-beschreibung	**Homöopathische Mittel**	**Literatur-verweis**
Otalgie mit Verstopfung des Ohres; **Taubheit**	Verbascum	Boericke, Hom. Mittel und ihre Wirkungen
Ohrenschmerzen; Abneigung gegen Musik, Dröhnen, Kitzeln, Stiche in den Ohren; **Taubheit**	Viola odorata	Boericke, Hom. Mittel und ihre Wirkungen
Geräusch wie ein **Teekessel**	Lachesis [2] Tarantula (Lycosa tarantula)	Kent III Seite 131
Sausen und Brausen; Gehör **überempfindlich**	Sulfur	
Schwerhörig gegen Menschensprache; Ohr wie verstopft; Ohr geht auf mit Knall; geräusch**überempfindlich**	Silicea Arsenicum album Phosphorus	
Überempfindlich gegen Klavier	Sabina Sulfur [3]	Kent III Seite 136
Überempfindlichkeit des Gehörs; Schwerhörigkeit bei alten Leuten	Cicuta virosa	Hering, Kurzgefaßte Arzneimittellehre I
Dumpfes Brausen im linken Ohr; wie von fernem Sturm, Sturmwind; im rechten Ohr deutliches Singen; das Gehör auf dem linken Ohr wird schwächer; im Kalten schlimmer;	Asarum europaeum	Hering, Kurzgefaßte Arzneimittellehre I

Symptombeschreibung	**Homöopathische Mittel**	**Literaturverweis**
überempfindlich gegen Kratzen auf Stoff		
Ohrensausen; **überempfindlich** gegen Geräusch; Schwerhörigkeit; hartnäckiges Ohrenlaufen; Karies des Processus mastoideus	Aurum metallicum	Hering, Kurzgefaßte Arzneimittellehre I
Klingen im rechten Ohr; **überempfindlich** gegen Töne; morgens Stechen; Stechen im Ohr	Ferrum metallicum	Hering, Kurzgefaßte Arzneimittellehre I
Überempfindlichkeit des Gehörs; Sausen, Summen und Zischen in den Ohren; Schwerhörigkeit nach Scharlach; Empfindung, als ströme heißes Blut in die Ohren	Lycopodium	Hering, Kurzgefaßte Arzneimittellehre II
Überempfindlichkeit des Gehörs; Ohrensausen; Ohren wie verstopft; Ohrenreißen; Stechen im linken Ohr; schlimmer beim Bewegen des Kiefers	Nux moschata	Hering, Kurzgefaßte Arzneimittellehre II
Überempfindlich gegen Geräusch; besonders gegen Musik; Summen in den Ohren, später Gehörminderung; Stechen in den Ohren; Jucken; Flechten	Sepia	Hering, Kurzgefaßte Arzneimittellehre II

Symptom-beschreibung	Homöopathische Mittel	Literatur-verweis
am Ohrläppchen; Schmerz beim Drehen des Kopfes		
Überempfindlich gegen Geräusche; Klingen oder Sausen in den Ohren; Zischen im perforierten Ohr; Verstopfung der Ohren, die sich zuweilen mit lautem Knall öffnen; Schwerhörigkeit gegen die menschliche Stimme bei Vollmond	Silicea	Hering, Kurzgefaßte Arzneimittellehre II
Überempfindlichkeit des Gehörs bei Neuralgie und Kopfschmerz; periodische Taubheit; Gefühl als wären die Ohren verstopft; Otalgie mit drückenden Schmerzen; wie von einem Pflock	Spigelia anthelmia	Hering, Kurzgefaßte Arzneimittellehre II
Schwerhörigkeit; vorher **Überempfindlichkeit** des Gehörs; Summen oder Zischen in den Ohren, als wäre Wasser in den Ohren; Stechen im linken Ohr	Sulfur	Hering, Kurzgefaßte Arzneimittellehre II
Überempfindlich gegen Klavier	Sabina, Sulfuricum	Kent III Seite 136
Überempfindlich gegen Orgel	Lycopodium	Kent III Seite 136

Symptom-beschreibung	**Homöopathische Mittel**	**Literatur-verweis**
Überempfindlich gegen jeden Schritt	Coffea [3] Nux vomica [2]	Kent III Seite 137
Gefühl von **Verstopfung**	Verbascum	
Schwerhörig gegen Menschensprache; Ohr wie **verstopft;** Ohr geht auf mit Knall; geräuschüberempfindlich	Silicea Arsenicum album Phosphorus	
Taub; als ob ein Ohr oder beide **verstopft** wären	Veratrum album	Hering, Kurzgefaßte Arzneimittellehre II
Schwerhörig; wie **verstopft**	Cyclamen	
Gefühl wie **verstopft**	Caladium Manganum Sepia [2] Spigelia	Kent III Seite 136
Ohr wie **verstopft**	Pulsatilla [3] Carbo vegetabilis [3] Conium [3] Lycopodium [3] Mercurius [3] Silicea [3]	Kent III Seite 84
Verstopfung der Ohren; Taubheit nach Erkältung; Schmerzen; Eiterung	Pulsatilla	
Schwerhörigkeit; vollständige Taubheit bei Typhus; Klingen vor den Ohren; Schwirren und	Argentum nitricum	Hering, Kurzgefaßte Arzneimittellehre I

Symptom-beschreibung	**Homöopathische Mittel**	**Literatur-verweis**
Gefühl von **Verstopfung** mit Schwerhörigkeit auf dem linken Ohr; Reißen und Klingen in den Ohren; Vollheitsgefühl; Stiche von rechts nach links		
Im Ohr ein klopfendes, flatterndes Geräusch; im Ohr Druck und ein Gefühl von **Verstopfung;** Reißen und Stechen im Ohr wie von einem Insektenstich; in den Ohren Kriechen oder Jucken	Berberis vulgaris	Hering, Kurzgefaßte Arzneimittellehre I
Klingen und Summen in den Ohren; Ohren scheinen **verstopft,** das Gehör aber nicht verschlechtert; Taubheit nach akutem Exanthem und nach Quecksilbermißbrauch; beim Drehen des Kopfes Schmerz vom rechten Ohr den Hals hinunter	Carbo vegetabilis	Hering, Kurzgefaßte Arzneimittellehre I
Brausen oder Summen in den Ohren; Worte und Schritte widerhallen in den Ohren; Schwerhörigkeit; Stechen im rechten Ohr in Anfällen; Gefühl von **Verstopfung** im Ohr; Herpes an den Ohrläppchen	Causticum Hahnemanni	Hering, Kurzgefaßte Arzneimittellehre I

Symptom-beschreibung	Homöopathische Mittel	Literatur-verweis
Lautes deutliches Rauschen in den Ohren; Empfindung von Luft, die aus dem Ohr strömt; Gefühl von **Verstopfung** in den Ohren; lang anhaltende Stiche im rechten äußeren Ohr, die allmählich vergehen	Chelidonium majus	Hering, Kurzgefaßte Arzneimittellehre I
Das Gehör ist gewöhnlich scharf; Brausen in den Ohren; Gefühl als seien sie **verstopft;** Ohrenschmerzen mit Stechen in den Ohren; Prickeln in den Ohren, als ob sie erfroren wären; Ohrenlaufen, bes. nach Masern	Colchicum autumnale	Hering, Kurzgefaßte Arzneimittellehre I
Klingen; Summen und Brausen in den Ohren; Ohren wie **verstopft** beim Schnauben der Nase; Ohrenstechen; Parotisdrüsen angeschwollen	Conium maculatum	Hering, Kurzgefaßte Arzneimittellehre I
Brausen; Summen oder Klingen in den Ohren; im rechten Ohr ist es, als ob es mit Baumwolle **verstopft** wäre oder als ob man etwas vor das Ohr hält, so daß der Schall nicht gehörig eindringen kann; Jucken; Cerumen vermehrt	Cyclamen europaeum	Hering, Kurzgefaßte Arzneimittellehre I

Symptom-beschreibung	Homöopathische Mittel	Literatur-verweis
Taubheit; die Ohren sind wie **verstopft;** verwischte Sehkraft, Klingen in den Ohren; der Puls ist hörbar; im rechten Ohr klopfendes Stechen von innen nach außen; Klopfen über den Ohren	Glonoin	Hering, Kurzgefaßte Arzneimittellehre I
Beinahe völlige Taubheit im Verlauf von akuten Leiden; beim Gehen in frischer Luft singt es im Ohr; Reißen und Kribbeln in den Ohren; besser, wenn Finger hineingebohrt wird; Gefühl von **Verstopfung** der Ohren; Jucken	Lachnantes tinctoria	Hering, Kurzgefaßte Arzneimittellehre II
Klingen oder Sausen in den Ohren wie von Wind; Schwerhörigkeit (am rechten Ohr), als ob das Ohr mit Baumwolle **verstopft** wäre; nach dem Haareschneiden; nach Erkältung	Ledum palustre	Hering, Kurzgefaßte Arzneimittellehre II
Um 2 Uhr nachmittags schießt es plötzlich durch das rechte Ohr hinauf; als ob es mit einem Pflock **verstopft** würde; nur wenn Finger ins Ohr gebohrt wird, tritt Besserung ein	Lobelia inflata (Indischer Tabak)	Hering, Kurzgefaßte Arzneimittellehre II

Symptombeschreibung	Homöopathische Mittel	Literaturverweis
Geräusch im linken Ohr, daß man vor Schreck auffährt; später beim Lachen eine Empfindung, als ob kalte Luft ausströme; nach dem Mittagessen das Gefühl, als wären die Ohren **verstopft;** plötzlicher Schmerz im linken Ohr	Millefolium (Schafgarbe)	Hering, Kurzgefaßte Arzneimittellehre II
Eigenes Sprechen hallt in den Ohren wider; Klopfen; Summen in den Ohren; Knacken beim Kauen in den Ohren; Schwerhörigkeit infolge von Verhärtung; Geschwulst der Tonsillen nach Quecksilbermißbrauch; Eustachische Röhren **verstopft**	Nitricum acidum (Salpetersäure) (Acidum nitricum)	Hering, Kurzgefaßte Arzneimittellehre II
Überempfindlichkeit des Gehörs; Ohrensausen; Ohren wie **verstopft;** Ohrenreißen; Stechen im linken Ohr; schlimmer beim Bewegen des Kiefers	Nux moschata	Hering, Kurzgefaßte Arzneimittellehre II
Beim Schlucken plötzliche Schmerzen in beiden Ohren, rechts schlimmer; Gefühl, als wären die Eustachischen Röhren **verstopft**	Phytolacca decandra	Hering, Kurzgefaßte Arzneimittellehre II

Symptom-beschreibung	Homöopathische Mittel	Literatur-verweis
Taubhörigkeit; als ob die Ohren **verstopft** wären; nach unterdrückten Masern; mit Otorrhö von Erkältung nach dem Haareschneiden; mit hartem schwarzem Cerumen, kann nach Entfernung desselben besser hören; starke Ohrenschmerzen	Pulsatilla	Hering, Kurzgefaßte Arzneimittellehre II
Die Ohren sind **verstopft;** mehr Ohrenschmalz, das hart wird	Selenium	Hering, Kurzgefaßte Arzneimittellehre II
Überempfindlich gegen Geräusche; Klingen oder Sausen in den Ohren; Zischen im perforierten Ohr; **Verstopfung** der Ohren, die sich zuweilen mit lautem Knall öffnet; Schwerhörigkeit gegen die menschliche Stimme bei Vollmond	Silicea	Hering, Kurzgefaßte Arzneimittellehre II
Überempfindlichkeit des Gehörs bei Neuralgie und Kopfschmerz; periodische Taubheit; Gefühl als wären die Ohren **verstopft;** Otalgie mit drückenden Schmerzen, wie von einem Pflock	Spigelia anthelmia	Hering, Kurzgefaßte Arzneimittellehre II

Symptom-beschreibung	**Homöopathische Mittel**	**Literatur-verweis**
Knacken; Sausen; Rauschen; Klingen; Zischen; Glucksen; Widerhallen von Worten und Schritten im Ohr; nachts starkes Sausen; Ohren wie **verstopft** (bei Vollmond); wie rollender Donner	Graphites	Hering, Kurzgefaßte Arzneimittellehre I
Verstopfte Ohren, die sich manchmal mit einem Knall öffnen; schwerhörig für die menschliche Stimme	Silicea	Nash, Lokale Leitsymptome
Ohr wie **verstopft,** Drücken, Reißen in der Eustachischen Röhre	Manganum aceticum	W. Eichsteller, Der praktische Homöopath
Otalgie mit **Verstopfung** des Ohres; Taubheit	Verbascum	Boericke, Hom. Mittel und ihre Wirkungen
Jeder Ton durchdringt den ganzen Körper, besonders die Zähne und macht den Schwindel schlimmer; das geringste Geräusch verschlimmert den Zustand; in beiden Ohren Rauschen wie von einem **Wasserfall;** Jucken hinter den Ohren	Theridion curassavicum (Feuerspinnchen)	Hering, Kurzgefaßte Arzneimittellehre II
Wie ein **Wasserfall**	Bryonia [2] Aurum	Kent III Seite 128

Symptom-beschreibung	Homöopathische Mittel	Literatur-verweis
	Magnesia carbonica Rhus toxicodendron	
Geräusch wie von einem **Wasser**fall beim Öffnen des Mundes	Sulfuris acidum (Acidum sulfuricum) => einziges Mittel	Kent III Seite 130
Zischen wie kochendes **Wasser**	Baryta carbonica Bryonia Cannabis indica Digitalis Lycopodium Magnesia muriatica Sulfur Thuja occidentalis	Kent III Seite 132
Rauschen wie von **Wasser**	Chamomilla (Matricaria Chamomilla) Cocculus (Anamirta Cocculus) Kali sulfuricum Magnesia carbonica Magnesia sulfurica Petroleum Pulsatilla [2]	
Schwerhörigkeit; Pulsieren in den Ohren; Rauschen wie von fließendem **Wasser** oder Sausen; Ohrenentzündung	Cactus grandiflorus	Hering, Kurzgefaßte Arzneimittellehre I
Sehr scharfes Gehör; ein Geräusch in den Ohren als ob **Wasser** siedet; periodisches Singen in	Cannabis indica	Hering, Kurzgefaßte Arzneimittellehre I

Symptom-beschreibung	Homöopathische Mittel	Literatur-verweis
den Ohren während eines Anfalls von Träumerei; Klingen und Summen in den Ohren und Vollheitsgefühl		
Sausen in den Ohren wie vom Rauschen des **Wassers;** Stechen im Ohr, besonders beim Bücken; im linken Ohr gelegentlich Reißen, zwingt z.T. zum Schreien	Chamomilla	Hering, Kurzgefaßte Arzneimittellehre I
Geräusch in den Ohren wie das Rauschen des **Wassers;** mit Schwerhörigkeit; Empfindlichkeit des Gehörs	Cocculus	Hering, Kurzgefaßte Arzneimittellehre I
Beim Einschlafen entsteht plötzlich ein krachendes Geräusch im Kopf, sodaß man erwacht und erschreckt auffährt; vor den Ohren ein Geräusch wie von siedendem **Wasser**	Digitalis purpurea	Hering, Kurzgefaßte Arzneimittellehre I
Schwerhörigkeit; vorher Überempfindlichkeit des Gehörs; Summen oder Zischen in den Ohren, als wäre **Wasser** in den Ohren; Stechen im linken Ohr	Sulfur	Hering, Kurzgefaßte Arzneimittellehre II
Schwellung des inneren Ohres mit gesteigerter	Thuja occidentalis	Hering, Kurzgefaßte Arzneimittellehre II

Symptom-beschreibung	**Homöopathische Mittel**	**Literatur-verweis**
Schwerhörigkeit; im Ohr ein Geräusch wie von kochendem **Wasser;** Stiche im Hals bis ins Ohr; wäßriger, eitriger Ohrenfluß, der wie faules Fleisch riecht		
Kaltes **Wasser** bessert	Euphrasia	Kent III Seite 124
Neuralgische Ohrenschmerzen, schlimmer beim Waschen mit kaltem **Wasser**	Silicea	Kent III Seite 135
Geräusch wie von **Wasser**fall beim Öffnen des Mundes	Sulfur	Kent III Seite 130
Geräusch wie von **Wasser**fall beim Öffnen des Mundes	Sulfur acidum	Kent III Seite 135
Wetterwechsel verschlechtert	Manganum	Kent III Seite 135
Zischen und Rauschen in den Ohren; beim Gehen im rechten Ohr Quaken wie von einer Unke; Gehörminderung, gebessert durch Nasenschnauben; schlimmer bei kaltem, regnerischem **Wetter;** Vollheitsgefühl und Knacken	Manganum aceticum	Hering, Kurzgefaßte Arzneimittellehre II

Symptombeschreibung	Homöopathische Mittel	Literaturverweis
Klingen in den Ohren wie von Glocken; im rechten Ohr ein durchdringender Schmerz nach innen; scharfes, blitzartiges Stechen im Ohr; schlimmer, wenn man aus der Kälte in ein warmes Zimmer kommt; schlimmer im feuchten **Wetter**	Natrium sulfuricum	Hering, Kurzgefaßte Arzneimittellehre II
Brausen, Klingen, Summen, Widerhall von Tönen und der eigenen Stimme, schlimmer bei schönem, besser bei trübem **Wetter**	Causticum	W. Eichsteller, Der praktische Homöopath
Widerhallen	Causticum Hahnemanni Phosphorus	
Stiche; Musik unerträglich; Töne **hallen** stark nach	Phosphoricum acidum (Acidum phosphoricum)	
Klopfen; Pochen; Sausen; Dröhnen; starkes **Schallen;** schwerhörig für Sprache	Phosphorus Arsenicum album Silicea	
Widerhallen mit Schwerhörigkeit	Causticum Hahnemanni [3] Lycopodium	Kent III Seite 132
Brausen oder Summen in den Ohren; Worte und Schritte **widerhallen** in den Ohren; Schwerhörig-	Causticum Hahnemanni	Hering, Kurzgefaßte Arzneimittellehre I

Symptom-beschreibung	Homöopathische Mittel	Literatur-verweis
keit; Stechen im rechten Ohr in Anfällen; Gefühl von Verstopfung im Ohr; Herpes an den Ohrläppchen		
Die Töne **widerhallen** in den Ohren; Kopfschmerz; Schwerhörigkeit; nachts Ohrensausen, synchron mit Pulsschlag	Kalium bromatum	Hering, Kurzgefaßte Arzneimittellehre II
Starkes **Widerhallen** der Töne im Ohr; beim Schlucken ein nach außen stoßender Schmerz im Ohr; Ohrenschmerzen schlimmer morgens, abends im Bett und wenn man in ein warmes Zimmer kommt	Nux vomica	Hering, Kurzgefaßte Arzneimittellehre II
Hört schwer, bes. die menschliche Stimme; auch nach Typhus; Schwerhörigkeit mit kalten Extremitäten; die Töne **hallen** in den Ohren wider; es schießt und sticht in den Ohren; besonders nachts	Phosphorus	Hering, Kurzgefaßte Arzneimittellehre II
Worte **hallen** im Ohr wider; beim Sprechen im Kopf ein Ton, als würde an eine Glocke geschlagen;	Sarsaparilla	Hering, Kurzgefaßte Arzneimittellehre II

Symptom-beschreibung	Homöopathische Mittel	Literatur-verweis
juckender Schorf am Ohrläppchen		
Knacken; Sausen; Rauschen; Klingen; Zischen; Glucksen; **Widerhallen** von Worten und Schritten im Ohr; nachts starkes Sausen; Ohren wie verstopft (bei Vollmond); wie rollender Donner	Graphites	Hering, Kurzgefaßte Arzneimittellehre I
Widerhallen um 16 Uhr	Lycopodium [2]	Kent III Seite 132
Widerhallen der Töne mit Schwerhörigkeit	Causticum [3] Barium muriaticum [3] Lycopodium [2]	Kent III Seite 132
Brummen, Summen, **Widerhallen**	Causticum	Nash, Lokale Leitsymptome
Gefühl wie kalter oder warmer **Wind** am Ohr	Magnetis polus australis	
Gefühl, als ob **Wind** ausströmt; beim Husten vergeht das Gehör	Chelidonium	
Dumpfes Brausen im linken Ohr; wie von fernem Sturm, Sturm**wind;** im rechten Ohr deutliches Singen; das Gehör auf dem linken Ohr wird schwächer; im Kalten schlimmer;	Asarum europaeum	Hering, Kurzgefaßte Arzneimittellehre I

Symptom-beschreibung	Homöopathische Mittel	Literatur-verweis
überempfindlich gegen Kratzen auf Stoff		
Ohrensausen, das durch Musik gebessert wird; Geräusch ist unerträglich; Kopfschmerzen davon; vor dem Ohr ein Ton wie von starkem **Wind;** Schwerhörigkeit, ausgenommen für das Gesprochene; zuckende Schmerzen	Ignatia	Hering, Kurzgefaßte Arzneimittellehre II
Klingen oder Sausen in den Ohren wie von **Wind;** Schwerhörigkeit (am rechten Ohr), als ob das Ohr mit Baumwolle verstopft wäre; nach dem Haareschneiden; nach Erkältung	Ledum palustre	Hering, Kurzgefaßte Arzneimittellehre II
Geräusch wie **Wind,** nachts	Sepia	Kent III Seite 132
Wind oder heiße Luft kommt aus den Ohren; Sausen in den Ohren abends nach dem Essen	Cantharis	G.H.G.Jahr, Ausführliche Arzneimittellehre, S. 227
Zeitweise intermittierend	Magnesia muriatica Silicea	
Ohrgeräusch **zeitweise** aussetzend	Petroleum => einziges Mittel	Kent III Seite 126

Symptombeschreibung	Homöopathische Mittel	Literaturverweis
Ohrgeräusche **zeitweise** aussetzend, intermittierend	Petrosellinum	Kent III Seite 126
Ohrenschmerz mit **Ziehen** in den Zähnen und Kopfweh	Ranunculus sceleratus	Hering, Kurzgefaßte Arzneimittellehre II
Klingen und Brausen vor den Ohren; Taubheit des rechten Ohres; als ob sich ein Blättchen vor das Trommelfell legte; **ziehender** Schmerz durch das rechte Ohr und bis in die Eustachische Röhre	Antimonium crudum	Hering, Kurzgefaßte Arzneimittellehre I
Sausende, zischende, knackende Geräusche; nach kaltem Trinken Kopfschmerz und Geräusch in den Ohren; das Gehör verschlechtert sich; Stiche von innen nach außen; auch mit **Ziehen** hinter den Ohren; Otitis	Kalium carbonicum	Hering, Kurzgefaßte Arzneimittellehre II
Schmerzhaftes Stechen im tauben Ohr; **ziehender** Muskelkrampf im linken Processus mastoideus	Manganum aceticum	Hering, Kurzgefaßte Arzneimittellehre II
Herpes und Geschwüre an und um die Ohren; krampfartiges **Ziehen** an der Ohrmuschel	Oleander	Hering, Kurzgefaßte Arzneimittellehre II

Symptombeschreibung	Homöopathische Mittel	Literaturverweis
Ziehender Schmerz im äußeren Ohr	Taraxacum	Hering, Kurzgefaßte Arzneimittellehre II
Wie das **Aufziehen** einer Uhr	Ambra	Kent III Seite 132
Zischen durch Lufteinziehen durch die Nase	Marum	
Ohrenschmerz mit **Ziehen** in den Zähnen und Kopfweh	Ranunculus sceleratus	
Sausen; Stechen im Ohr; Geräuschempfindlichkeit; **Zirpen** im Kopf wie von Heuschrecken; Klingen; Rauschen; Summen	Bryonia alba	Hering, Kurzgefaßte Arzneimittellehre I
Zirpen und Säuseln	Nux vomica [2] Carboneum sulfuratum [2] Causticum Hahnemanni [2] Pulsatilla [2] Rhus toxicodendron [2] Silicea [2] Tuberculinum [2]	Kent III Seite 132
Zirpen im Kopf wie Heuschrecken; jedes Geräusch ist unerträglich; Klingen; Rauschen; Summen und Stechen in den Ohren	Bryonia alba	Hering, Kurzgefaßte Arzneimittellehre I

Symptom-beschreibung	**Homöopathische Mittel**	**Literatur-verweis**
Schwerhörig; wund hinter den Ohren; **Zischen;** Detonation	Graphites	
Zischen	Digitalis purpurea [3] Acidum picrinicum Calcium Graphites [2] Lachesis [2] Nux vomica [2]	Kent III Seite 132
Schwirren; **Zischen**	Lycopodium [3] Manganum [1] Petroleum [3] Platinum [2] Sulfur [2]	Kent III Seite 130
Schwirren; **Zischen** nach dem Hinlegen	Platinum [1]	Kent III Seite 130
Zischen; pulsierend	Benzoicum acidum (Acidum benzoicum)	Kent III Seite 133
Zischen beim Gähnen	Cocculus (Anamirta Cocculus)	Kent III Seite 126
Zischen beim Mund-öffnen	Dulcamara (Solanum Dulcamara) => einziges Mittel	Kent III Seite 126
Zischen wie kochendes Wasser	Baryta carbonica Bryonia Cannabis indica Digitalis Lycopodium Magnesia muriatica	Kent III Seite 132

Symptom-beschreibung	**Homöopathische Mittel**	**Literatur-verweis**
	Sulfur Thuja occidentalis	
Zischen und Klopfen in den Ohren bei Schwerhörigkeit; beim Nasenschnauben Knacken im Ohr	Hepar sulfuris calcarea	Hering, Kurzgefaßte Arzneimittellehre I
Sausende, **zischende,** knackende Geräusche; nach kaltem Trinken Kopfschmerz und Geräusch in den Ohren; das Gehör verschlechtert sich; Stiche von innen nach außen; auch mit Ziehen hinter den Ohren; Otitis	Kalium carbonicum	Hering, Kurzgefaßte Arzneimittellehre II
Überempfindlichkeit des Gehörs; Sausen, Summen und **Zischen** in den Ohren; Schwerhörigkeit nach Scharlach; Empfindung, als ströme heißes Blut in die Ohren	Lycopodium	Hering, Kurzgefaßte Arzneimittellehre II
Zischen; Flattern und Summen im rechten Ohr Schwerhörigkeit; stumpfes Gehör; Ohrenentzündung mit Schmerzen	Magnesia carbonica	Hering, Kurzgefaßte Arzneimittellehre II
Zischen und Rauschen in den Ohren; beim Gehen im rechten Ohr Quaken	Manganum aceticum	Hering, Kurzgefaßte Arzneimittellehre II

Symptombeschreibung	**Homöopathische Mittel**	**Literaturverweis**
wie von einer Unke; Gehörminderung, gebessert durch Nasenschnauben; schlimmer bei kaltem, regnerischem Wetter; Vollheitsgefühl und Knacken		
Zischen beim Einatmen; feines Klingen beim Schnauben der Nase im rechten Ohr; Quietschen, als wenn Luft durch Schleim geht; an und hinter den Ohren Herpes mit Schuppen; Zischen, wenn mit der Hand über das Ohr gefahren wird	Marum verum	Hering, Kurzgefaßte Arzneimittellehre II
Töne wie von Glockenläuten; Schwerhörigkeit bei alten Leuten; **Zischen;** Sausen; Knacken mit Schwerhörigkeit als Folge von Entzündung in den Eustachischen Röhren; Polypen	Petroleum	Hering, Kurzgefaßte Arzneimittellehre II
Überempfindlich gegen Geräusche; Klingen oder Sausen in den Ohren; **Zischen** im perforierten Ohr; Verstopfung der Ohren, die sich zuweilen mit lautem Knall öffnet; Schwerhörigkeit gegen die	Silicea	Hering, Kurzgefaßte Arzneimittellehre II

Symptombeschreibung	Homöopathische Mittel	Literaturverweis
menschliche Stimme bei Vollmond		
Schwerhörigkeit; vorher Überempfindlichkeit des Gehörs; Summen oder **Zischen** in den Ohren; als wäre Wasser in den Ohren; Stechen im linken Ohr	Sulfur	Hering, Kurzgefaßte Arzneimittellehre II
Summen; **Zischen;** Schlagen oder Klopfen im Ohr; Kälteschmerz von den Ohren nach dem Kopf gehend; dunkles Ohrenschmalz mit Summen im Ohr	Muriaticum acidum (Salzsäure)	Hering, Kurzgefaßte Arzneimittellehre II
Knacken; Sausen; Rauschen; Klingen; **Zischen;** Glucksen; Widerhallen von Worten und Schritten im Ohr; nachts starkes Sausen; Ohren wie verstopft (bei Vollmond); wie rollender Donner	Graphites	Hering, Kurzgefaßte Arzneimittellehre I
Schwirren und **Zischen** tagsüber	Phosphor-acidum	Kent III Seite 130
Schwirren und **Zischen** morgens	Platin	Kent III Seite 130

Symptombeschreibung	**Homöopathische Mittel**	**Literaturverweis**
Schwirren und **Zischen** vormittags 11 Uhr	Magnesium carbonicum	Kent III Seite 130
Schwerhörigkeit im Alter in Verbindung mit **Zischen,** Brausen und Knistern	Petroleum	Nash, Lokale Leitsymptome
Zischen durch Luft einziehen durch die Nase	Marum	
Zischen, Klingeln, Otalgie	Teucrium marum	Boericke, Hom. Mittel und ihre Wirkungen
Nach **16 Uhr**	Pulsatilla [2]	Kent III Seite 128
Widerhallen **um 16 Uhr**	Lycopodium [2]	Kent III Seite 132

Homöopathische Mittel bei Tinnitus

Liste B

Homöopathische Mittel	**Symptom-beschreibung**	**Literatur-verweis**
Aconitum (Borax)	Abends Ohrgeräusche	Kent III Seite 126
Aconitum (Borax)	Knistern	Kent III Seite 126
Aconitum (Borax)	Prasseln	Kent III Seite 126
Aloe	Knacken bei Kauen; Klingeln im Kopf wie Metallkugeln; klatschendes Geräusch im linken Ohr	Boericke, Hom. Mittel und ihre Wirkungen
Alumina	Eiterung	
Alumina	Knistern beim Kauen	
Alumina	Stechen	
Ambra	Wie das Aufziehen einer Uhr	Kent III Seite 132
Ammonium carbonicum	Rauschen im Liegen auf dem Ohr	Kent III Seite 126
Angustura	Gehörminderung	
Angustura	Schmerz	
Antimonium crudum	Taubhörigkeit	
Antimonium crudum	Wie Blatt vor dem Trommelfell	
Antimonium crudum	Als ob jemand an die Tür klopft	Kent III Seite 124

Homöopathische Mittel	Symptombeschreibung	Literaturverweis
Antimonium crudum	Als ob sich ein Blättchen vor das Trommelfell legte	Hering, Kurzgefaßte Arzneimittellehre I
Antimonium tartaricum	Flattern vor dem linken Ohr	Hering, Kurzgefaßte Arzneimittellehre I
Antimonium crudum	Geräusch	Kent III Seite 124
Antimonium crudum	Klingen oder Brausen vor den Ohren	Hering, Kurzgefaßte Arzneimittellehre I
Antimonium tartaricum	Ohrensausen	Hering, Kurzgefaßte Arzneimittellehre I
Antimonium tartaricum	Reißen in der rechten Ohrmuschel	Hering, Kurzgefaßte Arzneimittellehre I
Antimonium crudum	Taubheit des rechten Ohres	Hering, Kurzgefaßte Arzneimittellehre I
Antimonium tartaricum	Verschwindet im Bett	Hering, Kurzgefaßte Arzneimittellehre I
Antimonium tartaricum	Wie von einem großen Vogel	Hering, Kurzgefaßte Arzneimittellehre I
Antimonium crudum	Ziehender Schmerz durch das rechte Ohr und bis in die Eustachische Röhre	Hering, Kurzgefaßte Arzneimittellehre I
Antimonium tartaricum	Zugleich ist das Ohr warm; abends beim Niederlegen Zucken	Hering, Kurzgefaßte Arzneimittellehre I
Apis mellifica	Hebt bei jedem Schrei die Hand an den hinteren Teil der Ohren	Hering, Kurzgefaßte Arzneimittellehre I

Homöopathische Mittel	Symptombeschreibung	Literaturverweis
Apis mellifica	Röte und Geschwulst beider Ohren	Hering, Kurzgefaßte Arzneimittellehre I
Apis mellifica	Schwerhörigkeit	Hering, Kurzgefaßte Arzneimittellehre I
Apis [2] Argentum nitricum [2] Arsenicum [2] Nitricum acidum [2] Phosphoricum-acidum [2]	Schwerhörig nach Typhus	Kent III Seite 135
Argentum	Jucken außen am Ohr	
Argentum Asarum Carbo vegetabilis [2] Mercurius [2] Pulsatilla [3] Silicea [2] Spigelia Sulfur [2]	Schwerhörig nach Masern	W. Eichsteller, Der praktische Homöopath
Argentum nitricum	Durch grelle Beleuchtung	W. Eichsteller, Der praktische Homöopath
Argentum nitricum	Einseitige Kopfschmerzen	W. Eichsteller, Der praktische Homöopath
Argentum nitricum	Im geschlossenen Raum	W. Eichsteller, Der praktische Homöopath
Argentum nitricum	Klingen vor den Ohren	Hering, Kurzgefaßte Arzneimittellehre I

Homöopathische Mittel	Symptom-beschreibung	Literatur-verweis
Argentum nitricum	Reißen und Klingen in den Ohren	Hering, Kurzgefaßte Arzneimittellehre I
Argentum nitricum	Schwäche	W. Eichsteller, Der praktische Homöopath
Argentum nitricum Asaricum Carbo vegetabilis [2] Mercurius [2] Pulsatilla [3] Spigelia Sulfur [2] Silicea [2]	Schwerhörig nach Masern	Kent III Seite 134
Argentum nitricum	Schwerhörigkeit	Hering, Kurzgefaßte Arzneimittellehre I
Argentum nitricum	Schwirren und Gefühl von Verstopfung mit Schwerhörigkeit auf dem linken Ohr	Hering, Kurzgefaßte Arzneimittellehre I
Argentum nitricum	Stiche von rechts nach links	Hering, Kurzgefaßte Arzneimittellehre I
Argentum nitricum	Summen oder Sausen in den Ohren mit Schwindel	W. Eichsteller, Der praktische Homöopath
Argentum nitricum	Übelkeit	W. Eichsteller, Der praktische Homöopath
Argentum nitricum	Vollheitsgefühl	Hering, Kurzgefaßte Arzneimittellehre I

Homöopathische Mittel	**Symptom-beschreibung**	**Literatur-verweis**
Argentum nitricum	Vollständige Taubheit bei Typhus	Hering, Kurzgefaßte Arzneimittellehre I
Argentum nitricum	Vollständige Taubheit bei Typhus	Nash, Lokale Leitsymptome
Argentum nitricum	Zittern; Kopf erscheint viel zu groß; schlimmer durch Aufregung	W. Eichsteller, Der praktische Homöopath
Arnica	Quetschung	
Arnica	Schwerhörigkeit	
Arnica	Stiche	
Arnica [3] Chininum sulfuricum	Schwerhörig durch Erschütterungen	Kent III Seite 134
Arnica [3] Chininum sulfuricum	Trauma	Kent III Seite 134
Arnica montana	Große Empfindlichkeit gegen laute Töne	Hering, Kurzgefaßte Arzneimittellehre I
Arnica montana	Ohrgeräusche durch Blutandrang nach dem Kopf mit großer Empfindlichkeit für Töne	Hering, Kurzgefaßte Arzneimittellehre I
Arnica montana	Schwerhörigkeit von Erschütterungen	Hering, Kurzgefaßte Arzneimittellehre I
Arsenicum	Hört nicht menschliche Stimme, alles andere deutlich	
Arsenicum album	Brausen in den Ohren bei jedem Schmerzanfall	Hering, Kurzgefaßte Arzneimittellehre I

Homöopathische Mittel	Symptom-beschreibung	Literatur-verweis
Arsenicum album	Große Empfindlichkeit gegen Geräusche	Hering, Kurzgefaßte Arzneimittellehre I
Arsenicum album	Kann die menschliche Stimme nicht hören (vergl. Phosphor)	Hering, Kurzgefaßte Arzneimittellehre I
Arsenicum album	Ohrenklingen	Hering, Kurzgefaßte Arzneimittellehre I
Arsenicum	Schwerhörigkeit für Menschensprache (wie Phos. und Silicea)	
Arsenicum album	Stechendes Reißen vom linken Gehörgang nach außen	Hering, Kurzgefaßte Arzneimittellehre I
Arsenicum album	Tosen in den Ohren	Boericke, Hom. Mittel und ihre Wirkungen
Asa foetida	Schwerhörig mit Eiterung	
Asa foetida	Schwerhörigkeit mit dünnem eitrigem Ausfluß	Hering, Kurzgefaßte Arzneimittellehre I
Asa foetida	Stinkend	Hering, Kurzgefaßte Arzneimittellehre I
Asa foetida [2] Carbo vegetabilis [2] Nitricum-acidum [2] Petroleum [2]	Schwerhörig durch Quecksilbermißbrauch	Kent III Seite 134

Homöopathische Mittel	**Symptom-beschreibung**	**Literatur-verweis**
Staphisagria [2] Sulfur [2]		
Asarum	Gehörminderung	
Asarum europaeum	Dumpfes Brausen im linken Ohr	Hering, Kurzgefaßte Arzneimittellehre I
Asarum europaeum	Im Kalten schlimmer	Hering, Kurzgefaßte Arzneimittellehre I
Asarum europaeum	Im rechten Ohr deutliches Singen	Hering, Kurzgefaßte Arzneimittellehre I
Asarum europaeum	Schwächer	Hering, Kurzgefaßte Arzneimittellehre I
Asarum europaeum	Überempfindlich gegen Kratzen auf Stoff	Hering, Kurzgefaßte Arzneimittellehre I
Asarum europaeum	Wie von fernem Sturm, Sturmwind	Hering, Kurzgefaßte Arzneimittellehre I
Asarum [3] Calcarea carbonica Hahnemanni [3] Kalium sulfuricum [3] Petroleum [3] Pulsatilla [3] Silicea [3]	Tubenkatarrh	Kent III Seite 91
Aurum	Eiterung	
Aurum	Knochenfraß am Warzenfortsatz	
Aurum	Sausen	

Homöopathische Mittel	Symptombeschreibung	Literaturverweis
Aurum metallicum	Ohrensausen	Hering, Kurzgefaßte Arzneimittellehre I
Aurum metallicum	Schwerhörigkeit; hartnäkkiges Ohrenlaufen; Karies des Processus mastoideus	Hering, Kurzgefaßte Arzneimittellehre I
Aurum metallicum	Überempfindlich gegen Geräusche	Hering, Kurzgefaßte Arzneimittellehre I
Aurum muriaticum Coffea cruda Colocynthis Kalium bromatum Mercurius Nux vomica [2] Pulsatilla [2] Rhus toxicodendron Sepia Silicea	Geräusch pulsierend	Kent III Seite 122
Baptisia tinctoria	Harthörigkeit	Hering, Kurzgefaßte Arzneimittellehre I
Baptisia tinctoria	Sausen in den Ohren mit Begriffsverwirrung	Hering, Kurzgefaßte Arzneimittellehre I
Barium carbonicum	Knistern beim Niesen	Kent III Seite 127
Barium carbonicum Graphites Petroleum	Krachen	
Barium jodatum	Ohrensausen bei älteren Leuten	W. Eichsteller, Der praktische Homöopath

Homöopathische Mittel	Symptom-beschreibung	Literatur-verweis
Barium muriaticum	Geräusch beim Kauen	
Barium muriaticum	Surren	
Baryta	Knacken	
Baryta	Knickern beim Schlingen	
Baryta	Niesen und schnellem Gehen	
Baryta carbonica [2] Phosphori acidum [3] (Acidum phosphoricum)	Im Liegen besser	
Baryta carbonica	Knacken im Ohr beim Niesen	Hering, Kurzgefaßte Arzneimittellehre I
Baryta carbonica	Nach Scharlach	Hering, Kurzgefaßte Arzneimittellehre I
Baryta carbonica	Schlucken oder beim Schnellgehen	Hering, Kurzgefaßte Arzneimittellehre I
Baryta carbonica	Schwerhörigkeit	Hering, Kurzgefaßte Arzneimittellehre I
Baryta carbonica	Summen und Klingen vor den Ohren bei jeder Inspiration; Brausen im rechten Ohr wie von der See	Hering, Kurzgefaßte Arzneimittellehre I
Baryta carbonica Bryonia Cannabis indica Digitalis Lycopodium	Zischen wie kochendes Wasser	Kent III Seite 132

Homöopathische Mittel	Symptom-beschreibung	Literatur-verweis
Magnesia muriatica Sulfur Thuja occidentalis		
Baryta muriatica	Geräusch beim Kauen	
Baryta muriatica	Surren	
Belladonna	Außerordentliche Empfindlichkeit des Gehörs	Hering, Kurzgefaßte Arzneimittellehre I
Belladonna	Erwachen von eingebildetem Geräusch	Hering, Kurzgefaßte Arzneimittellehre I
Belladonna	Gutes Gehör	
Belladonna	Kneifen im Ohr	Hering, Kurzgefaßte Arzneimittellehre I
Belladonna [2] Phosphorus Pulsatilla Silicea	Rascheln	Kent III Seite 127
Belladonna	Reißen im inneren und äußeren Ohr mit Schwerhörigkeit	Hering, Kurzgefaßte Arzneimittellehre I
Belladonna	Schwerhörig nach Scharlach und Erkältung	
Belladonna [2]	Schwindel	Kent III Seite 129
Belladonna	Stehen bessert Ohrgeräusche	Kent III Seite 122

Homöopathische Mittel	Symptombeschreibung	Literaturverweis
Belladonna	Taubheit als wäre eine Haut über die Ohren gespannt	Hering, Kurzgefaßte Arzneimittellehre I
Belladonna Bryonia	Trillern von Vögeln	Kent III Seite 132
Belladonna	Verminderte Sehkraft	
Benzoicum acidum (Acidum benzoicum)	Pulsierend	Kent III Seite 133
Benzoicum acidum (Acidum benzoicum)	Zischen	Kent III Seite 133
Berberis vulgaris	Flatterndes Geräusch	Hering, Kurzgefaßte Arzneimittellehre I
Berberis vulgaris	Im Ohr Druck und ein Gefühl von Verstopfung	Hering, Kurzgefaßte Arzneimittellehre I
Berberis vulgaris	Im Ohr ein klopfendes Geräusch	Hering, Kurzgefaßte Arzneimittellehre I
Berberis vulgaris	In den Ohren Kriechen oder Jucken	Hering, Kurzgefaßte Arzneimittellehre I
Berberis vulgaris	Reißen und Stechen im Ohr, wie von einem Insektenstich	Hering, Kurzgefaßte Arzneimittellehre I
Borax	Eiter aus dem Ohr	Hering, Kurzgefaßte Arzneimittellehre I
Borax	Empfindlich gegen Geräusch wie Knittern von Papier	Hering, Kurzgefaßte Arzneimittellehre I

Homöopathische Mittel	Symptom-beschreibung	Literatur-verweis
Borax	Klingen	Hering, Kurzgefaßte Arzneimittellehre I
Borax	Knattern	Hering, Kurzgefaßte Arzneimittellehre I
Borax	Geräusch mehr im linken Ohr	Hering, Kurzgefaßte Arzneimittellehre I
Borax	Pfeifen	Hering, Kurzgefaßte Arzneimittellehre I
Borax	Sausen	Hering, Kurzgefaßte Arzneimittellehre I
Borax	Schwerhörigkeit in dem linken Ohr	Hering, Kurzgefaßte Arzneimittellehre I
Borax	Stechen, Pfeifen	Hering, Kurzgefaßte Arzneimittellehre I
Borax	Trommeln	Hering, Kurzgefaßte Arzneimittellehre I
Borax	Zufallen einer Tür	Hering, Kurzgefaßte Arzneimittellehre I
Bovista	Eitern	Hering, Kurzgefaßte Arzneimittellehre I
Bovista	Falsches Verstehen	Hering, Kurzgefaßte Arzneimittellehre I
Bovista	Jucken in den Ohren	Hering, Kurzgefaßte Arzneimittellehre I
Bovista	Stinkender Ausfluß aus den Ohren	Hering, Kurzgefaßte Arzneimittellehre I

Homöopathische Mittel	Symptom-beschreibung	Literatur-verweis
Bromium	Eiterung der Parotis	Hering, Kurzgefaßte Arzneimittellehre I
Bromium	Klingen im rechten Ohr	Hering, Kurzgefaßte Arzneimittellehre I
Bromium	Klopfen und Brennen	Hering, Kurzgefaßte Arzneimittellehre I
Bromium	Sausen in den Ohren	Hering, Kurzgefaßte Arzneimittellehre I
Bromium	Stechen	Hering, Kurzgefaßte Arzneimittellehre I
Bryonia alba	Jedes Geräusch ist unerträglich; Klingen	Hering, Kurzgefaßte Arzneimittellehre I
Bryonia alba	Klingen	Hering, Kurzgefaßte Arzneimittellehre I
Bryonia alba	Rauschen	Hering, Kurzgefaßte Arzneimittellehre I
Bryonia alba	Sausen	Hering, Kurzgefaßte Arzneimittellehre I
Bryonia alba	Stechen im Ohr, Geräuschempfindlichkeit	Hering, Kurzgefaßte Arzneimittellehre I
Bryonia alba	Summen	Hering, Kurzgefaßte Arzneimittellehre I
Bryonia alba	Summen und Stechen in den Ohren	Hering, Kurzgefaßte Arzneimittellehre I
Bryonia alba	Zirpen im Kopf wie von Heuschrecken	Hering, Kurzgefaßte Arzneimittellehre I

Homöopathische Mittel	Symptombeschreibung	Literaturverweis
Bryonia alba	Zirpen im Kopf wie von Heuschrecken	Hering, Kurzgefaßte Arzneimittellehre I
Bryonia [2] Aurum Rhus toxicodendron Magnesia carbonica	Wie ein Wasserfall	Kent III Seite 128
Bufo Kali bichromicum Rhus toxicodendron Tellurium [2]	Ohrenschmerz pulsierend	Kent III Seite 98
Cactus grandiflorus	Ohrenentzündung	Hering, Kurzgefaßte Arzneimittellehre I
Cactus grandiflorus	Pulsieren in den Ohren	Hering, Kurzgefaßte Arzneimittellehre I
Cactus grandiflorus	Rauschen wie von fließendem Wasser oder Sausen	Hering, Kurzgefaßte Arzneimittellehre I
Cactus grandiflorus	Schwerhörigkeit	Hering, Kurzgefaßte Arzneimittellehre I
Caladium	Eitern	Hering, Kurzgefaßte Arzneimittellehre I
Caladium Manganum Sepia [2] Spigelia	Gefühl wie verstopft	Kent III Seite 136
Caladium	Große Empfindlichkeit gegen Geräusch beim Einschlafen	Bönninghausen, C. von, Seite 63

Homöopathische Mittel	**Symptom-beschreibung**	**Literatur-verweis**
Caladium	Klopfen und Ameisenlaufen um das rechte Ohr	Hering, Kurzgefaßte Arzneimittellehre I
Caladium	Ohrenschmerzen bei Fieber	Hering, Kurzgefaßte Arzneimittellehre I
Caladium	Ohrenschmerzen bei Fieber	Bönninghausen, C. von, Seite 63
Caladium	Pochen	Hering, Kurzgefaßte Arzneimittellehre I
Caladium	Schwerhörigkeit	Hering, Kurzgefaßte Arzneimittellehre I
Calcarea carbonica	Auch nach Unterdrückung durch Chinin	Hering, Kurzgefaßte Arzneimittellehre I
Calcarea carbonica	Eitriger Ausfluß aus den Ohren	Hering, Kurzgefaßte Arzneimittellehre I
Calcarea carbonica	Geräusch beim Schlucken in den Ohren	Hering, Kurzgefaßte Arzneimittellehre I
Calcarea carbonica	Harthörigkeit	Hering, Kurzgefaßte Arzneimittellehre I
Calcarea carbonica	Knacken beim Kauen	Hering, Kurzgefaßte Arzneimittellehre I
Calcarea carbonica	Pulsieren	Hering, Kurzgefaßte Arzneimittellehre I
Calcarea carbonica	Singen und Brausen oder Knacken in den Ohren	Hering, Kurzgefaßte Arzneimittellehre I

Homöopathische Mittel	Symptom-beschreibung	Literatur-verweis
Calcarea phosphorica	Drücken	Hering, Kurzgefaßte Arzneimittellehre I
Calcarea phosphorica	Kältegefühl	Hering, Kurzgefaßte Arzneimittellehre I
Calcarea phosphorica	Reißen und Zerren hinter den Ohren	Hering, Kurzgefaßte Arzneimittellehre I
Calcarea phosphorica	Schwerhörigkeit; Singen und andere Geräusche, meist im rechten Ohr	Hering, Kurzgefaßte Arzneimittellehre I
Calcium [2]	Schwerhörig durch Chininmißbrauch	Kent III Seite 134
Calcium carbonicum	Schwerhörigkeit nach Chininmißbrauch	Nash, Lokale Leitsymptome
Calcium Nitricum acidum Platin	Fauchen wie eine Katze	Kent III Seite 123
Camphora	Entzündung der Ohrläppchen	
Camphora	Klingen oder Summen in den Ohren	Hering, Kurzgefaßte Arzneimittellehre I
Camphora	Singen	Hering, Kurzgefaßte Arzneimittellehre I
Cannabis indica	Klingen und Summen in den Ohren und Vollheitsgefühl	Hering, Kurzgefaßte Arzneimittellehre I

Homöopathische Mittel	Symptom-beschreibung	Literatur-verweis
Cannabis indica	Klopfen und Völlegefühl in beiden Ohren	Nash, Lokale Leitsymptome
Cannabis indica	Periodisches Singen in den Ohren während eines Anfalls von Träumerei	Hering, Kurzgefaßte Arzneimittellehre I
Cannabis indica	Sehr scharfes Gehör; ein Geräusch in den Ohren als ob Wasser siedet	Hering, Kurzgefaßte Arzneimittellehre I
Cannabis sativa	Klingen und Klopfen in den Ohren	Hering, Kurzgefaßte Arzneimittellehre I
Cantharis	Ein heißer Hauch kommt häufig aus den Ohren	Hering, Kurzgefaßte Arzneimittellehre I
Cantharis	Klingen	Hering, Kurzgefaßte Arzneimittellehre I
Cantharis	Summen oder Brausen in den Ohren	Hering, Kurzgefaßte Arzneimittellehre I
Cantharis	Wind oder heiße Luft kommt aus den Ohren, Sausen in den Ohren, abends nach dem Essen	G.H.G.Jahr, S. 227 Ausführliche Arzneimittellehre
Capsicum	Schwerhörig während Schwangerschaft	Kent III Seite 135
Capsicum annuum	Beim Husten Schmerz in einem oder beiden Ohren	Hering, Kurzgefaßte Arzneimittellehre I

Homöopathische Mittel	**Symptombeschreibung**	**Literaturverweis**
Capsicum annuum	Eiterungen	Hering, Kurzgefaßte Arzneimittellehre I
Capsicum annuum	Katarrhalische Taubheit	Hering, Kurzgefaßte Arzneimittellehre I
Capsicum annuum	Perforation des Trommelfells	Hering, Kurzgefaßte Arzneimittellehre I
Capsicum annuum	Schwerhörigkeit nach vorausgegangenem Brennen und Stechen im Ohr	Hering, Kurzgefaßte Arzneimittellehre I
Carbo animalis [3] Cimicifuga [3] (Actaea racemosa) Silicea [3]	Drückend	Kent I Seite 320
Carbo animalis [2]	Kann nicht sagen, aus welcher Richtung der Ton kommt	Kent III Seite 134
Carbo animalis [3] Cimicifuga [3] (Actaea racemosa) Silicea [3]	Kopfschmerz von innen nach außen	Kent I Seite 320
Carbo animalis	Ohrenklingen beim Schnauben der Nase	Hering, Kurzgefaßte Arzneimittellehre I
Carbo animalis	Schmerzen in den Ohren	Hering, Kurzgefaßte Arzneimittellehre I
Carbo animalis	Weiß nicht, woher die Töne kommen	Hering, Kurzgefaßte Arzneimittellehre I

Homöopathische Mittel	Symptom-beschreibung	Literatur-verweis
Carbo vegetabilis	Beim Drehen des Kopfes Schmerz vom rechten Ohr den Hals hinunter	Hering, Kurzgefaßte Arzneimittellehre I
Carbo vegetabilis	Beim Frühstück	Kent III Seite 126
Carbo vegetabilis	Klingen und Summen in den Ohren	Hering, Kurzgefaßte Arzneimittellehre I
Carbo vegetabilis	Knistern	Kent III Seite 126
Carbo vegetabilis	Knistern morgens	Kent III Seite 126
Carbo vegetabilis	Morgens	Kent III Seite 126
Carbo vegetabilis	Ohren scheinen verstopft	Hering, Kurzgefaßte Arzneimittellehre I
Carbo vegetabilis [3] Lycopodium [3] Sulfur [3] Graphites [2] Hepar sulfuris calcareum [2] Lachesis [2] Nitricum acidum [2] (Acidum nitricum) Pulsatilla [2]	Ohrgeräusch nach Scharlach	Kent III Seite 134
Carbo vegetabilis	Prasseln	Kent III Seite 126
Carbo vegetabilis [2] Nitricum acidum [2]	Schwerhörig durch Quecksilbermißbrauch	Kent III Seite 134

Homöopathische Mittel	Symptombeschreibung	Literaturverweis
(Acidum nitricum) Asa foetida [2] Petroleum [2] Staphisagria [2] (Delphinium Staphisagria) Sulfur [2]		
Carbo vegetabilis [3] Croton-h. [2] Graphites Hepar [2] Lachesis [2] Lycopodium [2] Nitricum acidum [2] Pulsatilla [2] Silicea [2] Sulfur [3]	Schwerhörig nach Scharlach	Kent III Seite 134
Carbo vegetabilis	Taubheit nach akutem Exanthem und nach Quecksilbermißbrauch	Hering, Kurzgefaßte Arzneimittellehre I
Carbo vegetabilis	Taubheit nach akuten Exanthemen oder nach Quecksilbermißbrauch	Nash, Lokale Leitsymptome
Carbo vegetabilis	Verschlechtert	Hering, Kurzgefaßte Arzneimittellehre I
Carboli acidum (Acidum carbolicum) Clematis Cocculus (Anamirta coccolus) Gelsemium [2] Glonoinum	Kopfschmerz wie von Reifen	Kent I Seite 314

Homöopathische Mittel	Symptom-beschreibung	Literatur-verweis
Ipecacuanha Jodum Mercurius [2]		
Causticum		Kent III Seite 137
Causticum	Besser bei trübem Wetter	W. Eichsteller, Der praktische Homöopath
Causticum	Brausen	W. Eichsteller, Der praktische Homöopath
Causticum Hahnemanni	Brausen oder Summen in den Ohren	Hering, Kurzgefaßte Arzneimittellehre I
Causticum	Brummen	Nash, Lokale Leitsymptome
Causticum Hahnemanni Chininum sulfuricum Silicea	Dröhnen	
Causticum Hahnemanni	Gefühl von Verstopfung im Ohr	Hering, Kurzgefaßte Arzneimittellehre I
Causticum Hahnemanni	Herpes an den Ohrläppchen	Hering, Kurzgefaßte Arzneimittellehre I
Causticum Hahnemanni [2] Conium [2] Pulsatilla [2]	Klingeln	Kent III Seite 124

Homöopathische Mittel	Symptombeschreibung	Literaturverweis
Causticum Hahnemanni Chininum sulfuricum Chininum arsenicosum	Klingeln	
Causticum	Klingen	W. Eichsteller, Der praktische Homöopath
Causticum [2] Natrium carbonicum	Ohrgeräusch beim Kopfdrehen	Kent III Seite 121
Causticum Hahnemanni Pulsatilla	Pulsieren	
Causticum	Schlimmer bei schönem Wetter	W. Eichsteller, Der praktische Homöopath
Causticum Hahnemanni	Stechen im rechten Ohr in Anfällen	Hering, Kurzgefaßte Arzneimittellehre I
Causticum	Summen	W. Eichsteller, Der praktische Homöopath
Causticum	Summen	Nash, Lokale Leitsymptome
Causticum	Widerhallen	Nash, Lokale Leitsymptome

Homöopathische Mittel	Symptom-beschreibung	Literatur-verweis
Causticum	Widerhall von Tönen und der eigenen Stimme	W. Eichsteller, Der praktische Homöopath
Causticum Hahnemanni Phosphorus	Widerhallen	
Causticum [3] Lycopodium [2] Barium muriaticum [3]	Widerhallen der Töne mit Schwerhörigkeit	Kent III Seite 132
Causticum Hahnemanni [3] Lycopodium	Widerhallen mit Schwerhörigkeit	Kent III Seite 132
Causticum Hahnemanni	Worte und Schritte widerhallen in den Ohren; Schwerhörigkeit	Hering, Kurzgefaßte Arzneimittellehre I
Causticum [2] Phosphor [3] Lycopodium [3] Sepia [3] Argentum nitricum [2] China [3] Chininum sulfuricum [2]	Brummen	Kent III Seite 122
Cepa	Ohrenreißen	Hering, Kurzgefaßte Arzneimittellehre I
Cepa	Ohrgeräusche	Hering, Kurzgefaßte Arzneimittellehre I
Cepa	Schwerhörigkeit	Hering, Kurzgefaßte Arzneimittellehre I

Homöopathische Mittel	**Symptom-beschreibung**	**Literatur-verweis**
Chamomilla	Geräusch besonders beim Bücken	Hering, Kurzgefaßte Arzneimittellehre I
Chamomilla	Im linken Ohr gelegentlich Reißen	Hering, Kurzgefaßte Arzneimittellehre I
Chamomilla	Ohrenschmerzen	W. Eichsteller, Der praktische Homöopath
Chamomilla (Matricaria Chamomilla) Cocculus (Anamirta cocculus) Kali sulfuricum Magnesia carbonia Magnesia sulfurica Petroleum Pulsatilla [2]	Rauschen wie von Wasser	
Chamomilla	Sausen in den Ohren wie vom Rauschen des Wassers	Hering, Kurzgefaßte Arzneimittellehre I
Chamomilla	Schwerhörigkeit	W. Eichsteller, Der praktische Homöopath
Chamomilla	Stechen im Ohr	Hering, Kurzgefaßte Arzneimittellehre I
Chamomilla	Zwingt z.T. zum Schreien	Hering, Kurzgefaßte Arzneimittellehre I
Chelidonium	Als ob Wind ausströmt	

Homöopathische Mittel	Symptom-beschreibung	Literatur-verweis
Chelidonium majus	Beim Husten vergeht das Gehör	Hering, Kurzgefaßte Arzneimittellehre I
Chelidonium majus	Empfindung von Luft	Hering, Kurzgefaßte Arzneimittellehre I
Chelidonium majus	Gefühl von Verstopfung in den Ohren	Hering, Kurzgefaßte Arzneimittellehre I
Chelidonium majus	Lang anhaltende Stiche im rechten äußeren Ohr	Hering, Kurzgefaßte Arzneimittellehre I
Chelidonium majus	Lautes deutl. Rauschen in den Ohren	Hering, Kurzgefaßte Arzneimittellehre I
Chelidonium majus	Gefühl, Luft strömt aus den Ohren	Hering, Kurzgefaßte Arzneimittellehre I
Chenopodium Chininum sulfuricum	Summen	Hering, Kurzgefaßte Arzneimittellehre I
China	Feines Klingen in den Ohren	Hering, Kurzgefaßte Arzneimittellehre I
China	Harthörigkeit	Hering, Kurzgefaßte Arzneimittellehre I
China	Ohrensausen durch Schwäche oder Säfteverlust (Blutverlust)	Nash, Lokale Leitsymptome
China	Reißende Schmerzen	Hering, Kurzgefaßte Arzneimittellehre I
China	Stechen beim Klingen	Hering, Kurzgefaßte Arzneimittellehre I

Homöopathische Mittel	Symptom-beschreibung	Literatur-verweis
China	Summen und Stechen in den Ohren	Hering, Kurzgefaßte Arzneimittellehre I
Chininum sulfuricum	Auch bei Taubheit	Hering, Kurzgefaßte Arzneimittellehre I
Chininum sulfuricum	Klingen in den Ohren	Hering, Kurzgefaßte Arzneimittellehre I
Chininum sulfuricum	**Ménière**sche Krankheit	Hering, Kurzgefaßte Arzneimittellehre I
Chininum sulfuricum Tuberculinum	Taubheit	
Cicuta virosa	Ohreiterung	
Cicuta virosa	Schwerhörigkeit bei alten Leuten	Hering, Kurzgefaßte Arzneimittellehre I
Cicuta virosa	Schwerhörigkeit bei alten Menschen	Nash, Lokale Leitsymptome
Cicuta virosa	Überempfindlichkeit des Gehörs	Hering, Kurzgefaßte Arzneimittellehre I
Cina	Dumpfes Stechen unter dem Processus mastoideus	Hering, Kurzgefaßte Arzneimittellehre I
Cina	Jucken und Ohrenreißen	Hering, Kurzgefaßte Arzneimittellehre I
Cistus canadensis	Anschwellung der Ohrspeicheldrüse	Hering, Kurzgefaßte Arzneimittellehre I

Homöopathische Mittel	Symptombeschreibung	Literaturverweis
Cistus canadensis	Flechten an und um die Ohren	Hering, Kurzgefaßte Arzneimittellehre I
Cistus canadensis	Geschwulst vom Ohr zur halben Backenfläche	Hering, Kurzgefaßte Arzneimittellehre I
Cistus canadensis	Übelriechender Eiter aus den Ohren	Hering, Kurzgefaßte Arzneimittellehre I
Cistus canadensis	Wäßriger Ohrenfluß	Hering, Kurzgefaßte Arzneimittellehre I
Clematis erecta	Brennender Schmerz an der Ohrmuschel	Hering, Kurzgefaßte Arzneimittellehre I
Clematis erecta	Klingen in den Ohren wie von Glocken	Hering, Kurzgefaßte Arzneimittellehre I
Cocculus	Empfindlichkeit des Gehörs	Hering, Kurzgefaßte Arzneimittellehre I
Cocculus	Geräusch in den Ohren wie das Rauschen des Wassers	Hering, Kurzgefaßte Arzneimittellehre I
Cocculus	Mit Schwerhörigkeit	Hering, Kurzgefaßte Arzneimittellehre I
Cocculus (Anamirta Cocculus)	Zischen beim Gähnen	Kent III Seite 126
Coffea	Feines Gehör	
Coffea	Musik klingt allzustark	
Coffea cruda	Besonders morgens	Hering, Kurzgefaßte Arzneimittellehre I

Homöopathische Mittel	Symptombeschreibung	Literaturverweis
Coffea cruda	Es ist unangenehm	Hering, Kurzgefaßte Arzneimittellehre I
Coffea cruda	Im Kopf (an einer Seite) ein knisterndes Geräusch im gleichen Tempo mit dem Puls	Hering, Kurzgefaßte Arzneimittellehre I
Coffea cruda [2] Comocladia [2] Graphites [2] Kalium carbonicum [3] Nitricum acidum [3] (Acidum nitricum) Petroleum [3]	Knacken	Kent III Seite 125
Coffea cruda	Musik hat einen schrillen Klang	Hering, Kurzgefaßte Arzneimittellehre I
Coffea cruda	Schrilles Pfeifen	
Coffea cruda	Verschärftes Geräusch	Hering, Kurzgefaßte Arzneimittellehre I
Coffea cruda	Widerwillen gegen Geräusche	Hering, Kurzgefaßte Arzneimittellehre I
Coffea [3] Nux vomica [2]	Überempfindlich gegen jeden Schritt	Kent III Seite 137
Colchicum autumnale	Als ob sie erfroren wären Ohrenlaufen	Hering, Kurzgefaßte Arzneimittellehre I
Colchicum	Auslaufen nach Masern	
Colchicum autumnale	Besonders nach Masern	Hering, Kurzgefaßte Arzneimittellehre I

Homöopathische Mittel	Symptombeschreibung	Literaturverweis
Colchicum autumnale	Brausen in den Ohren	Hering, Kurzgefaßte Arzneimittellehre I
Colchicum autumnale	Gefühl, als seien sie verstopft	Hering, Kurzgefaßte Arzneimittellehre I
Colchicum	Kribbeln	
Colchicum autumnale	Ohrenschmerzen mit Stechen in den Ohren	Hering, Kurzgefaßte Arzneimittellehre I
Colchicum autumnale	Prickeln in den Ohren	Hering, Kurzgefaßte Arzneimittellehre I
Colchicum	Reißender Schmerz	
Colchicum autumnale	Scharfes Gehör	Hering, Kurzgefaßte Arzneimittellehre I
Colocynthis	Besonders im linken Ohr	Hering, Kurzgefaßte Arzneimittellehre I
Colocynthis	Besser, wenn man den Finger ins Ohr steckt	Hering, Kurzgefaßte Arzneimittellehre I
Colocynthis	Brausen und Klopfen in beiden Ohren	Hering, Kurzgefaßte Arzneimittellehre I
Colocynthis	In den Ohren Jucken	Hering, Kurzgefaßte Arzneimittellehre I
Colocynthis Kali phosphoricum Phosphorus Platinum Tabacum (Nicotiana tabacum)	Lärm verschlechtert	

Homöopathische Mittel	Symptom-beschreibung	Literatur-verweis
Colocynthis	Schneiden	Hering, Kurzgefaßte Arzneimittellehre I
Colocynthis	Stechen	Hering, Kurzgefaßte Arzneimittellehre I
Colocynthis	Besser, wenn man den Finger in das Ohr steckt	Hering, Kurzgefaßte Arzneimittellehre I
Conium	Brausen	Hering, Kurzgefaßte Arzneimittellehre I
Conium	Geräuschempfindlich	Hering, Kurzgefaßte Arzneimittellehre I
Conium	Reißen	
Conium	Stechen	
Conium maculatum	Klingen	Hering, Kurzgefaßte Arzneimittellehre I
Conium maculatum	Ohren wie verstopft beim Schnauben der Nase	Hering, Kurzgefaßte Arzneimittellehre I
Conium maculatum	Ohrenstechen	Hering, Kurzgefaßte Arzneimittellehre I
Conium maculatum	Parotisdrüsen angeschwollen	Hering, Kurzgefaßte Arzneimittellehre I
Conium maculatum	Summen und Brausen in den Ohren	Hering, Kurzgefaßte Arzneimittellehre I
Conium Hydrastis	Ohrgeräusch nachts beim Erwachen	Kent III Seite 120

Homöopathische Mittel	Symptom-beschreibung	Literatur-verweis
Crocus	Kopfschmerz beim Bücken	
Crocus	Ohrgeräusch beim Bücken	Kent III Seite 120
Crocus sativus	Beim Bücken schlechter	Hering, Kurzgefaßte Arzneimittellehre I
Crocus sativus	Summen in den Ohren	Hering, Kurzgefaßte Arzneimittellehre I
Crocus sativus	Wodurch das Gehör verschlechtert wird	Hering, Kurzgefaßte Arzneimittellehre I
Crotalus horridus	**Ménière**sches Übel	Hering, Kurzgefaßte Arzneimittellehre I
Crotalus horridus	Nervöse Taubheit	Hering, Kurzgefaßte Arzneimittellehre I
Crotalus horridus	Ohr empfindlich gegen Geräusch	Hering, Kurzgefaßte Arzneimittellehre I
Crotalus horridus	Unempfindlich gegen Geräusche	Hering, Kurzgefaßte Arzneimittellehre I
Croton tiglium	Kneifende Schmerzen tief im linken Ohr	Hering, Kurzgefaßte Arzneimittellehre I
Croton tiglium	Krampfhafte Schmerzen	Hering, Kurzgefaßte Arzneimittellehre I
Cuprum metallicum	Bohren in und hinter den Ohren	Hering, Kurzgefaßte Arzneimittellehre I
Cuprum metallicum	Drückender Schmerz vor den Ohren	Hering, Kurzgefaßte Arzneimittellehre I

Homöopathische Mittel	Symptom-beschreibung	Literatur-verweis
Cuprum metallicum	Schwerhörigkeit	Hering, Kurzgefaßte Arzneimittellehre I
Cuprum [2] Magnesia carbonica [2] Sulfur [2] Mercurius Tarantula [2] (Lycosa tarantula) Silicea Pulsatilla Platinum	Im Liegen schlechter	Kent III Seite 121
Cyclamen	Schwerhörig	
Cyclamen	Wie verstopft	
Cyclamen europaeum	Als ob es mit Baumwolle verstopft wäre	Hering, Kurzgefaßte Arzneimittellehre I
Cyclamen europaeum	Brausen	Hering, Kurzgefaßte Arzneimittellehre I
Cyclamen europaeum	Cerumen vermehrt	Hering, Kurzgefaßte Arzneimittellehre I
Cyclamen europaeum	Im rechten Ohr ist es, als ob mit Baumwolle verstopft	Hering, Kurzgefaßte Arzneimittellehre I
Cyclamen europaeum	Jucken	Hering, Kurzgefaßte Arzneimittellehre I
Cyclamen europaeum	Oder als ob man etwas vor das Ohr hält	Hering, Kurzgefaßte Arzneimittellehre I
Cyclamen europaeum	So daß der Schall nicht gehörig eindringen kann	Hering, Kurzgefaßte Arzneimittellehre I

Homöopathische Mittel	Symptombeschreibung	Literaturverweis
Cyclamen europaeum	Summen oder Klingen in den Ohren	Hering, Kurzgefaßte Arzneimittellehre I
Digitalis purpurea	Beim Einschlafen entsteht plötzlich ein krachendes Geräusch im Kopf	Hering, Kurzgefaßte Arzneimittellehre I
Digitalis purpurea	So daß man erwacht und erschreckt auffährt	Hering, Kurzgefaßte Arzneimittellehre I
Digitalis purpurea	Vor den Ohren ein Geräusch	Hering, Kurzgefaßte Arzneimittellehre I
Digitalis purpurea	Wie von siedendem Wasser	Hering, Kurzgefaßte Arzneimittellehre I
Digitalis purpurea [3] Graphites [2] Lachesis [2] Nux vomica [2] Calcium Acidum picrinicum	Zischen	Kent III Seite 132
Dioscorea villosa	Ohrenschmerzen	Hering, Kurzgefaßte Arzneimittellehre I
Dioscorea villosa	Schlimmer beim Naseschnauben	Hering, Kurzgefaßte Arzneimittellehre I
Dioscorea villosa	Schmerzen vor und hinter den Ohren	Hering, Kurzgefaßte Arzneimittellehre I
Drosera	Stechen beim Schlucken	
Drosera	Sumsen und Brausen vor dem Ohr	

Homöopathische Mittel	Symptom-beschreibung	Literatur-verweis
Drosera rotundifolia	Klammartiger Schmerz im rechten Ohr	Hering, Kurzgefaßte Arzneimittellehre I
Drosera rotundifolia	Ohrenstechen	Hering, Kurzgefaßte Arzneimittellehre I
Drosera rotundifolia	Schwerhörigkeit mit zunehmendem Summen vor den Ohren	Hering, Kurzgefaßte Arzneimittellehre I
Dulcamara	Dumpfes Gehör; Schmerzen in den Ohren	Hering, Kurzgefaßte Arzneimittellehre I
Dulcamara (Solanum Dulcamara)	Knacken beim Mundöffnen	Kent III Seite 126
Dulcamara	Murmeln in den Ohren	Hering, Kurzgefaßte Arzneimittellehre I
Dulcamara	Nach Masern	Hering, Kurzgefaßte Arzneimittellehre I
Dulcamara	Nachts schlimmer und wenn alles still ist	Hering, Kurzgefaßte Arzneimittellehre I
Dulcamara	Summen in den Ohren	Hering, Kurzgefaßte Arzneimittellehre I
Dulcarmara (Solanum Dulcamara) => einziges Mittel	Zischen beim Mundöffnen	Kent III Seite 126
Eupatorium perfoliatum	Hitze oben auf dem Kopf	Hering, Kurzgefaßte Arzneimittellehre I
Eupatorium purpureum	Knattern in den Ohren	Hering, Kurzgefaßte Arzneimittellehre I

Homöopathische Mittel	**Symptom-beschreibung**	**Literatur-verweis**
Eupatorium purpureum	Ohren wie ausgefüllt	Hering, Kurzgefaßte Arzneimittellehre I
Eupatorium perfoliatum	Summen in den Ohren	Hering, Kurzgefaßte Arzneimittellehre I
Euphrasia	Kaltes Wasser bessert	Kent III Seite 124
Euphrasia officinalis	Ohrenklingen	Hering, Kurzgefaßte Arzneimittellehre I
Euphrasia officinalis	Ohrenschmerzen	Hering, Kurzgefaßte Arzneimittellehre I
Ferrum jodatum	Sausen	Hering, Kurzgefaßte Arzneimittellehre I
Ferrum metallicum	Klingen im rechten Ohr	Hering, Kurzgefaßte Arzneimittellehre I
Ferrum metallicum	Morgens Stechen	Hering, Kurzgefaßte Arzneimittellehre I
Ferrum metallicum	Schmerzen im Ohr	Hering, Kurzgefaßte Arzneimittellehre I
Ferrum metallicum	Überempfindlich gegen Töne	Hering, Kurzgefaßte Arzneimittellehre I
Fluoricum acidum [2]	Kopfzurückbeugen bessert das Gehör	Kent III Seite 134
Flouricum acidum	Jucken und Brennen in den Ohren	Hering, Kurzgefaßte Arzneimittellehre I
Flouricum acidum	Unerträglich	Hering, Kurzgefaßte Arzneimittellehre I

Homöopathische Mittel	Symptombeschreibung	Literaturverweis
Flouricum acidum	Wird durch Kratzen gebessert	Hering, Kurzgefaßte Arzneimittellehre I
Gambogia	Fortwährendes Klingeln im linken Ohr	Hering, Kurzgefaßte Arzneimittellehre I
Gelsemium	Katarrhalische Taubheit mit Schmerzen vom Hals bis zum Mittelohr	Nash, Lokale Leitsymptome
Gelsemium	Katarrhalische Taubheit mit Schmerzen vom Rachen bis zum Mittelohr hin	Hering, Kurzgefaßte Arzneimittellehre I
Gelsemium	Plötzlicher Gehörverlust	Hering, Kurzgefaßte Arzneimittellehre I
Gelsemium	Vorübergehender Verlust des Gehörs; Rauschen und Sausen in den Ohren	Hering, Kurzgefaßte Arzneimittellehre I
Glonoin	Hörbarer Puls	Hering, Kurzgefaßte Arzneimittellehre I
Glonoin	Im rechten Ohr klopfendes Stechen von innen nach außen	Hering, Kurzgefaßte Arzneimittellehre I
Glonoin	Klingen in den Ohren	Hering, Kurzgefaßte Arzneimittellehre I
Glonoin	Klopfen über den Ohren	Hering, Kurzgefaßte Arzneimittellehre I
Glonoin	Taubheit	Hering, Kurzgefaßte Arzneimittellehre I

Homöopathische Mittel	Symptom-beschreibung	Literatur-verweis
Glonoin	Verstopft	Hering, Kurzgefaßte Arzneimittellehre I
Glonoin	Verwischte Sehkraft	Hering, Kurzgefaßte Arzneimittellehre I
Glonoin (Nitroglycerin)	Gefühl wie Entweichen von Dampf; Vergrößerungsgefühl des Kopfes; Tinnitus aurium	Lippe, S. 373 Key Notes and Red.
Graphites	Detonation	
Graphites	Glucksen	Hering, Kurzgefaßte Arzneimittellehre I
Graphites	Hört besser bei Lärm	Nash, Lokale Leitsymptome
Graphites	Knacken	Hering, Kurzgefaßte Arzneimittellehre I
Graphites [2] Baryta carbonica [2] Sepia [1]	Knistern wie Pergament	Kent III Seite 126
Graphites	Nachts starkes Sausen	Hering, Kurzgefaßte Arzneimittellehre I
Graphites	Ohren wie verstopft (bei Vollmond)	Hering, Kurzgefaßte Arzneimittellehre I
Graphites [2] Pulsatilla Staphisagria	Ohrgeräusche beim Kopfbewegen	Kent III Seite 121

Homöopathische Mittel	Symptom-beschreibung	Literatur-verweis
Graphites	Rauschen, Klingen	Hering, Kurzgefaßte Arzneimittellehre I
Graphites	Sausen	Hering, Kurzgefaßte Arzneimittellehre I
Graphites	Schwerhörig	
Graphites	Widerhallen von Worten und Schritten im Ohr	Hering, Kurzgefaßte Arzneimittellehre I
Graphites	Wie rollender Donner	Hering, Kurzgefaßte Arzneimittellehre I
Graphites	Wund hinter den Ohren	Hering, Kurzgefaßte Arzneimittellehre I
Graphites	Z.B. im Auto oder bei Maschinengeräuschen	Nash, Lokale Leitsymptome
Graphites	Zischen	Hering, Kurzgefaßte Arzneimittellehre I
Guajacum	Krankhafter Ohrenschmerz	Hering, Kurzgefaßte Arzneimittellehre I
Guajacum	Schmerzhaftes Schleifen und Reißen im linken Ohr mit heftigem Schmerz	Hering, Kurzgefaßte Arzneimittellehre I
Hamamelis virginiana	Auch Nasenbluten	Hering, Kurzgefaßte Arzneimittellehre I
Hamamelis virginiana	Bluten aus dem rechten Ohr	Hering, Kurzgefaßte Arzneimittellehre I

Homöopathische Mittel	Symptombeschreibung	Literaturverweis
Hamamelis virginiana	Summen und Klingen in den Ohren	Hering, Kurzgefaßte Arzneimittellehre I
Hamamelis virginiana	Taubheit auf dem rechten Ohr	Hering, Kurzgefaßte Arzneimittellehre I
Hamamelis virginiana	Welches mittags vergeht	Hering, Kurzgefaßte Arzneimittellehre I
Hamamelis virginiana	Welches Erleichterung verschafft	Hering, Kurzgefaßte Arzneimittellehre I
Helleborus niger	Brausen und Klingen vor den Ohren	Hering, Kurzgefaßte Arzneimittellehre I
Hepar sulfuris calcarea	Beim Nasenschnauben Knacken im Ohr	Hering, Kurzgefaßte Arzneimittellehre I
Hepar sulfuris calcareum	Eiterung, Schwerhörigkeit	Hering, Kurzgefaßte Arzneimittellehre I
Hepar sulfuris calcareum	Klopfen	Hering, Kurzgefaßte Arzneimittellehre I
Hepar sulfuris calcareum [3] Kali bichromicum [3] Mercurius [3] Calcarea sulfurica [3]	Mittelohreiterung	Kent III Seite 91
Hepar sulfuris calcareum	Sausen	Eichsteller, Der prakt. Homöopath
Hepar sulfuris calcarea	Zischen und Klopfen in den Ohren bei Schwerhörigkeit	Hering, Kurzgefaßte Arzneimittellehre I

Homöopathische Mittel	Symptombeschreibung	Literaturverweis
Hydrastis	Geräusch von Maschinen	Kent III Seite 127
Hydrastis canadensis	Otorrhö mit schleimiger Absonderung	Hering, Kurzgefaßte Arzneimittellehre I
Hydrastis canadensis	Sausen in den Ohren wie von Maschinen	Hering, Kurzgefaßte Arzneimittellehre I
Hyoscyamus	Bes. nach Schlaganfall	Nash, Lokale Leitsymptome
Hyoscyamus niger	Rauschen in den Ohren	Hering, Kurzgefaßte Arzneimittellehre I
Hyoscyamus	Schwerhörig	Nash, Lokale Leitsymptome
Hyoscyamus niger	Schwerhörigkeit besonders nach Apoplexie	Hering, Kurzgefaßte Arzneimittellehre I
Hyoscyamus niger	Singen	Hering, Kurzgefaßte Arzneimittellehre I
Hyoscyamus niger	Summen	Hering, Kurzgefaßte Arzneimittellehre I
Hyoscyamus niger	Taubheit	Hering, Kurzgefaßte Arzneimittellehre I
Hyoscyamus	Wie betäubt	Nash, Lokale Leitsymptome
Hypericum perforatum	Empfindlichkeit des Gehörs	Hering, Kurzgefaßte Arzneimittellehre I
Hypericum perforatum	Flüchtige Stiche am Ohr	Hering, Kurzgefaßte Arzneimittellehre I

Homöopathische Mittel	Symptom-beschreibung	Literatur-verweis
Hypericum perforatum	Ohren sind heiß	Hering, Kurzgefaßte Arzneimittellehre I
Hypericum perforatum	Schorf am Ohr	Hering, Kurzgefaßte Arzneimittellehre I
Ignatia	Schwerhörig, ausgenommen für das Gesprochene	Hering, Kurzgefaßte Arzneimittellehre II
Ignatia	Geräusch ist unerträglich, Kopfschmerz davon	Hering, Kurzgefaßte Arzneimittellehre II
Ignatia	Ohrensausen	Hering, Kurzgefaßte Arzneimittellehre II
Ignatia	Schwerhörig nach Kränkung	Kent III Seite 134
Ignatia	Schwerhörigkeit	Hering, Kurzgefaßte Arzneimittellehre II
Ignatia	Vor dem Ohr ein Ton wie von starkem Wind	Hering, Kurzgefaßte Arzneimittellehre II
Ignatia	Wird durch Musik gebessert	Hering, Kurzgefaßte Arzneimittellehre II
Ignatia	Zuckende Schmerzen	Hering, Kurzgefaßte Arzneimittellehre II
Illicium anisatum	Jucken über dem linken Ohr	Hering, Kurzgefaßte Arzneimittellehre II
Illicium anisatum	Klingen in den Ohren	Hering, Kurzgefaßte Arzneimittellehre II
Illicium anisatum	Ohrensausen	Hering, Kurzgefaßte Arzneimittellehre II

Homöopathische Mittel	Symptom-beschreibung	Literatur-verweis
Illicium anisatum	Welches beim Berühren der Stelle vergeht	Hering, Kurzgefaßte Arzneimittellehre II
Illicium anisatum	Worauf Schlaf erfolgt	Hering, Kurzgefaßte Arzneimittellehre II
Ipecacuanha	Kann nicht das geringste Geräusch vertragen	Hering, Kurzgefaßte Arzneimittellehre II
Ipecacuanha	Während der Fieberhitze sind die Ohren kalt	Hering, Kurzgefaßte Arzneimittellehre II
Jodum	Adhäsionen im Mittelohr	Hering, Kurzgefaßte Arzneimittellehre II
Jodum	Dann stumpfes Gehör	Hering, Kurzgefaßte Arzneimittellehre II
Jodum	Empfindlichkeit gegen Geräusch	Hering, Kurzgefaßte Arzneimittellehre II
Jodum	Sensitiv	Hering, Kurzgefaßte Arzneimittellehre II
Jodum	Summen in den Ohren	Hering, Kurzgefaßte Arzneimittellehre II
Kalium bichromicum	Halsdrüsen geschwollen	Hering, Kurzgefaßte Arzneimittellehre II
Kalium bichromicum	Jucken an dem rechten Ohrläppchen	Hering, Kurzgefaßte Arzneimittellehre II
Kalium bichromicum	Nachts Pulsieren	Hering, Kurzgefaßte Arzneimittellehre II
Kalium bichromicum	Schmerzen bei Berührung	Hering, Kurzgefaßte Arzneimittellehre II

Homöopathische Mittel	Symptom-beschreibung	Literatur-verweis
Kalium bichromicum	Stiche im linken Ohr	Nash, Lokale Leitsymptome
Kalium bichromicum	Stiche im linken Ohr und der linken Parotisdrüse mit Kopfschmerz an der Seite des Kopfes und im Nacken	Hering, Kurzgefaßte Arzneimittellehre II
Kalium bichromicum	Strahlt zum Hals aus	Nash, Lokale Leitsymptome
Kalium bromatum	Kopfschmerz	Hering, Kurzgefaßte Arzneimittellehre II
Kalium bromatum	Nachts Ohrensausen	Hering, Kurzgefaßte Arzneimittellehre II
Kalium bromatum	Ohren	Hering, Kurzgefaßte Arzneimittellehre II
Kalium bromatum	Schwerhörigkeit	Hering, Kurzgefaßte Arzneimittellehre II
Kalium bromatum	Synchron mit Pulsschlag	Hering, Kurzgefaßte Arzneimittellehre II
Kalium carbonicum	Auch mit Ziehen hinter den Ohren	Hering, Kurzgefaßte Arzneimittellehre II
Kalium carbonicum	Entzündung	
Kalium carbonicum	Gehörminderung	
Kalium carbonicum	Knackende Geräusche	Hering, Kurzgefaßte Arzneimittellehre II

Homöopathische Mittel	Symptom-beschreibung	Literatur-verweis
Kalium carbonicum	Nach kaltem Trinken Kopfschmerz und Geräusch in den Ohren	Hering, Kurzgefaßte Arzneimittellehre II
Kalium carbonicum	Otitis	Hering, Kurzgefaßte Arzneimittellehre II
Kalium carbonicum	Sausen	Hering, Kurzgefaßte Arzneimittellehre II
Kalium carbonicum Lachesis Lycopodium Mercurius Nux vomica Pulsatilla	Schwirren	Kent III Seite 130
Kalium carbonicum	Gehör verschlechtert sich	Hering, Kurzgefaßte Arzneimittellehre II
Kalium carbonicum	Stechen und knacken	
Kalium carbonicum	Stiche von innen nach außen	Hering, Kurzgefaßte Arzneimittellehre II
Kalium carbonicum	Zischende Geräusche	Hering, Kurzgefaßte Arzneimittellehre II
Kalium jodatum	Bohrende Ohren-schmerzen	Hering, Kurzgefaßte Arzneimittellehre II
Kalium jodatum	Stechen in den Ohren (rechts) bei rachitischen Kindern	Hering, Kurzgefaßte Arzneimittellehre II
Kalium nitricum (Salpeter)	Geschwürbildung um das Ringloch im Ohr	Hering, Kurzgefaßte Arzneimittellehre II

Homöopathische Mittel	Symptom-beschreibung	Literatur-verweis
Kalium nitricum (Salpeter) Nitrum	Klingen in den Ohren	Hering, Kurzgefaßte Arzneimittellehre II
Kalium nitricum (Salpeter) Nitrum	Ohrenstechen	Hering, Kurzgefaßte Arzneimittellehre II
Kalium nitricum (Salpeter) Nitrum	Spannung hinter dem Ohr	Hering, Kurzgefaßte Arzneimittellehre II
Kalium nitricum (Salpeter) Nitrum	Taubheit in Folge von Lähmung des Gehörnerven	Hering, Kurzgefaßte Arzneimittellehre II
Kalium nitricum (Salpeter) Nitrum	Wird schlimmer nachts	Hering, Kurzgefaßte Arzneimittellehre II
Kalmia [2]	Hornblasen	Kent III Seite 124
Kalmia [2]	Hupen	Kent III Seite 124
Kalmia latifolia	Stechen am Hals und in den Oberschenkeln (nachts)	Hering, Kurzgefaßte Arzneimittellehre II
Kalmia latifolia	Stechen in und hinter dem rechten Ohr	Hering, Kurzgefaßte Arzneimittellehre II
Kalmia latifolia	Ton, wie wenn auf einem Horn getutet wird	Hering, Kurzgefaßte Arzneimittellehre II
Kobaltum	Schmerzen und Summen im linken Ohr	Hering, Kurzgefaßte Arzneimittellehre II
Kobaltum	Stechen vom Gaumen ausgehend	Hering, Kurzgefaßte Arzneimittellehre II
Kreosotum	Auch Summen und erschwertes Hören vor und während der Menstruation	Hering, Kurzgefaßte Arzneimittellehre II

Homöopathische Mittel	Symptom-beschreibung	Literatur-verweis
Kreosotum	Sausen im Kopf	Hering, Kurzgefaßte Arzneimittellehre II
Kreosotum	Schwerhörigkeit	Hering, Kurzgefaßte Arzneimittellehre II
Kreosotum	Stechen oder Jucken in den Ohren	Hering, Kurzgefaßte Arzneimittellehre II
Lachesis	Empfindlich gegen Töne	Hering, Kurzgefaßte Arzneimittellehre II
Lachesis	Rauschen und Donnern in den Ohren	Hering, Kurzgefaßte Arzneimittellehre II
Lachesis	Schwerhörigkeit; Trockenheit und Taubheit um das Ohr und in der linken Backe	Hering, Kurzgefaßte Arzneimittellehre II
Lachesis [2] Tarantula (Lycosa tarantula)	Geräusch wie ein Teekessel	Kent III Seite 131
Lachnantes tinctoria	Beim Gehen in frischer Luft singt es im Ohr	Hering, Kurzgefaßte Arzneimittellehre II
Lachnantes tinctoria	Beinahe völlige Taubheit im Verlauf von akuten Leiden	Hering, Kurzgefaßte Arzneimittellehre II
Lachnantes tinctoria	Besser, wenn Finger hineingebohrt	Hering, Kurzgefaßte Arzneimittellehre II
Lachnantes tinctoria	Gefühl von Verstopfung der Ohren	Hering, Kurzgefaßte Arzneimittellehre II

Homöopathische Mittel	**Symptombeschreibung**	**Literaturverweis**
Lachnantes tinctoria	Jucken	Hering, Kurzgefaßte Arzneimittellehre II
Lachnantes tinctoria	Reißen und Kribbeln in den Ohren	Hering, Kurzgefaßte Arzneimittellehre II
Lachnantes tinctoria	Wenn Finger hineingebohrt wird	Hering, Kurzgefaßte Arzneimittellehre II
Laurocerasus	Jucken in den Ohren	Hering, Kurzgefaßte Arzneimittellehre II
Laurocerasus	Klingen in den Ohren	Hering, Kurzgefaßte Arzneimittellehre II
Leurocerasus	Schwerhörigkeit	Hering, Kurzgefaßte Arzneimittellehre II
Ledum	Nach Erkältung des Kopfes	Nash, Lokale Leitsymptome
Ledum	Schwerhörig nach Haareschneiden	Nash, Lokale Leitsymptome
Ledum palustre	Als ob das Ohr mit Baumwolle verstopft wäre	Hering, Kurzgefaßte Arzneimittellehre II
Ledum palustre	Brausen	
Ledum palustre	Klingen oder Sausen in den Ohren wie von Wind	Hering, Kurzgefaßte Arzneimittellehre II
Ledum palustre	Läuten vor den Ohren	
Ledum palustre	Nach Erkältung Ohrgeräusch	Hering, Kurzgefaßte Arzneimittellehre II

Homöopathische Mittel	Symptombeschreibung	Literaturverweis
Ledum palustre	Nach dem Haareschneiden Ohrgeräusch	Hering, Kurzgefaßte Arzneimittellehre II
Ledum palustre	Schwerhörigkeit	
Ledum palustre	Schwerhörigkeit (am rechten Ohr)	Hering, Kurzgefaßte Arzneimittellehre II
Lilium tigrinum	Rauschender Ton in beiden Ohren	Hering, Kurzgefaßte Arzneimittellehre II
Lithium carbonicum	Besonders im Knochen hinter dem Ohr	Hering, Kurzgefaßte Arzneimittellehre II
Lithium carbonicum	Linksseitiger Ohrenschmerz vom Rachen ausgehend	Hering, Kurzgefaßte Arzneimittellehre II
Lobelia inflata (Indischer Tabak)	Als ob es mit einem Pflock verstopft würde	Hering, Kurzgefaßte Arzneimittellehre II
Lobelia inflata (Indischer Tabak)	Nur wenn Finger ins Ohr gebohrt wird, tritt Besserung ein	Hering, Kurzgefaßte Arzneimittellehre II
Lobelia inflata (Indischer Tabak)	Um 2 Uhr nachmittags schießt es plötzlich durch das rechte Ohr hinauf	Hering, Kurzgefaßte Arzneimittellehre II
Lycopodium	Als ströme heißes Blut in die Ohren	Hering, Kurzgefaßte Arzneimittellehre II
Lycopodium	Empfindung wie heißes Blut in den Ohren	Hering, Kurzgefaßte Arzneimittellehre II

Homöopathische Mittel	Symptom-beschreibung	Literatur-verweis
Lycopodium Phosphorus	Geräusch klingt lange nach	Kent III Seite 136
Lycopodium [2]	Gurgelndes Geräusch	Kent III Seite 124
Lycopodium	Klingen während Stuhlgang	Kent III Seite 125
Lycopodium Pulsatilla [3]	Pfeifen abends schrill	
Lycopodium [3] Natrium muriaticum [3] Natricum acidum [3] (Acidum nitricum) Petroleum [3] Phosphorus [3] Pulsatilla Sulfur Silicea	Rauschen wie am Meer	Kent III Seite 128
Lycopodium	Sausen	Hering, Kurzgefaßte Arzneimittellehre II
Lycopodium	Schwerhörigkeit mit Absonderung nach Scharlach	Nash, Lokale Leitsymptome
Lycopodium	Schwerhörigkeit nach Scharlach	Hering, Kurzgefaßte Arzneimittellehre II
Lycopodium [3] Manganum [1] Petroleum [3] Platinum [2] Sulfur [2]	Schwirren	Kent III Seite 130

Homöopathische Mittel	**Symptom-beschreibung**	**Literatur-verweis**
Lycopodium	Summen und Zischen in den Ohren	Hering, Kurzgefaßte Arzneimittellehre II
Lycopodium	Überempfindlich gegen Orgel	Kent III Seite 136
Lycopodium	Überempfindlichkeit des des Gehörs	Hering, Kurzgefaßte Arzneimittellehre II
Lycopodium [2]	Widerhallen um 16 Uhr	Kent III Seite 132
Lycopodium [2]	Wie von Luftblasen	Kent III Seite 124
Lycopodium [3] Manganum [1] Petroleum [3] Platinum [2] Sulfur [2]	Zischen	Kent III Seite 130
Magnesia	Brausen	
Magnesia	Schwerhörigkeit, besonders im Zimmer	
Magnesia	Sumsen	
Magnesia carbonica	Flattern und Summen im rechten Ohr mit Schwerhörigkeit	Hering, Kurzgefaßte Arzneimittellehre II
Magnesia carbonica	Ohrenentzündung mit Schmerzen	Hering, Kurzgefaßte Arzneimittellehre II
Magnesia carbonica	Stumpfes Gehör	Hering, Kurzgefaßte Arzneimittellehre II

Homöopathische Mittel	Symptom-beschreibung	Literatur-verweis
Magnesia carbonica	Zischen	Hering, Kurzgefaßte Arzneimittellehre II
Magnesia muriatica	Als säße etwas vor dem Ohr	Hering, Kurzgefaßte Arzneimittellehre II
Magnesia muriatica	Ein alter Herpesausschlag hinter den Ohren juckt sehr	Hering, Kurzgefaßte Arzneimittellehre II
Magnesia muriatica	Pulsieren in den Ohren	Hering, Kurzgefaßte Arzneimittellehre II
Magnesia muriatica	Schwerhörigkeit und Taubheit	Hering, Kurzgefaßte Arzneimittellehre II
Magnesia muriatica Silicea	Zeitweise intermittierend	
Magnesium carbonicum	Schwerhörig nach Schreck	Kent III Seite 135
Magnesium carbonicum	Schwirren und Zischen vormittags 11 Uhr	Kent III Seite 130
Magnetis polus australis	Gefühl wie kalter oder warmer Wind am Ohr	
Magnetis polus arcticus	Taubhörigkeit mit Spannung im Trommelfell	
Mangan	Quaken wie Frösche	Kent III Seite 127

Homöopathische Mittel	Symptom-beschreibung	Literatur-verweis
Manganum	Kopfschmerz nach Bücken	Kent III Seite 129
Manganum => einziges Mittel	Rückwärtsbeugen verschlechtert	Kent I Seite 314
Manganum	Schlagen einer Uhr	Kent III Seite 130
Manganum	Schlingen	
Manganum	Wetterwechsel verschlechtert	Kent III Seite 135
Manganum aceticum	Quakendes Getön	Hering, Kurzgefaßte Arzneimittellehre II
Manganum aceticum	Beim Gehen im rechten Ohr Quaken wie von einer Unke	Hering, Kurzgefaßte Arzneimittellehre II
Manganum aceticum	Drücken im Ohr	W. Eichsteller, Der praktische Homöopath
Manganum aceticum	Gebessert durch Naseschnauben	Hering, Kurzgefaßte Arzneimittellehre II
Manganum aceticum	Gehörminderung	Hering, Kurzgefaßte Arzneimittellehre II
Manganum aceticum	Ohr wie verstopft	W. Eichsteller, Der praktische Homöopath
Manganum aceticum	Bei regnerischem Wetter schlimmer	Hering, Kurzgefaßte Arzneimittellehre II

Homöopathische Mittel	Symptombeschreibung	Literaturverweis
Manganum aceticum	Reißen in der Eustachischen Röhre	W. Eichsteller, Der praktische Homöopath
Manganum aceticum	Schlimmer bei kaltem Wetter	Hering, Kurzgefaßte Arzneimittellehre II
Manganum aceticum	Schmerzhaftes Stechen im tauben Ohr	Hering, Kurzgefaßte Arzneimittellehre II
Manganum aceticum	Vollheitsgefühl und Knacken	Hering, Kurzgefaßte Arzneimittellehre II
Manganum aceticum	Ziehender Muskelkrampf im linken Processus mastoideus	Hering, Kurzgefaßte Arzneimittellehre II
Manganum aceticum	Zischen und Rauschen in den Ohren	Hering, Kurzgefaßte Arzneimittellehre II
Manganum [2] Sabadilla Silicea	Klirren	Kent III Seite 125
Marum	Zischen durch Lufteinziehen durch die Nase	
Marum verum	Als wenn Luft durch Schleim geht	Hering, Kurzgefaßte Arzneimittellehre II
Marum verum	An und hinter den Ohren Herpes mit Schuppen	Hering, Kurzgefaßte Arzneimittellehre II
Marum verum	Feines Klingen beim Schnauben der Nase im rechten Ohr	Hering, Kurzgefaßte Arzneimittellehre II

Homöopathische Mittel	Symptom-beschreibung	Literatur-verweis
Marum verum	Quietschen	Hering, Kurzgefaßte Arzneimittellehre II
Marum verum	Wenn mit der Hand über das Ohr gefahren wird	Hering, Kurzgefaßte Arzneimittellehre II
Marum verum	Zischen	Hering, Kurzgefaßte Arzneimittellehre II
Marum verum	Zischen beim Einatmen	Hering, Kurzgefaßte Arzneimittellehre II
Menyanthes	Knacken beim Kauen	
Menyanthes	Stiche	
Mephitis putoris	Erysipel am Ohr mit Jucken	Hering, Kurzgefaßte Arzneimittellehre II
Mephitis putoris	Hitze	Hering, Kurzgefaßte Arzneimittellehre II
Mephitis putoris	Röte und Blasen	Hering, Kurzgefaßte Arzneimittellehre II
Mephitis putoris	Stinkender Ausfluß aus den Ohren	Hering, Kurzgefaßte Arzneimittellehre II
Mercurius bijodatus ruber	Abends besser	Hering, Kurzgefaßte Arzneimittellehre II
Mercurius	Absonderung von Eiter	Hering, Kurzgefaßte Arzneimittellehre II
Mercurius	Beständiges Kältegefühl in den Ohren	Hering, Kurzgefaßte Arzneimittellehre II

Homöopathische Mittel	Symptom-beschreibung	Literatur-verweis
Mercurius sulfuricus	Blutiger Fluor aus dem Ohr	
Mercurius jodatus flavus	Bohren von innen nach außen tief im linken Ohr	Hering, Kurzgefaßte Arzneimittellehre II
Mercurius bijodatus ruber	Drüsenschwellung	Hering, Kurzgefaßte Arzneimittellehre II
Mercurius sulfuricus	Eitriger Ausfluß	
Mercurius sublimatus corrosivus	Entzündung mit Stichen im Ohr	Hering, Kurzgefaßte Arzneimittellehre II
Mercurius bijodatus ruber	Ohren wie geschlossen	Hering, Kurzgefaßte Arzneimittellehre II
Mercurius bijodatus ruber	Jucken in den Ohren	Hering, Kurzgefaßte Arzneimittellehre II
Mercurius	Kältegefühl in den Ohren	Hering, Kurzgefaßte Arzneimittellehre II
Mercurius jodatus flavus	Klopfen	Hering, Kurzgefaßte Arzneimittellehre II
Mercurius [3] Nitricum acidum [3] (Acidum nitricum) Platinum [3]	Kopfschmerz	Kent I Seite 315
Mercurius	Obstruktion derselben Ohren	Hering, Kurzgefaßte Arzneimittellehre II
Mercurius	Ohren abends besser	Hering, Kurzgefaßte Arzneimittellehre II

Homöopathische Mittel	**Symptom-beschreibung**	**Literatur-verweis**
Mercurius [2]	Pulsieren beim Warm-werden im Bett	
Mercurius sulfuricus	Rauschen	
Mercurius	Rhythmisch	Kent III Seite 130
Mercurius bijodatus ruber	Schnupfen	Hering, Kurzgefaßte Arzneimittellehre II
Mercurius	Schwerhörigkeit	Hering, Kurzgefaßte Arzneimittellehre II
Mercurius sulfuricus	Schwerhörigkeit nach Schnauben besser	
Mercurius	Schwirren	Kent III Seite 130
Mercurius sublimatus corrosivus	Stinkender Eiter fließt aus dem Ohr	Hering, Kurzgefaßte Arzneimittellehre II
Mercurius bijodatus ruber	Stumpfes Gehör	Hering, Kurzgefaßte Arzneimittellehre II
Mercurius	Verstopfung, welche durch Schlucken oder Schnauben der Nase auf Augenblicke gebessert wird	Hering, Kurzgefaßte Arzneimittellehre II
Mercurius [3] Nitricum acidum [3] (Acidum nitricum) Platinum [3]	Wie im Schraubstock	Kent I Seite 315

Homöopathische Mittel	Symptom-beschreibung	Literatur-verweis
Mezereum	Als ob die Ohren offen wären und Luft durch-stömen würde	Nash, Lokale Leitsymptome
Mezereum	Als wären die Ohren zu weit geöffnet und es ströme Luft hinein oder als wäre das Tympanum der kalten Luft ausgesetzt	Hering, Kurzgefaßte Arzneimittellehre II
Mezereum	Chronische Otitis	Hering, Kurzgefaßte Arzneimittellehre II
Mezereum	Dabei ein Trieb, den Finger ins Ohr zu setzen	Hering, Kurzgefaßte Arzneimittellehre II
Mezereum	Gefühl, Ohren zu weit geöffnet	Hering, Kurzgefaßte Arzneimittellehre II
Mezereum	Gefühl, als ströme Luft in die Ohren	Nash, Lokale Leitsymptome
Mezereum	Mit den Fingern in den Ohren zu bohren	Hering, Kurzgefaßte Arzneimittellehre II
Millefolium (Schafgarbe)	Als ob kalte Luft ausströme	Hering, Kurzgefaßte Arzneimittellehre II
Millefolium (Schafgarbe)	Als wären die Ohren verstopft	Hering, Kurzgefaßte Arzneimittellehre II
Millefolium (Schafgarbe)	Daß man vor Schreck auffährt	Hering, Kurzgefaßte Arzneimittellehre II
Millefolium	Geräusch läßt vor Schreck auffahren	Kent III Seite 123

Homöopathische Mittel	Symptombeschreibung	Literaturverweis
Millefolium (Schafgarbe)	Geräusch im linken Ohr	Hering, Kurzgefaßte Arzneimittellehre II
Millefolium (Schafgarbe)	Nach dem Mittagessen das Gefühl wie verstopft	Hering, Kurzgefaßte Arzneimittellehre II
Millefolium (Schafgarbe)	Plötzlicher Schmerz im linken Ohr	Hering, Kurzgefaßte Arzneimittellehre II
Millefolium (Schafgarbe)	Später beim Lachen eine Empfindung wie das Ausströmen kalter Luft	Hering, Kurzgefaßte Arzneimittellehre II
Millefolium	Wie von einer Fledermaus	Kent III Seite 123
Moschus [2] Nitricum acidum [2] (Acidum nitricum) Opium Osmium Spigelia [2] Stannum [2] Sulfur [3]	Kopfschmerz wie von Reifen	Kent I Seite 314
Murias magnesiae	Pulsieren	
Murias magnesiae	Taubheit	
Muriaticum acidum (Salzsäure)	Trockenheit im Ohr	Hering, Kurzgefaßte Arzneimittellehre II
Muriaticum acidum (Salzsäure)	Abschälen in Schuppenform	Hering, Kurzgefaßte Arzneimittellehre II

Homöopathische Mittel	**Symptombeschreibung**	**Literaturverweis**
Muriaticum acidum (Salzsäure)	Dunkles Ohrenschmalz mit Summen im Ohr	Hering, Kurzgefaßte Arzneimittellehre II
Muriaticum acidum (Salzsäure)	Entfernte Töne verursachen Kopfschmerzen	Hering, Kurzgefaßte Arzneimittellehre II
Muriaticum acidum (Salzsäure)	Kälteschmerz von den Ohren nach dem Kopf gehend	Hering, Kurzgefaßte Arzneimittellehre II
Muriaticum acidum (Salzsäure)	Kein Cerumen	Hering, Kurzgefaßte Arzneimittellehre II
Muriaticum acidum (Salzsäure)	Klingen	Hering, Kurzgefaßte Arzneimittellehre II
Muriaticum acidum (Salzsäure)	Knackende Töne während der Nacht	Hering, Kurzgefaßte Arzneimittellehre II
Muriaticum acidum (Salzsäure)	Laute Töne in der Nacht	Hering, Kurzgefaßte Arzneimittellehre II
Muriaticum acidum (Salzsäure)	Schlagen oder Klopfen im Ohr	Hering, Kurzgefaßte Arzneimittellehre II
Muriaticum acidum (Salzsäure)	Schlimmer am rechten Ohr	Hering, Kurzgefaßte Arzneimittellehre II
Muriaticum acidum (Salzsäure)	Schwerhörigkeit	Hering, Kurzgefaßte Arzneimittellehre II
Muriaticum acidum (Salzsäure)	Summen	Hering, Kurzgefaßte Arzneimittellehre II
Muriaticum acidum (Salzsäure)	Trockenheit der Haut im Ohr	Hering, Kurzgefaßte Arzneimittellehre II

Homöopathische Mittel	**Symptom-beschreibung**	**Literatur-verweis**
Muriaticum acidum (Salzsäure)	Unerträglich	Hering, Kurzgefaßte Arzneimittellehre II
Muriaticum acidum (Salzsäure)	Zischen	Hering, Kurzgefaßte Arzneimittellehre II
Natrium carbonicum	Donnern	Kent III Seite 123
Natrium carbonicum (kohlensaures Natron)	Empfindlichkeit gegen Geräusch	Hering, Kurzgefaßte Arzneimittellehre II
Natrium carbonicum (kohlensaures Natron)	Otalgie mit Stechen in den Ohren	Hering, Kurzgefaßte Arzneimittellehre II
Natrium carbonicum (kohlensaures Natron)	Schwerhörigkeit als wären die Ohren zu	Hering, Kurzgefaßte Arzneimittellehre II
Natrium carbonicum	Wie von einem entfernten Dudelsack	Kent III Seite 123
Natrium muriaticum	Beim Kauen schmerzhaftes Knacken in den Ohren	Hering, Kurzgefaßte Arzneimittellehre II
Natrium muriaticum	Eitriger Fluor im Ohr	
Natrium muriaticum	Jucken hinter den Ohren	Hering, Kurzgefaßte Arzneimittellehre II
Natrium muriaticum	Pulsieren und Klopfen oder Stechen im Ohr	Hering, Kurzgefaßte Arzneimittellehre II

Homöopathische Mittel	Symptom-beschreibung	Literatur-verweis
Natrium muriaticum	Sausen	
Natrium muriaticum	Schwerhörigkeit	
Natrium muriaticum	Schwerhörigkeit	Hering, Kurzgefaßte Arzneimittellehre II
Natrium muriaticum	Summen oder Klingen in den Ohren	Hering, Kurzgefaßte Arzneimittellehre II
Natrium muriaticum	Surren	Hering, Kurzgefaßte Arzneimittellehre II
Natrium muriaticum	Ticken abends	Kent III Seite 131
Natrium sulfuricum	Abends Hitze im Ohr	Hering, Kurzgefaßte Arzneimittellehre II
Natrium sulfuricum	Als wollte etwas nach Außen dringen	Hering, Kurzgefaßte Arzneimittellehre II
Natrium sulfuricum	Blitzartiges Stechen im Ohr	Hering, Kurzgefaßte Arzneimittellehre II
Natrium sulfuricum	Im rechten Ohr ein durchdringender Schmerz nach innen	Hering, Kurzgefaßte Arzneimittellehre II
Natrium sulfuricum	Klingen in den Ohren wie von Glocken	Hering, Kurzgefaßte Arzneimittellehre II
Natrium sulfuricum	Ohrenschmerz	Hering, Kurzgefaßte Arzneimittellehre II
Natrium sulfuricum	Scharfes Stechen im Ohr	Hering, Kurzgefaßte Arzneimittellehre II

Homöopathische Mittel	Symptom- beschreibung	Literatur- verweis
Natrium sulfuricum	Schlimmer, wenn aus Kälte in Wärme	Hering, Kurzgefaßte Arzneimittellehre II
Natrium sulfuricum	Schlimmer beim Aufenthalt auf nassem Boden	Hering, Kurzgefaßte Arzneimittellehre II
Natrium sulfuricum	Schlimmer bei feuchtem Wetter	Hering, Kurzgefaßte Arzneimittellehre II
Natrium sulfuricum	Stechen im Ohr	Hering, Kurzgefaßte Arzneimittellehre II
Natrium sulfuricum	Wenn man aus der Kälte in ein warmes Zimmer kommt	Hering, Kurzgefaßte Arzneimittellehre II
Nitricum acidum (Salpetersäure) (Acidum nitricum)	Brausen	
Nitricum acidum (Salpetersäure) (Acidum nitricum)	Karies des Processus mastoideus	Hering, Kurzgefaßte Arzneimittellehre II
Nitricum acidum (Salpetersäure) (Acidum nitricum)	Eigenes Sprechen hallt in den Ohren wider	Hering, Kurzgefaßte Arzneimittellehre II
Nitricum acidum (Salpetersäure) (Acidum nitricum)	Klopfen	Hering, Kurzgefaßte Arzneimittellehre II
Nitricum acidum (Salpetersäure) (Acidum nitricum)	Knacken beim Kauen in den Ohren	Hering, Kurzgefaßte Arzneimittellehre II

Homöopathische Mittel	**Symptombeschreibung**	**Literaturverweis**
Nitricum acidum (Salpetersäure) (Acidum nitricum)	Pochen	
Nitricum acidum (Salpetersäure) (Acidum nitricum)	Pulsieren in den Ohren	Hering, Kurzgefaßte Arzneimittellehre II
Nitricum acidum (Salpetersäure) (Acidum nitricum)	Schwerhörigkeit	
Nitricum acidum (Salpetersäure) (Acidum nitricum)	Schwerhörigkeit infolge von Verhärtung; Geschwulst der Tonsillen nach Quecksilbermißbrauch; Eustachische Röhren verstopft	Hering, Kurzgefaßte Arzneimittellehre II
Nitricum acidum (Salpetersäure) (Acidum nitricum)	Sehr übelriechende eitrige Otorrhö	Hering, Kurzgefaßte Arzneimittellehre II
Nitricum acidum (Salpetersäure) (Acidum nitricum)	Summen in den Ohren	Hering, Kurzgefaßte Arzneimittellehre II
Nitricum acidum (Salpetersäure) (Acidum nitricum)	Verschlossener Gehörgang	Hering, Kurzgefaßte Arzneimittellehre II
Nux moschata	Ohren wie verstopft	Hering, Kurzgefaßte Arzneimittellehre II
Nux moschata	Ohrenreißen	Hering, Kurzgefaßte Arzneimittellehre II

Homöopathische Mittel	Symptom-beschreibung	Literatur-verweis
Nux moschata	Ohrensausen	Hering, Kurzgefaßte Arzneimittellehre II
Nux moschata	Schlimmer beim Bewegen des Kiefers	Hering, Kurzgefaßte Arzneimittellehre II
Nux moschata	Stechen im linken Ohr	Hering, Kurzgefaßte Arzneimittellehre II
Nux moschata	Überempfindlichkeit des Gehörs	Hering, Kurzgefaßte Arzneimittellehre II
Nux vomica	Abends im Bett und wenn man in ein warmes Zimmer kommt	Hering, Kurzgefaßte Arzneimittellehre II
Nux vomica	Beim Schlucken ein nach außen stoßender Schmerz im Ohr	Hering, Kurzgefaßte Arzneimittellehre II
Nux vomica	Ohrenschmerzen, schlimmer morgens	Hering, Kurzgefaßte Arzneimittellehre II
Nux vomica [2] Carbo animalis Causticum Hahnemanni Lycopodium Magnesia carbonica Mercurius	Pfeifen	Kent III Seite 127
Nux vomica	Reißen und Stechen	
Nux vomica	Schmerz beim Schlingen	
Nux vomica	Starkes Widerhallen der Töne im Ohr	Hering, Kurzgefaßte Arzneimittellehre II

Homöopathische Mittel	**Symptom-beschreibung**	**Literatur-verweis**
Nux vomica Rhus toxicodendron	Wie Heuschrecken	Kent III Seite 131
Nux vomica [2] Carboneum sulfuratum [2] Causticum Hahnemanni [2] Pulsatilla [2] Rhus Toxicodendron [2] Silicea [2] Tuberculinum [2]	Zirpeln und Säuseln	Kent III Seite 132
Oleander	Herpes und Geschwüre an und um die Ohren	Hering, Kurzgefaßte Arzneimittellehre II
Oleander	Krampfartiges Ziehen an der Ohrmuschel	Hering, Kurzgefaßte Arzneimittellehre II
Oleander	Singen	
Opium	Das Krähen der Hähne hält sie wach	Hering, Kurzgefaßte Arzneimittellehre II
Paris quadrifolia	Als würde es durch einen Keil beiseite gedrängt	Hering, Kurzgefaßte Arzneimittellehre II
Paris quadrifolia	Plötzlicher Schmerz im Ohr	Hering, Kurzgefaßte Arzneimittellehre II
Petroleum	Beim Mundöffnen schlechter	Kent III Seite 115
Petroleum	Brausen und Knistern	Nash, Lokale Leitsymptome

Homöopathische Mittel	Symptom-beschreibung	Literatur-verweis
Petroleum Nitricum acidum (Acidum nitricum)	Eitriger Fluor	
Petroleum Paris quadrifolia Thiosamin	Klingen	
Petroleum Thiosamin	Klingen	
Petroleum	Knacken	Kent III Seite 115
Petroleum	Knacken mit Schwerhörigkeit als Folge von Entzündung in den Eustachischen Röhren	Hering, Kurzgefaßte Arzneimittellehre II
Petroleum => einziges Mittel	Ohrgeräusch zeitweise aussetzend	Kent III Seite 126
Petroleum	Polypen	Hering, Kurzgefaßte Arzneimittellehre II
Petroleum	Sausen	Hering, Kurzgefaßte Arzneimittellehre II
Petroleum	Schwerhörigkeit bei alten Leuten	Hering, Kurzgefaßte Arzneimittellehre II
Petroleum	Schwerhörigkeit im Alter in Verbindung mit Zischen	Nash, Lokale Leitsymptome
Petroleum Nitricum acidum (Acidum nitricum)	Taubheit	

Homöopathische Mittel	Symptom-beschreibung	Literatur-verweis
Petroleum	Töne wie von Glockenläuten	Hering, Kurzgefaßte Arzneimittellehre II
Petroleum	Zischen	Hering, Kurzgefaßte Arzneimittellehre II
Petrosellinum	Intermittierend	Kent III Seite 126
Petrosellinum	Kauen verschlechtert das Ohrgeräusch	Kent III Seite 115
Petrosellinum	Ohrgeräusche zeitweise aussetzend	Kent III Seite 126
Phosphor [2]	Schwerhörigkeit gebessert durch Reiben	Kent III Seite 134
Phosphoricum acidum	Schwirren und Zischen tagsüber	Kent III Seite 130
Phosphoricum acidum (Acidum phosphoricum)	Besonders Musik ist unerträglich	Hering, Kurzgefaßte Arzneimittellehre II
Phosphoricum acidum (Acidum phosphoricum)	Besonders gegen ferne Geräusche	Hering, Kurzgefaßte Arzneimittellehre II
Phosphoricum acidum (Acidum phosphoricum)	Geräusch	Hering, Kurzgefaßte Arzneimittellehre II
Phosphoricum acidum (Acidum phosphoricum)	Jeder Ton hallt laut in den Ohren wider	Hering, Kurzgefaßte Arzneimittellehre II

Homöopathische Mittel	**Symptombeschreibung**	**Literaturverweis**
Phosphoricum acidum (Acidum phosphoricum)	Musik unerträglich	
Phosphoricum acidum (Acidum phosphoricum)	Nervöse Taubheit nach typhösen Krankheiten	Hering, Kurzgefaßte Arzneimittellehre II
Phosphoricum acidum (Acidum phosphoricum)	Stiche	
Phosphoricum acidum (Acidum phosphoricum)	Stumpfes Gehör	Hering, Kurzgefaßte Arzneimittellehre II
Phosphoricum acidum (Acidum phosphoricum)	Töne hallen stark nach	
Phosphoricum acidum (Acidum phosphoricum)	Unempfindlichkeit	Hering, Kurzgefaßte Arzneimittellehre II
Phosphorus	Auch nach Typhus	Hering, Kurzgefaßte Arzneimittellehre II
Phosphorus	Schwerhörig, besonders für die menschliche Stimme	Hering, Kurzgefaßte Arzneimittellehre II
Phosphorus	Besonders nachts	Hering, Kurzgefaßte Arzneimittellehre II
Phosphorus Arsenicum album Silicea	Dröhnen	

Homöopathische Mittel	Symptombeschreibung	Literaturverweis
Phosphorus	Es schießt und sticht in den Ohren	Hering, Kurzgefaßte Arzneimittellehre II
Phosphorus	Hört schwer	Hering, Kurzgefaßte Arzneimittellehre II
Phosphorus Arsenicum album Silicea	Klopfen	
Phosphorus Arsenicum album Silicea	Pochen	
Phosphorus Arsenicum album Silicea	Sausen	
Phosphorus	Schwerhörigkeit mit kalten Extremitäten	Hering, Kurzgefaßte Arzneimittellehre II
Phosphorus Arsenicum album Silicea	Starkes Schallen; schwerhörig für Sprache	
Phosphorus	Widerhallen	Hering, Kurzgefaßte Arzneimittellehre II
Phytolacca	Bei jedem Schluckversuch schießen Schmerzen durch die Ohren	Nash, Lokale Leitsymptome
Phytolacca decandra	Beim Schlucken plötzliche Schmerzen in beiden Ohren, rechts schlimmer	Hering, Kurzgefaßte Arzneimittellehre II

Homöopathische Mittel	Symptombeschreibung	Literaturverweis
Phytolacca decandra	Gefühl als wären die Eustachischen Röhren verstopft	Hering, Kurzgefaßte Arzneimittellehre II
Plantago major	Otalgie; nächtliche Enuresis	Boericke, Hom. Mittel und ihre Wirkungen, S. 451
Plantago major	Schmerz zwischen Zähnen und Ohren durch Geräusch von einem Ohr zum anderen durch den Kopf	Boericke, Hom. Mittel und ihre Wirkungen, S. 451
Platin	Schwirren und Zischen morgens	Kent III Seite 130
Platin [2]	Donnern	Kent III Seite 123
Platin [2]	Morgens	Kent III Seite 123
Platina	Donnern	Hering, Kurzgefaßte Arzneimittellehre II
Platina	Klingen	Hering, Kurzgefaßte Arzneimittellehre II
Platina	Krampfschmerzen mit Poltern in den Ohren	Hering, Kurzgefaßte Arzneimittellehre II
Platina	Poltern in den Ohren	Hering, Kurzgefaßte Arzneimittellehre II

Homöopathische Mittel	Symptom-beschreibung	Literatur-verweis
Platina	Rollen	Hering, Kurzgefaßte Arzneimittellehre II
Platina	Rollen wie von einem Wagen	Hering, Kurzgefaßte Arzneimittellehre II
Platina	Taub von Backen zu den Lippen	
Platina	Wie von einer Kanonade im rechten Ohr	Hering, Kurzgefaßte Arzneimittellehre II
Platinum [1]	Schwirren	Kent III Seite 130
Platinum [1]	Zischen nach dem Hinlegen	Kent III Seite 130
Plumbum	Oft tritt plötzliche Taubheit ein	Hering, Kurzgefaßte Arzneimittellehre II
Plumbum	Schwerhörigkeit	Hering, Kurzgefaßte Arzneimittellehre II
Plumbum	Stechen und Reißen in den Ohren	Hering, Kurzgefaßte Arzneimittellehre II
Psorinum	Absonderung von rötlichem Ohren-schmalz	Hering, Kurzgefaßte Arzneimittellehre II
Psorinum	Eitriger Ohrenfluß	Hering, Kurzgefaßte Arzneimittellehre II
Psorinum	Herpes von den Schläfen zum Ohr	Hering, Kurzgefaßte Arzneimittellehre II

Homöopathische Mittel	**Symptombeschreibung**	**Literaturverweis**
Psorinum	Nachher Stechen	Hering, Kurzgefaßte Arzneimittellehre II
Psorinum	Schorfiges Ekzem hinter dem Ohr	Hering, Kurzgefaßte Arzneimittellehre II
Psorinum	Schwerhörigkeit	Hering, Kurzgefaßte Arzneimittellehre II
Psorinum	Summen oder Sausen im linken Ohr	Hering, Kurzgefaßte Arzneimittellehre II
Psorinum [3] Calcarea carbonica Hahnemanni [3] Graphites [3] Lycopodium [3] Oleander [2] (Nerium Oleander)	Hautekzem im Ohr	Kent III Seite 89
Ptelea trifoliata (Dreiblättrige Lederblume)	Lautes Sprechen ist unerträglich	Hering, Kurzgefaßte Arzneimittellehre II
Ptelea trifoliata (Dreiblättrige Lederblume)	Leichter Schwindel	Hering, Kurzgefaßte Arzneimittellehre II
Ptelea trifoliata (Dreiblättrige Lederblume)	Ohrenklingeln	Hering, Kurzgefaßte Arzneimittellehre II
Pulsatilla	Nach unterdrückten Masern	Hering, Kurzgefaßte Arzneimittellehre II
Pulsatilla	Als ob die Ohren verstopft wären	Hering, Kurzgefaßte Arzneimittellehre II

Homöopathische Mittel	**Symptom-beschreibung**	**Literatur-verweis**
Pulsatilla	Als seien die Ohren verstopft; Folgen von Masern, Schmerzen reißend	Nash, Lokale Leitsymptome
Pulsatilla	Besonders nachts	Nash, Lokale Leitsymptome
Pulsatilla	Ebenso Summen oder Klingen	Hering, Kurzgefaßte Arzneimittellehre II
Pulsatilla	Eiterung	
Pulsatilla	Eitrige Absonderungen	Nash, Lokale Leitsymptome
Pulsatilla	Kann nach Entfernung desselben besser hören	Hering, Kurzgefaßte Arzneimittellehre II
Pulsatilla	Mit hartem schwarzen Cerumen	Hering, Kurzgefaßte Arzneimittellehre II
Pulsatilla [2]	Nach 16 Uhr	Kent III Seite 128
Pulsatilla	Nach unterdrückten Masern; mit Otorrhö von Erkältung nach dem Haareschneiden	Hering, Kurzgefaßte Arzneimittellehre II
Pulsatilla [3] Carbo vegetabilis [3] Conium [3] Lycopodium [3] Mercurius [3] Silicea [3]	Ohr wie verstopft	Kent III Seite 84

Homöopathische Mittel	Symptombeschreibung	Literaturverweis
Pulsatilla	Ohrensausen	Hering, Kurzgefaßte Arzneimittellehre II
Pulsatilla	Ohrenschmerzen mit Pulsieren in der Nacht	Hering, Kurzgefaßte Arzneimittellehre II
Pulsatilla [3]	Pfeifen beim Hinlegen	Kent III Seite 127
Pulsatilla [2] Phosphorus [3]	Pulsieren in den Ohren	Kent III Seite 84
Pulsatilla [3]	Pulsieren nachts	
Pulsatilla	Pulsierend	Nash, Lokale Leitsymptome
Pulsatilla	Schießend	Nash, Lokale Leitsymptome
Pulsatilla	Schmerzen	
Pulsatilla [3] Arsenicum Belladonna Lachesis Elaps [2] Ledum [2] Magnesium carbonicum Mercurius Silicea	Schwerhörig nach Erkältung	Kent III Seite 134
Pulsatilla	Schwerhörigkeit; Gefühl von Verstopfung	Nash, Lokale Leitsymptome

Homöopathische Mittel	Symptom-beschreibung	Literatur-verweis
Pulsatilla	Starke Ohrenschmerzen	Hering, Kurzgefaßte Arzneimittellehre II
Pulsatilla	Taubheit nach Erkältung	
Pulsatilla	Taubhörigkeit	Hering, Kurzgefaßte Arzneimittellehre II
Pulsatilla	Verstopfung der Ohren	
Pulsatilla	Welches Draußen nachläßt	Hering, Kurzgefaßte Arzneimittellehre II
Ranunculus bulbosus	Besonders abends	Hering, Kurzgefaßte Arzneimittellehre II
Ranunculus sceleratus	Ohrenschmerz mit Ziehen in den Zähnen und Kopfweh	Hering, Kurzgefaßte Arzneimittellehre II
Ranunculus sceleratus	Ohrenschmerz mit Ziehen in den Zähnen und Kopfweh	
Ranunculus bulbosus	Ohrenstechen	Hering, Kurzgefaßte Arzneimittellehre II
Rheum	Klopfen und Glucksen	
Rhododendron chrysanthum	Empfindung, als säße ein Wurm darin	Hering, Kurzgefaßte Arzneimittellehre II
Rhododendron chrysanthum	Heftiger zuckender Schmerz	Hering, Kurzgefaßte Arzneimittellehre II
Rhododendron chrysanthum	Ohrensausen	Hering, Kurzgefaßte Arzneimittellehre II

Homöopathische Mittel	Symptombeschreibung	Literaturverweis
Rhododendron chrysanthum	Otalgie im rechten Ohr	Hering, Kurzgefaßte Arzneimittellehre II
Rhododendron chrysanthum	Verstärkt beim Schlucken	Hering, Kurzgefaßte Arzneimittellehre II
Rhododendron	Gefühl wie Wurmbewegung im Ohr	
Rhus toxicodendron	Besonders Eiter nach Scharlach	Hering, Kurzgefaßte Arzneimittellehre II
Rhus toxicodendron	Besonders der menschlichen Stimme gegenüber	Hering, Kurzgefaßte Arzneimittellehre II
Rhus toxicodendron	Blutiger Eiter fließt aus dem Ohr	Hering, Kurzgefaßte Arzneimittellehre II
Rhus toxicodendron	Nachts Schmerzen mit Pulsieren im Ohr	Hering, Kurzgefaßte Arzneimittellehre II
Rhus toxicodendron	Schwerhörigkeit	Hering, Kurzgefaßte Arzneimittellehre II
Rumex crispus (der krause Ampfer)	Jucken tief in den Ohren	Hering, Kurzgefaßte Arzneimittellehre II
Rumex crispus (der krause Ampfer)	Klingen in den Ohren	Hering, Kurzgefaßte Arzneimittellehre II
Ruta graveolens	Kratzendes Drücken im Ohr wie von einem stumpfen Stück Holz	Hering, Kurzgefaßte Arzneimittellehre II

Homöopathische Mittel	Symptom-beschreibung	Literatur-verweis
Ruta graveolens	Schmerz wie zerquetscht im Ohrknorpel und unter dem Processus mastoideus	Hering, Kurzgefaßte Arzneimittellehre II
Sabadilla officinale	Ohrjucken bei Würmern	Hering, Kurzgefaßte Arzneimittellehre II
Sabadilla Manganum [2] Silicea	Klirren	Kent III Seite 124
Sabadilla	Knallen klingt nach	
Sabadilla officinale	Schwerhörigkeit	Hering, Kurzgefaßte Arzneimittellehre II
Sabadilla officinale	Starkes Stechen im linken Ohr	Hering, Kurzgefaßte Arzneimittellehre II
Sabadilla officinale	Zuckende Schmerzen mit Jucken im Ohr	Hering, Kurzgefaßte Arzneimittellehre II
Sabina	Summen in den Ohren	Hering, Kurzgefaßte Arzneimittellehre II
Sabina Sulfur [3]	Überempfindlich gegen Klavier	Kent III Seite 136
Sanguinaria canadensis	Klopfen	Hering, Kurzgefaßte Arzneimittellehre II
Sanguinaria canadensis	Kopfschmerz	Hering, Kurzgefaßte Arzneimittellehre II
Sanguinaria canadensis	Pulsieren	Hering, Kurzgefaßte Arzneimittellehre II

Homöopathische Mittel	Symptombeschreibung	Literaturverweis
Sanguinaria canadensis	Schmerzhafte Empfindlichkeit gegen plötzliche Töne	Hering, Kurzgefaßte Arzneimittellehre II
Sanguinaria canadensis	Schwindel	Hering, Kurzgefaßte Arzneimittellehre II
Sanguinaria canadensis	Singen	Hering, Kurzgefaßte Arzneimittellehre II
Sanguinaria canadensis	Summen	Hering, Kurzgefaßte Arzneimittellehre II
Sarsaparilla	Als würde an eine Glocke geschlagen	Hering, Kurzgefaßte Arzneimittellehre II
Sarsaparilla	Geräusch wie ein Gong	Kent III Seite 124
Sarsaparilla	Im Liegen	Kent III Seite 124
Sarsaparilla	Juckender Schorf am Ohrläppchen	Hering, Kurzgefaßte Arzneimittellehre II
Sarsaparilla	Worte hallen im Ohr wider; beim Sprechen im Kopf ein Ton	Hering, Kurzgefaßte Arzneimittellehre II
Secale cornutum	Harthörigkeit nach Cholera	Hering, Kurzgefaßte Arzneimittellehre II
Secale cornutum	Hört alles konfus	Hering, Kurzgefaßte Arzneimittellehre II
Secale cornutum	Schwerhörigkeit	Hering, Kurzgefaßte Arzneimittellehre II

Homöopathische Mittel	Symptom-beschreibung	Literatur-verweis
Secale cornutum	Singen im Ohr	Hering, Kurzgefaßte Arzneimittellehre II
Secale cornutum	Summen und Sausen im Ohr mit gelegentlicher Taubheit	Hering, Kurzgefaßte Arzneimittellehre II
Secale cornutum	Ungehörige Empfindlichkeit des Gehörs	Hering, Kurzgefaßte Arzneimittellehre II
Secale cornutum	Widerhallen	Hering, Kurzgefaßte Arzneimittellehre II
Selenium	Ohrenschmalz hart im tauben Ohr	Hering, Kurzgefaßte Arzneimittellehre II
Selenium	Mehr Ohrenschmalz	Hering, Kurzgefaßte Arzneimittellehre II
Selenium	Verstopft	Hering, Kurzgefaßte Arzneimittellehre II
Sepia	Besonders gegen Musik	Hering, Kurzgefaßte Arzneimittellehre II
Sepia	Flechten am Ohrläppchen	Hering, Kurzgefaßte Arzneimittellehre II
Sepia	Geräusch wie Wind	Kent III Seite 132
Sepia	Jucken	Hering, Kurzgefaßte Arzneimittellehre II
Sepia	Nachts	Kent III Seite 132

Homöopathische Mittel	Symptom-beschreibung	Literatur-verweis
Sepia	Ohrgeräusch mit Schwindel	Kent III Seite 123
Sepia	Schmerz beim Drehen des Kopfes	Hering, Kurzgefaßte Arzneimittellehre II
Sepia	Später Gehörminderung	Hering, Kurzgefaßte Arzneimittellehre II
Sepia	Stechen in den Ohren	Hering, Kurzgefaßte Arzneimittellehre II
Sepia	Summen in den Ohren	Hering, Kurzgefaßte Arzneimittellehre II
Sepia	Überempfindlich gegen Geräusch	Hering, Kurzgefaßte Arzneimittellehre II
Silicea	Zischen im perforierten Ohr	Hering, Kurzgefaßte Arzneimittellehre II
Silicea	Schwerhörigkeit mit Stechen	Nash, Lokale Leitsymptome
Silicea	Karies des Processus mastoideus	Hering, Kurzgefaßte Arzneimittellehre II
Silicea	Chronischer Schnupfen	Hering, Kurzgefaßte Arzneimittellehre II
Silicea Arsenicum album Phosphorus	Geräuschüberempfindlich	
Silicea	Hartnäckiges Rauschen und Sausen in den Ohren	W. Eichsteller, Der praktische Homöopath

Homöopathische Mittel	Symptombeschreibung	Literaturverweis
Silicea	Jucken in der Eustachischen Röhre und in beiden Ohren	Hering, Kurzgefaßte Arzneimittellehre II
Silicea	Klingen oder Sausen in den Ohren	Hering, Kurzgefaßte Arzneimittellehre II
Silicea	Knall (wie Pistole)	
Silicea	Neuralgische Ohrenschmerzen	Kent III Seite 135
Silicea Arsenicum album Phosphorus	Ohr geht auf mit Knall	
Silicea Arsenicum album Phosphorus	Ohr wie verstopft	
Silicea	Otitis interna	Hering, Kurzgefaßte Arzneimittellehre II
Silicea	Öffnet das Ohr mit Knall	Hering, Kurzgefaßte Arzneimittellehre II
Silicea	Schlimmer vom Waschen mit kaltem Wasser	Kent III, Seite 135
Silicea Arsenicum album Phosphorus	Schwerhörig gegen Menschensprache	
Silicea	Schwerhörigkeit gegen die menschliche Stimme bei Vollmond	Hering, Kurzgefaßte Arzneimittellehre II

Homöopathische Mittel	**Symptombeschreibung**	**Literaturverweis**
Silicea	Stechen von innen nach außen im Ohr	Hering, Kurzgefaßte Arzneimittellehre II
Silicea	Überempfindlich gegen Geräusche	Hering, Kurzgefaßte Arzneimittellehre II
Silicea	Verstopfte Ohren	Nash, Lokale Leitsymptome
Silicea	Verstopfung der Ohren	Hering, Kurzgefaßte Arzneimittellehre II
Silicea	Zischen im perforierten Ohr	Hering, Kurzgefaßte Arzneimittellehre II
Silicea [2]	Ohrgeräusch nach Scharlach	Kent III Seite 134
Spigelia	Hämmern	Kent III Seite 124
Spigelia anthelmia	Gefühl als wären die Ohren verstopft; Otalgie mit drückenden Schmerzen	Hering, Kurzgefaßte Arzneimittellehre II
Spigelia anthelmia	Periodische Taubheit	Hering, Kurzgefaßte Arzneimittellehre II
Spigelia anthelmia	Überempfindlichkeit des Gehörs bei Neuralgie und Kopfschmerz	Hering, Kurzgefaßte Arzneimittellehre II
Spigelia anthelmia	Wie von einem Pflock	Hering, Kurzgefaßte Arzneimittellehre II
Spongia tosta	Blutandrang nach den Ohren und Brennen	Hering, Kurzgefaßte Arzneimittellehre II

Homöopathische Mittel	Symptom-beschreibung	Literatur-verweis
Spongia tosta	Eiter am äußeren Rand der Ohren	Hering, Kurzgefaßte Arzneimittellehre II
Spongia tosta	Schwerhörigkeit	Hering, Kurzgefaßte Arzneimittellehre II
Squilla maritima	Reißender Schmerz hinter dem linken Ohr	Hering, Kurzgefaßte Arzneimittellehre II
Stannum	Beim Ausschnauben der Nase ein kreischendes Geräusch im Ohr	Hering, Kurzgefaßte Arzneimittellehre II
Stannum	Geschwür im Loch für den Ohrring	Hering, Kurzgefaßte Arzneimittellehre II
Stannum	Klingen im linken Ohr	Hering, Kurzgefaßte Arzneimittellehre II
Staphisagria	Besonders nach Mißbrauch von Mercurius	Nash, Lokale Leitsymptome
Staphisagria	Besonders nach Mißbrauch von Quecksilber	Hering, Kurzgefaßte Arzneimittellehre II
Staphisagria	Schwerhörigkeit bei Geschwulst der Mandeln	Hering, Kurzgefaßte Arzneimittellehre II
Staphisagria	Schwerhörigkeit mit Schwellung der Mandeln	Nash, Lokale Leitsymptome
Staphisagria	Stechen in den Ohren	Hering, Kurzgefaßte Arzneimittellehre II
Stramonium	Als ob Luft aus dem Ohr strömt	Hering, Kurzgefaßte Arzneimittellehre II

Homöopathische Mittel	Symptom-beschreibung	Literatur-verweis
Stramonium	Besser nachts und bei Wärme	Hering, Kurzgefaßte Arzneimittellehre II
Stramonium	Empfindlichkeit der Ohren; Luft strömt aus	Hering, Kurzgefaßte Arzneimittellehre II
Stramonium	Heftiger Ohrenschmerz links	Hering, Kurzgefaßte Arzneimittellehre II
Sulfur	Als wäre Wasser in den Ohren	Hering, Kurzgefaßte Arzneimittellehre II
Sulfur	Gehör überempfindlich	
Sulfur	Geräusch wie von Wasserfall beim Öffnen des Mundes	Kent III Seite 130
Sulfur	Sausen und Brausen	
Sulfur	Schwerhörigkeit	Hering, Kurzgefaßte Arzneimittellehre II
Sulfur	Stechen im linken Ohr	Hering, Kurzgefaßte Arzneimittellehre II
Sulfur	Stiche im linken Ohr	Nash, Lokale Leitsymptome
Sulfur	Summen oder Zischen in den Ohren	Hering, Kurzgefaßte Arzneimittellehre II
Sulfur	Vorher Überempfindlichkeit des Gehörs	Hering, Kurzgefaßte Arzneimittellehre II
Sulfur acidum	Geräusch wie von Wasserfall beim Öffnen des Mundes	Kent III Seite 135

Homöopathische Mittel	**Symptom-beschreibung**	**Literatur-verweis**
Sulfuris acidum (Acidum sulfuricum)	Als wenn ein Blatt vorläge	
Sulfuris acidum (Acidum sulfuricum)	Gefühl als wenn ein Blatt vor dem Ohr läge	Hering, Kurzgefaßte Arzneimittellehre II
Sulfuris acidum (Acidum sulfuricum)	Gehörminderung	
Sulfuris acidum (Acidum sulfuricum)	Geräusch pulsierend	Kent III Seite 122
Sulfuris acidum (Acidum sulfuricum) => einziges Mittel	Geräusch wie vom Wasserfall beim Öffnen des Mundes	Kent III Seite 130
Sulfuris acidum (Acidum sulfuricum)	Neuralgie	Hering, Kurzgefaßte Arzneimittellehre II
Sulfuris acidum (Acidum sulfuricum)	Schwerhörigkeit	Hering, Kurzgefaßte Arzneimittellehre II
Sulfuris acidum (Acidum sulfuricum)	Summen im rechten Ohr	Hering, Kurzgefaßte Arzneimittellehre II
Tabacum	Gefühl als wären die Ohren verschlossen	Hering, Kurzgefaßte Arzneimittellehre II
Tabacum	Nervöse Taubheit	Hering, Kurzgefaßte Arzneimittellehre II
Taraxacum	Stechen und Reißen hinter den Ohren	
Taraxacum	Ziehender Schmerz im äußeren Ohr	Hering, Kurzgefaßte Arzneimittellehre II

Homöopathische Mittel	Symptom-beschreibung	Literatur-verweis
Tellurium	Beim Schnauben oder Rülpsen geht Luft hindurch	Hering, Kurzgefaßte Arzneimittellehre II
Tellurium metallicum	Dumpfer klopfender Schmerz bei Tag und Nacht; Absonderung aus dem Ohr, bläschenartiger Ausschlag auf dem Trommelfell mit Eiterung und bleibender Einschränkung des Gehörs	Nash, Lokale Leitsymptome
Tellurium	Gefühl als ob Luft durch die linke Eustachische Röhre bläst	Hering, Kurzgefaßte Arzneimittellehre II
Tellurium	Tag und Nacht ein dumpfer klopfender Schmerz mit Ausfluß	Hering, Kurzgefaßte Arzneimittellehre II
Tellurium	Verschlechtert	Hering, Kurzgefaßte Arzneimittellehre II
Terebinthina (Terpentinöl)	Als ob eine Glocke schlägt	Hering, Kurzgefaßte Arzneimittellehre II
Terebinthina (Terpentinöl)	Empfindung in den Ohren	Hering, Kurzgefaßte Arzneimittellehre II
Terebinthina	Lautes Sprechen schmerzhaft	Boericke, Hom.Mittel und ihre Wirkungen
Terebinthina	Otalgie	Boericke, Hom.Mittel und ihre Wirkungen
Terebinthina	Stimme klingt unnatürlich, Summton	Boericke, Hom.Mittel und ihre Wirkungen

Homöopathische Mittel	Symptom-beschreibung	Literatur-verweis
	wie aus einer Muschel	
Teucrium marum	Klingeln	Boericke, Hom.Mittel und ihre Wirkungen
Teucrium marum	Otalgie	Boericke, Hom.Mittel und ihre Wirkungen
Teucrium marum	Zischen	Boericke, Hom.Mittel und ihre Wirkungen
Theridion curassavicum (Feuerspinnchen)	Der Ton macht den Schwindel schlimmer	Hering, Kurzgefaßte Arzneimittellehre II
Theridion curassavicum (Feuerspinnchen)	Jeder Ton durchdringt den ganzen Körper, bes. die Zähne	Hering, Kurzgefaßte Arzneimittellehre II
Theridion curassavicum (Feuerspinnchen)	Jucken hinter den Ohren	Hering, Kurzgefaßte Arzneimittellehre II
Theridion curassavicum (Feuerspinnchen)	Wie ein Wasserfall	Hering, Kurzgefaßte Arzneimittellehre II
Thiosinaminum-Rhodallin	Arteriosklerose	Boericke, Hom.Mittel und ihre Wirkungen
Thiosinaminum-Rhodallin	Klingen	Boericke, Hom.Mittel und ihre Wirkungen
Thiosinaminum-Rhodallin	Ohrgeräusche	Boericke, Hom.Mittel und ihre Wirkungen
Thiosinaminum-Rhodallin	Schwindel	Boericke, Hom.Mittel und ihre Wirkungen

Homöopathische Mittel	**Symptombeschreibung**	**Literaturverweis**
Thuja	Chronische Otitis	Boericke, Hom.Mittel und ihre Wirkungen
Thuja	Knacken beim Schlucken	Boericke, Hom.Mittel und ihre Wirkungen
Thuja	Polypen	Boericke, Hom.Mittel und ihre Wirkungen
Thuja occidentalis	Eitriger Ohrenfluß, der wie faules Fleisch riecht	Hering, Kurzgefaßte Arzneimittellehre II
Thuja occidentalis	Im Ohr ein Geräusch wie von kochendem Wasser	Hering, Kurzgefaßte Arzneimittellehre II
Thuja occidentalis	Schwellung des inneren Ohres mit gesteigerter Schwerhörigkeit	Hering, Kurzgefaßte Arzneimittellehre II
Thuja occidentalis	Stiche im Hals bis ins Ohr	Hering, Kurzgefaßte Arzneimittellehre II
Thuja occidentalis	Wäßriger Ohrenfluß	Hering, Kurzgefaßte Arzneimittellehre II
Ustilago maydis	Im linken Ohr ein beständiger dumpfer Schmerz durch Mandelentzündung	Hering, Kurzgefaßte Arzneimittellehre II
Valeriana	Ohrenschmerz durch Zugluft und Kälte; nervöse Ohrgeräusche; Hypästhesie	Boericke, Hom.Mittel und ihre Wirkungen
Veratrum	Brausen	
Veratrum	Sausen	

Homöopathische Mittel	Symptom-beschreibung	Literatur-verweis
Veratrum	Taubheit	
Veratrum album	Als ob ein Ohr oder beide verstopft wären	Hering, Kurzgefaßte Arzneimittellehre II
Veratrum album	Taub	Hering, Kurzgefaßte Arzneimittellehre II
Veratrum viride	Erbrechen	Hering, Kurzgefaßte Arzneimittellehre II
Veratrum viride	Rauschen in den Ohren	Hering, Kurzgefaßte Arzneimittellehre II
Veratrum viride	Taubheit mit Ohnmacht infolge von schneller Bewegung	Hering, Kurzgefaßte Arzneimittellehre II
Veratrum viride	Übelkeit	Hering, Kurzgefaßte Arzneimittellehre II
Verbascum	Gefühl von Verstopfung	
Verbascum	Otalgie mit Verstopfung des Ohres; Taubheit	Boericke, Hom.Mittel und ihre Wirkungen
Viburnum opulus	Als wäre es an den Kopf genagelt	Hering, Kurzgefaßte Arzneimittellehre II
Viburnum opulus	Erwacht in der Nacht mit Schmerz in den Ohren	Hering, Kurzgefaßte Arzneimittellehre II
Viburnum opulus	Gefühl	Hering, Kurzgefaßte Arzneimittellehre II
Viburnum opulus	Kann nicht darauf liegen	Hering, Kurzgefaßte Arzneimittellehre II

Homöopathische Mittel	Symptom-beschreibung	Literatur-verweis
Viburnum opulus	Scharfe zuckende Schmerzen wie von einem Messer	Hering, Kurzgefaßte Arzneimittellehre II
Viola odorata	Widerwillen besonders gegen Violine	Hering, Kurzgefaßte Arzneimittellehre II
Viola odorata	Dröhnen	Boericke, Hom.Mittel und ihre Wirkungen
Viola odorata	Kitzeln	Boericke, Hom.Mittel und ihre Wirkungen
Viola odorata	Ohrenschmerzen; Abneigung gegen Musik	Boericke, Hom.Mittel und ihre Wirkungen
Viola odorata	Stiche in den Ohren; Taubheit	Boericke, Hom.Mittel und ihre Wirkungen
Viola odorata	Stiche in und um die Ohren	Hering, Kurzgefaßte Arzneimittellehre II
Viola odorata	Verschlimmerung durch Musik	Hering, Kurzgefaßte Arzneimittellehre II
Viola odorata	Widerwillen gegen Musik	Hering, Kurzgefaßte Arzneimittellehre II
Vitex	Sausen in den Ohren	
Xanthoxylum Frasineum	Klingeln in den Ohren	Boericke, Hom.Mittel und ihre Wirkungen
Xanthoxylum Frasineum	Migräne	Boericke, Hom.Mittel und ihre Wirkungen
Xanthoxylum Frasineum	Schwindel	Boericke, Hom.Mittel und ihre Wirkungen

Homöopathische Mittel	Symptom-beschreibung	Literatur-verweis
Zincum	Besonders bei Knaben	Hering, Kurzgefaßte Arzneimittellehre II
Zincum	Häufiges akutes Stechen im rechten Ohr	Hering, Kurzgefaßte Arzneimittellehre II
Zincum	Krachen und Detonieren im Ohr	Hering, Kurzgefaßte Arzneimittellehre II
Zincum	Ohrenschmerzen bei Kindern	Hering, Kurzgefaßte Arzneimittellehre II
Zincum metallicum	Reißen und Stiche in den Ohren	Boericke, Hom.Mittel und ihre Wirkungen

12. Zusammenfassende Darstellung der Ergebnisse

Die vorliegende Datei wurde von mir erstellt, um einen besseren Überblick über den Erfolg meiner Behandlung zu bekommmen. Ich habe damit begonnen, als ich davon überzeugt war, mit Akupunktur und Homöopathie bei der Therapie mehr zu erreichen als mit Medikamenten. Es interessierte mich natürlich auch, ob die Erfolge abhängig vom Alter oder von der bisherigen Dauer der Ohrgeräusche waren, ob die Begleitkrankheiten wie Schwindel, Schwerhörigkeit, Otosklerose oder Migräne, um nur einige zu nennen, die Behandlung besonders erschweren und die Ergebnisse beeinflussen würden.

Natürlich versuchte ich auch, auf der sogenannten „Linie der Töne" am Ohr zu finden, wo die hohen und wo die tiefen Töne stecken und ob sie sich durch Nadeln verändern lassen. Sodann war für mich auch noch wichtig, ob das richtig gefundene homöopathische Mittel eine so starke ganzheitliche Wirkung entfalten kann, daß selbst das Ohrgeräusch verschwindet. Dann fand ich auch in einigen Fällen, besonders bei den Amalgam-Intoxikationen, daß es sehr wirksam ist, den Körper von dem Gift zu befreien, damit seine Organe wieder normal funktionieren. Es waren erstaunlich viele Fälle, etwa 50%, 107 von 208, bei denen das Dentalamalgam als Mitursache für die Entstehung von Tinnitus angesehen werden mußte.

Besonders hilfreich bei der Behandlung mit Homöopathie und Akupunktur war es auch, daß mit diesen Methoden die Psyche ohne Psychopharmaka gestärkt, der Schlaf reguliert, der Stoffwechsel günstig beeinflußt werden kann. Medikamente, von denen man inzwischen weiß, daß sie den Tinnitus verschlimmern, ja sogar auslösen können, werden durch unschädliche, homöopathische Mittel ersetzt, suchterregende Mittel vermieden. Gegen Tabakmißbrauch hilft das Antiraucher-Programm, gegen Eßsucht, Alkohol- oder Medikamentensucht helfen andere Suchtprogramme aus der Akupunktur. (Allerdings muß der Arzt hier oft auch noch psychotherapeutisch behandeln.)

Erstaunlich war für mich auch, daß der Tinnitus nicht immer von einem gewissen Streß abhängt, sondern in vielen Fällen sogar in der Ruhe viel unangenehmer und lauter ist, sodaß die Patienten zum Beispiel einen Wecker unter das Kopfkissen legen, damit das Geräusch dadurch übertönt wird und ein Schlaf überhaupt möglich ist. Manche benützen auch einen Kassettenrekorder mit Kopfhörer, mit dem sie sich das Rauschen des Meeres vorspielen oder andere beruhigende, einschläfernde Musik, die von den schrillen, pfeifenden und enervierenden Geräuschen ablenken soll.

Sicher wird Ihnen beim Lesen der Dateien auch auffallen, wie viele Krankheiten ursächlich für das Auslösen des Tinnitus in Frage kommen.

Insgesamt habe ich neun verschiedene **Ursachengruppen** ausgewertet, von denen manche Patienten sogar 5 - 6 auf einmal hatten, die dann eine längere Behandlung benötigten und sich nach und nach, wie die Schalen einer Zwiebel, ablösen ließen.

Folgende Gruppen wurden gefunden:
1. Allergien (einschließlich Amalgam)
2. Zahnprobleme (tote Zähne, Granulome, Problem-Weisheitszähne)
3. Wirbelsäulenerkrankungen
4. Ototoxische Ursachen (Giftwirkungen durch Medikamente u.a.m.)
5. Stoffwechselkrankheiten (Diabetes, Arthritis, Arteriosklerose)
6. Narbenstörfelder (bes. tiefe Narben oder Sektionsnarben)
7. Hörsturz durch Knalltrauma (auch bei Soldaten durch Schießen)
8. Hormonstörungen, bes. bei Frauen, durch Pille oder Östrogene
9. Durchblutungsstörungen

Die Anzahl der notwendigen Akupunktursitzungen konnte man in keine Regel bringen. Die besten Ergebnisse waren nach 10-15 Sitzungen zu erzielen.

Tinnitusbehandlung mit Akupunktur und Homöopathie

Nr.	*A.*	*Diagnosen*	*Ursachen*	*T.s Jahren*	*T.Art*	*Modal.*	*Anz. A*	*Hom.-Mittel*	*Erst-E.* 1. Ergebnis	*Spät.-E.* 2. Ergebnis	*Gruppen*
1	59	Tinnitus Depression NNH	Zähne Stoffwechsel Antibiotika	3	Summen Vibrieren (Radio)	morgens fünf bis sechs Uhr	4	Med. D200 Phos. XM	3	0	S Z O
2	56	Tinnitus Wirbelsäule Schlafstörung	Depressionen Stoffwechsel HWS Medikamente	1	Pfeifen vorher verstopft	schlimmer beim Beugen des Kopfes nach rechts	8	Lycopodium D200 Aurum D200	3	3	S W O
3	61	Depressionen Tinnitus Myome	Allergie Stoffwechsel Amalgam	5	Rauschen im linken Ohr	schlechter nachts zw. 2-6 Uhr Haare waschen	6		1	2	S A Z Ö
4	53	Tinnitus Wirbelsäule Schwindel	Allergie Amalgam Bimetall Narben	2	Piepsen Sausen Rauschen Klingeln Schwindel	bei Streß	8	China D200 Cocculus Mercurius S. (Ausleitung)	3	3	H Z N A S
5	51	Tinnitus Hg-Intoxikation	Zeckenbiß-Impfung Bimetall (Amalgam, Gold)	1	Knacken Rauschen	dauernd	13	Calc. c., Sil. Merc. s. XM	2	0	Z A
6	34	Tinnitus Allergien Rückenschmerzen	Amalgam Rheuma Narben	0.5	pulsierend links Brummen rechts Rauschen	stärker in Ruhe Vibrieren	12	Mercurius s., Sepia D200 Puls. D500	1	2	Z N S W A O

Tinnitusbehandlung mit Akupunktur und Homöopathie

Nr.	*A.*	*Diagnosen*	*Ursachen*	*T.s Jahren*	*T.Art*	*Modal.*	*Anz. A*	*Hom.-Mittel*	*1. Ergebnis* (Erst-E.)	*2. Ergebnis* (Spät.-E.)	*Gruppen*
7	52	Tinnitus großes Schulter-Arm-Syndrom	Amalgam Hörsturz Bimetall Zahnherde	0.5	Rauschen		3	Mercurius s. XM Alumina	1	1	Z H W A
8	57	Tinnitus Schwindel	Schock Schädelbruch HW-Syndrom	2	hohes Pfeifen	bei Streß schlimmer	6	Nux v. Gelsemium Lachesis	1	1	W
9	53	Tinnitus Narben Allergien Migräne	Rheumamittel Bimetall	20	hohes Pfeifen Piepsen Rauschen	rechts mehr als links	10	Lachesis Lycopodium	3	3	S N W A O
10	46	Tinnitus Allergien Ohroperation rechts	Amalgam Psychopharmaka Antibiotika	2	Rauschen wie Wasserkocher	wie verstopft, rechts mehr als links	11	Nux v.	3	3	A Z S O N
11	62	Tinnitus HWS Ekzem im Gehörgang Schwindel	Hörsturz Allergien	2	Rauschen Pfeifen	lauter bei Rückenlage, links mehr als rechts	10	Belladonna D200	2	2	S H A W
12	46	Migräne Z.n. Thrombose Tinnitus	2x Hörsturz links Galle Leber Atlas-Block.	0.5	hohes Piepsen oder Pfeifen	bei Streß stärker	12	Nux v. Sil.	2	0	S D H O

Tinnitusbehandlung mit Akupunktur und Homöopathie

Nr.	*A.*	*Diagnosen*	*Ursachen*	*T.s Jahren*	*T.Art*	*Modal.*	*Anz. A*	*Hom.-Mittel*	*1. Ergebnis* (*Erst-E.*)	*2. Ergebnis* (*Spät.-E.*)	*Gruppen*
13	50	Tinnitus Allergien Wirbelsäule	Amalgam WS-Blockade	3	Rauschen	stärker bei Streß besser an der See	5	Natr. mur.	1	1	W Z A
14	51	Tinnitus nach Zahnbehandlung	Narben Rheuma Zahnherd	5	Rauschen pulsierend	lauter beim Draufliegen	2	Arnica	1	1	S Z W N
15	51	Tinnitus nach Otitis Myom Bronchitis	Antibiotika Sulfonamide Allergien	2	Rauschen	links stärker	5	Nux. v. D200	1	1	O A S Ö
17	58	Tinnitus Narben Störfelder	Z.n. Trommelfell-Op., NH-Op. Amalgam	0.3	Schwirren wie Hornissen	quälend mit Intervallen	8	Mercurius s. XM Nux. v. XM	2	3	W N Z A
18	48	Tinnitus Taubheit links Schwindel	Hörsturz Cortison Bimetall Amalgam	2	Rauschen Piepton	links mehr als rechts wie ein Wasserfall	9	Nux. v. Mercurius XM	2	2	O H Z W A
19	66	Tinnitus Schwindel Kopfschmerz	Allergien Leber Zahnherd Amalgam	1	Pfeifen Brummen wie Teekessel	schlimmer im Liegen und bei Vollmond	10	Lachesis Sepia Sulf. Cocculus	1	2	A S W Z

Tinnitusbehandlung mit Akupunktur und Homöopathie

Nr.	*A.*	*Diagnosen*	*Ursachen*	*T.s Jahren*	*T.Art*	*Modal.*	*Anz. A*	*Hom.-Mittel*	*1. Ergebnis* (*Erst-E.*)	*2.* (*Spät.-E*)	*Gruppen*
20	39	Tinnitus Schwindel Schwerhörigkeit	Amalgam Connat. L.	2	Rauschen schriller hoher Ton	nachts stärker	6	Luesin. D200	2	2	Z O A
21	53	Tinnitus links Trigeminus	Antibiotika Med.-Abusus	2	Rauschen Piepsen Pochen	linkes Ohr wie mit Watte zugestopft	3	Silicea D200	2	2	Z W O
22	61	Tinnitus rechts Migräne Ischias	WS-Blockade Lat. Störung	2	Summen im Kopf	nachts stärker, Druck bessert	10	Sulf D200 Ign. D200	1	1	W O S
23	61	Tinnitus HWS-Beschwerden	Bandscheibenoperation Narben Störfelder	0.5	Zischen (Dampfkochtopf)	morgens besser und im Liegen, beim Gähnen stärker	3		3	3	N
24	63	Tinnitus Hörminderung Depressionen	6x Hörsturz Amalgam Rheuma Narben	1	Sausen helles Sirren pulsierend	Knacken hinter dem Ohr und im Hinterkopf	19	Mercurius S. XM Lyc. Sil.	1	2	N Z S A
26	61	Tinnitus Allergien WS- und Kieferschmerzen	Gußlegierung der Zahnprothese und Zahnherd	10	Pfeifen und Rauschen	dauernd	10	Arg. n.	1	1	A Z S

Tinnitusbehandlung mit Akupunktur und Homöopathie

Nr.	*A.*	*Diagnosen*	*Ursachen*	*T.s Jahren*	*T.Art*	*Modal.*	*Anz. A*	*Hom.-Mittel*	*Erst-E.* *1. Ergebnis*	*Spät.-E.* *2.*	*Gruppen*
27	75	Tinnitus Z.n. Nasen-septum-Op.	Narben Störfeld Durchbl.-Stör. Med.-Abusus	20	Rauschen	dauernd	3		4	4	O N D
28	52	Tinnitus rechts Bauch-TBC HWS-Beschw.	Amalgam Allergien Zahnstörfeld	2	Brummen Sausen Pfeifen	Druck im Ohr nachts besser	4		1	2	Z D W A O
29	50	Tinnitus Glaukom Spannung im Mund/Kopf	Amalgam Bimetall Allergien Wirbelsäule	1	Grillenzirpen Stechen rechts Rauschen	beim Fahren stärker	10	Silicea Phosphor	2	2	Z A W
30	29	Tinnitus links Allergien	Amalgam Nikotin Hörsturz	0.5	links klarer Ton	in Ruhe still, lauter beim Laufen	3	Tabacum D1000	2	2	Z A O D
31	45	Tinnitus NH-Entzündung Hörminderung WS	Bandscheiben-Op. Narben Allergien	8	Pfeifen beider-seits	konstant	2		2	2	W N A
32	70	Tinnitus Schwindel Migräne Arthrose	Narben Durchbl.-Stör.	0.5	Rauschen	Druck bessert	16	Mercurius XM	2	2	N W D S

Nr.	*A.*	*Diagnosen*	*Ursachen*	*T.s Jahren*	*T.Art*	*Modal.*	*Anz. A*	*Hom.-Mittel*	*1. Ergebnis* (Erst-E)	*2. Ergebnis* (Spät.-)	*Gruppen*
33	50	Tinnitus Haarausfall Depressionen	Hörsturz Psychopharmaka Med.-Abusus Amalgam	0.3	Quietschen hohes Piepsen	abends und bei Streß stärker	5	Mercurius XM Natr. m.	4	4	H O W
34	62	Tinnitus Struma Depressionen	Z.n. GO Herzinfarkt Med.-Abusus	3.5	Sausen		13	Lyc. XM Merc. XM	3	3	O Z W A
35	73	Tinnitus nach Herpes zoster Trig.-Neuralgie	Amalgam Zahnherde	1.3	Rauschen Klopfen Pulsieren	rechtes Ohr und hinterm Ohr	10	Phosphor Puls. Herpes-zoster-Nosode	1	2	Z S A
36	69	Tinnitus mit Schwindel Rheuma Ulcus cruris	Hörsturz WS	2	Rauschen	nach Bücken und nachts	8	Lachesis Conium, Acid. Salyzyl.	3	3	H W S
37	52	Tinnitus ZN-Ohroperation Schwerhörigkeit	Lärmschädigung Narben schlechte Zähne	2	Rauschen wie Wasser Dröhnen	stärker im Liegen und bei Druck und Streß	2	Ignatia C500 Digitalis D3	3	0	S N Z
38	45	Tinnitus rechts Schwindel Zungenbrennen	Melanom Knalltrauma Amalgam Narben	20	Klingeln Sausen	konstant	8	Mercurius S. Ignatia	4	4	Z N W H S A

Tinnitusbehandlung mit Akupunktur und Homöopathie

Nr.	*A.*	*Diagnosen*	*Ursachen*	*T.s Jahren*	*T.Art*	*Modal.*	*Anz. A*	*Hom.-Mittel*	*1. Ergebnis* (Erst-E.)	*2. Ergebnis* (Spät.-E.)	*Gruppen*
39	58	Tinnitus links WS-Beschwerden Hypertonie	Durchbl.-Stör. WS	1	Summen	nachts und morgens schlechter	19	Aurum D100	3	3	W D
40	50	Tinnitus beidseits Allergie Hautjucken WS	Hörsturz Bimetall Narben schlechte Zähne	0.8	Klingeln links mehr als rechts	stärker bei Streß	6	Lycopodium C500 Mercurius S.	3	3	H Z N A
41	16	Tinnitus Allergie Akne	Hörsturz Amalgam Z.n. Mononukleose	0.2	Pfeifen (TV)	Druck auf Ohr	4	Calcium c. D200 Mercurius S. Antimon c.	3	3	H Z A Ö
42	49	Tinnitus Schwindel Depression	Allergie Amalgam Z.n. Commotio	0.8	Rauschen - rechtes Ohr		5	Mercurius S.	2	0	Z A
43	45	Tinnitus Schwindel Allergien Depressionen	Narben Störfelder Amalgam Bimetall	10	Rauschen		9	Mercurius S.	1	3	N Z A W
44	48	Tinnitus Z.n. Bandscheiben-Op. Myom	Narben Störfelder Med.-Abusus Amalgam	0.3	Rauschen	wie Pulsschlag	4	Sepia Lachesis D200	3	4	N O Z A W Ö

Nr.	*A.*	*Diagnosen*	*Ursachen*	*T.s Jahren*	*T.Art*	*Modal.*	*Anz. A*	*Hom.-Mittel*	*1. Ergebnis* (Erst-E.)	*2. Ergebnis* (Spät-E.)	*Gruppen*
45	46	Tinnitus Otitis Gicht	Zahnherde Bimetall Nikotin Commotio	5	Klingeln und Pfeifen	Druck an den Schläfen Geräusch um Ohren	11	Conium Tabacum Mercurius S.	3	0	S Z O A
46	62	Tinnitus HWS-Blockade Gicht	Alkohol Nikotin Amalgam Allergien	20	Pfeifen	bei Streß	20	Tabacum Mercurius S.	2	2	S Z D A O
47	43	Tinnitus Zungenbrennen Metallgeschmack	Amalgam Allergien	10	Rauschen	stärker bei Streß und Sonne	10	Natrium m. Mercurius S. Sil.	2	2	Z A W
48	48	Tinnitus Z.n. Op. wg. Schiefhals Bronch.	Narben Commotio Psychopharmaka	1	Rauschen	nachts lauter	9	Nux. C1000	2	2	N S O A
49	48	Tinnitus Schwerhörigkeit Lärmschaden	Amalgam Bimetall Med.-Abusus	13	Singen Zischen Pfeifen Rauschen	beiderseits	9	Nux. v. Lyc. Mercurius S.	2	4	Z W H O A
50	38	Tinnitus rechts Kopfschmerzen	Zahnherde Amalgam Z.n. TBC	2	Rauschen	rechtes Ohr beim Aufstehen aus der Hocke	3	Mercurius XM	2	2	Z O A W

Tinnitusbehandlung mit Akupunktur und Homöopathie

Nr.	*A.*	*Diagnosen*	*Ursachen*	*T.s Jahren*	*T.Art*	*Modal.*	*Anz. A*	*Hom.-Mittel*	*1. Ergebnis* (Erst-E.)	*2. Ergebnis* (Spät.-E.)	*Gruppen*
51	55	Tinnitus Kopfschmerzen Nieren-TBC OP	Amalgam Zahnherde TBC-Medikamenten-Folge	20	schrilles Zischen Pfeifen pulsierend	Reifengefühl um Kopf beim Beugen rückw. verstärkt	7	Belladonna D200 Tub. D200	4	0	Z O A
52	52	Tinnitus Z.n. Malaria Gelbfieber Ruhr	Amalgam Narben Allergien	18	Pfeifen Rauschen rechts	Druck im Ohr Nachhallen der eigenen Stimme	11	Sil. Lyc. Caust. Merc. S.	2	3	W Z D N A O
54	59	Tinnitus Z.n. WS-Op.	Narben Allergien Cortison Basaliom Zähne	12	Zischen Sausen	See bessert und schlimmer zwischen 4 - 6 Uhr	12	Lyc. Lachesis	2	3	A Z O N W
55	32	Tinnitus Schwindel	Hörsturz rechts Amalgam	0.3	Klirren Pfeifen	Druck rechtes Ohr	15	Cocculus	2	3	H Z A
56	60	Tinnitus Z.n. Myom-Op. Ischias links	Narben Wirbel-Blockade Hormone	14	leises Rauschen	konstant	10	Phosphor Lycopodium	1	2	W D N S Ö
57	63	Tinnitus Schlafstörungen Depression Schwindel	Zahnherd Med.-Abusus Psychopharmaka	7	Flöten Rauschen Pulsieren Pfeifen	wie Blasen platzen	7	Phosphor C100	4	4	Z O

Tinnitusbehandlung mit Akupunktur und Homöopathie

Nr.	*A.*	*Diagnosen*	*Ursachen*	*T.s Jahren*	*T.Art*	*Modal.*	*Anz. A*	*Hom.-Mittel*	*1. Ergebnis* (Erst-E.)	*2. Ergebnis* (Spät-E.)	*Gruppen*
58	33	Tinnitus Schwindel Allergien Migräne	Narben Amalgam Allergien WS	3	Pfeifen beiderseits	Metallgeschmack	8	Cocculus S.	3	3	N Z A
59	49	Tinnitus Schwindel Z.n. Polio	Cortison Ekzem im Ohr Durchbl.-Stör.	0.5	Sausen rechts	Druck auf rechtem Ohr	6	Silicea Pulsatilla	1	1	O D
60	33	Tinnitus beiderseits Allergien Z.n. Comm.	Amalgam	0.3	Dauerton Pfeifen wie Sirenen Schwirren	schlimmer ab 16 Uhr und beim Bücken	3	Nux v. Lyc.	4	4	Z A
61	63	Tinnitus Luftnot Hypertonie Schlafstörung	WS Rheuma Stoffwechsel	1	Rauschen Pfeifen Zischen	im Liegen besser	20	Lachesis Digitalis	2	2	S W
62	69	Tinnitus links Bronchitis Schlafstörung	Allergien Wirbel-Blokkaden Hypertonie	3	Summen	linkes Ohr und über linkem Auge	5	Calcium c. Bryon.	2	3	W S A
63	50	Tinnitus Schwindel Kopfschmerz Schlafstörung	Amalgam Allergie Zahnherd Inversion	5	Rauschen Klopfen	beim Hinlegen Klopfen im Kopf	5		1	1	Z A

Tinnitusbehandlung mit Akupunktur und Homöopathie

Nr.	*A.*	*Diagnosen*	*Ursachen*	*T.s Jahren*	*T.Art*	*Modal.*	*Anz. A*	*Hom.-Mittel*	*Erst-E.* *1. Ergebnis*	*Spät.-E.* *2. Ergebnis*	*Gruppen*
64	33	Tinnitus Colitis WS-Beschwerden	Amalgam Narben Allergien	6	Pulsieren Rauschen	rechts mehr als links, bei Druck auf Carotis weg	8	Mercurius S.	3	3	Z N A W
65	50	Tinnitus Depression Allergien	Zahnherde Amalgam Psychopharmaka	20	Grillenzirpen klingendes Rauschen	schlimmer nachts und bei Nervosität	4	Silicea	2	4	Z O A
66	46	Tinnitus Allergie Hörverlust Schlafstörung	2x Hörsturz Amalgam Zahnstörfeld	0.3	Pfeifen rechts	lauter rechts mit Hörverlust	11	Calcium c. Silicea Lycopodium	2	3	H Z W A
67	64	Tinnitus Otosklerose Schwindel	Knalltrauma Arteriosklerose n. Gaumen-Op.	36	Sausen links Zischen	pulsierend	9		3	0	H W S
68	75	Tinnitus Schwindel Kopfschmerz Hypertonie	Durchblut.-Stör.	1.5	Klopfen linkes Ohr	pulsierend	9	Passiflora	2	2	D
69	66	Tinnitus WS-Beschwerden Schwindel	Hörsturz Narben Stoffwechsel	1	Rauschen		8	Cim. Lachesis	2	2	H N S
70	61	Tinnitus Schwerhörigkeit Allergien	Narben Durchbl.-Störg. Amalgam	7	Rauschen Pfeifen	rechts mehr als links	11	Mercurius XM	2	2	N D Z A

Tinnitusbehandlung mit Akupunktur und Homöopathie

Nr.	*A.*	*Diagnosen*	*Ursachen*	*T.s Jahren*	*T.Art*	*Modal.*	*Anz. A*	*Hom.-Mittel*	*1. Ergebnis* (*Erst-E.*)	*2. Ergebnis* (*Spät.-E*)	*Gruppen*
71	37	Tinnitus Psoriasis Bronchitis Ekzem	Allergien Amalgam	3	Piepsen links, Sausen rechts, Pfeifen beider- seits		2		0	0	Z A
72	71	Tinnitus links Schwindel WS-Beschwerden	HWS Durchblutungs- störungen	17	Zischen links, Rauschen	besonders nachts	3	Ign. D200	3	0	W D
73	76	Tinnitus NNH-Beschwer- den HWS Schwindel	Allergien Durchblutungs- störungen	10	Rauschen links	morgens schlechter	16		2	3	A W D
74	23	Tinnitus bds. Migräne Schwerhörigkeit	HWS Hormone Commotio	3	Piepsen Rauschen	pulsierend	6	Puls. D500	1	1	W S Ö
76	53	Tinnitus bds. Allergie Divertikulose	Leberzyste HWS Hörsturz	7	Rauschen Summen	wie Meeres- rauschen Knistern lauter in Ruhe	14	Ign. Merc. sol.	2	2	A H D
77	37	Tinnitus Schwindel Durchblutungs- störung	Narkosefolge Narben Amalgam Allergien	2	Rauschen rechts und links		10	Natr.s.	3	0	W N Z A D

Tinnitusbehandlung mit Akupunktur und Homöopathie

Nr.	*A.*	*Diagnosen*	*Ursachen*	*T.s Jahren*	*T.Art*	*Modal.*	*Anz. A*	*Hom.-Mittel*	*1. Ergebnis* (*Erst-E.*)	*2. Ergebnis* (*Spät.-E.*)	*Gruppen*
78	72	Tinnitus Schlafstörung nach Malaria	Resochin HWS-Blockade	20	Sausen Pfeifen	dauerndes Pulsieren	6	Dig. Lyc. Nux vomica	2	3	O W
79	54	Tinnitus Schwindel Allergien	Atlasblockade Amalgam Bimetall	0.3	Sausen		10	Cocc.	2	2	W Z A
81	53	Tinnitus WS Migräne Allergie	Kieferh.-op. hormonelle Störung Atlasblockade	0.3	Summen rechts		10	Lach. D200	2	3	W S A H Ö
82	65	Tinnitus Bronchitis Schwindel	Allergien Amalgam	14	Rauschen Zischen rechts	Streß	10	Phos. Merc.s.	3	3	A Z Ö
83	45	Tinnitus Myom Anämie Fibrom d. Brust	Anämie Hormone	1	rechts Rauschen	im Liegen besser	0	Aur. Calc.	1	2	S Ö
84	30	Tinnitus Schwindel Kopfschmerzen	Commotio Amalgam Leber	0.5	Rauschen bds.	wie Gummi- haube auf dem Kopf	4	Nux vomica	1	1	S W Z A
85	53	Tinnitus Allergien Migräne	Commotio Zahnherd Wirbelblockade	2	Rauschen links	vom Nacken zum Ohr links	3	Natr.s	1	1	A W Z

Tinnitusbehandlung mit Akupunktur und Homöopathie

Nr.	*A.*	*Diagnosen*	*Ursachen*	*T.s Jahren*	*T.Art*	*Modal.*	*Anz. A*	*Hom.-Mittel*	*Erst-E.* 1. *Ergebnis*	*Spät.-E.* 2. *Ergebnis*	*Gruppen*
86	35	Tinnitus Schlafstörung HWS	Hörsturz Narben Zahnherd	1	Rauschen links leise		3		0	0	Z N A W
87	19	Tinnitus Diabetes Allergien Taubheit r.	Stoffwechsel- störung Hörsturz	0.5	Rauschen rechts, Klirren klarer Ton	in Ruhe lauter (wie im Radio)	5	Caust.	4	0	A S H
88	50	Tinnitus rechts Schwindel Depression	nach Virusinfekt Rheuma Hormone Amalgam	2	Zirpen und klarer Ton		4	Merc.XM	3	0	O S Z A
89	65	Tinnitus Kopfschmerz Hypertonie Schlaf	WS Tuberkulose in Familie	1.5	Brummen Sausen	im Liegen stärker	4	Tub.D200 Cimmic.	2	2	W O
90	67	Tinnitus Schlafstörungen Gicht	Schlaganfall Virusinfekt	20	Rauschen links	hohles Gefühl im Kopf	15		2	2	S O
91	68	Tinnitus bds. Schwerhörigkeit Arthritis	Allergien Inversion NNH- Erkrankung	8	Knacken in beiden Ohren, Summen beim Mundbewegen	schlechter nach Haarwaschen und zw. 16 u. 20 Uhr	10	Lyc.	2	2	O A W S

Tinnitusbehandlung mit Akupunktur und Homöopathie

Nr.	*A.*	*Diagnosen*	*Ursachen*	*T.s Jahren*	*T.Art*	*Modal.*	*Anz. A*	*Hom.-Mittel*	*1. Ergebnis* (*Erst-E.*)	*2. Ergebnis* (*Spät.-E.*)	*Gruppen*
92	82	Tinnitus Allergie nach Ohr-Op. Schwindel	Narben hinterm Ohr Art.-Skl.	45	Rauschen rechts	Hämmern	10	Sulf.D200	2	2	N S D A
93	75	Tinnitus Arthrose Bronchitis Allergie	Cortison Z.n. Ohr-Op. Narben Lateralitätsstörungen	1	Pfeifen	links mehr als rechts	5		2	2	O N A
94	44	Tinnitus bds. Hormone Schwindel Schlaf	Amalgam Nikotin Allergien	5	Pfeifen Rauschen Brummen	in Attacken bei Kopfbewegung	10	Ign. Nux vomica Merc.XM	1	1	Z O A Ö
95	54	Tinnitus Depression Migräne Myom	Hormone Stoffwechsel	4	Sausen beiderseits		2	Ignatia D200 Sepia D200	1	2	S Ö
96	17	Tinnitus Kopfschmerz nach Otitis	Amalgam Allergien Zahnherd	3	Rauschen rechts		12	Pulsatilla c, Mercurius XM Silicea	2	2	Z A O
97	65	Tinnitus Schwerhörigkeit Z.n. Nieren-TBC	Amalgam Hörsturz HG-Allergie	9	Zischen	im Auto und bei Geräuschen besser	10	Sulfur Calcium c. Luesinum	2	3	Z H A

Tinnitusbehandlung mit Akupunktur und Homöopathie

Nr.	*A.*	*Diagnosen*	*Ursachen*	*T.s Jahren*	*T.Art*	*Modal.*	*Anz. A*	*Hom.-Mittel*	*1. Ergebnis* (Erst-E.)	*2. Ergebnis* (Spät.-E.)	*Gruppen*
98	57	Tinnitus links Bronchialasthma Depression	Cortison Zahnherde Allergien	0.4	Klingeln Zischen Dröhnen	in Ruhe stärker, durch Wein besser	12	Natrium m. Lachesis CM	1	2	O A Z D
101	82	Tinnitus Taubheit der Beine	Zahngranulome	20	hohes Pfeifen		10	Mercurius s. LM Plumbum D500	4	4	Z W
102	43	Tinnitus links Schwindel Gesichtsschmer-zen	Amalgam Commotio	3	wie flötender Wasserkessel	sehr wechselhaft	10	Acid. pic. Arnica Nux. v.	3	3	Z W A N
103	48	Tinnitus beidseits Reizblase Schlafstörung WS	Impfung Rheuma Amalgam	1	Pfeifen beider-seits	verschied. Fre-quenzen wechselhaft	10	Mercurius s.	1	2	W S O Z A
104	71	Tinnitus Kopfschmerzen Schwindel Schlafstörung	Stauungsödeme	0.5	Klopfen Zischen Pulsieren	wie Schnellkoch-topf	19	Calcium, Tub. Puls. Sil.	3	3	S D
105	33	Tinnitus beidseitig Kopfschmerz Haarausfall	Allergien Cortison Zahnprobl. Amalgam	0.5	Pfeifen beiderseits hohes Rauschen	konstant	7	Pulsatilla Lachesis Ignatia (Zähne nicht saniert)	4	4	Z O A Ö

Tinnitusbehandlung mit Akupunktur und Homöopathie

Nr.	*A.*	*Diagnosen*	*Ursachen*	*T.s Jahren*	*T.Art*	*Modal.*	*Anz. A*	*Hom.-Mittel*	*Erst-E.* *1. Ergebnis*	*Spät.-E.* *2. Ergebnis*	*Gruppen*
106	50	Tinnitus beidseits Rektum-Ca. Depression	Amalgam Allergie Psychopharmaka	0.1	Pfeifen	wie ein Teekessel	4	Tarantula Lachesis	3	3	Z S O A
107	47	Tinnitus beidseits Depression Psoriasis	Psychopharmaka Amalgam-Aller- gie	0.5	Pfeifen Zischen schrilles Sirren	wie in Leucht- stoffröhren	7	Ignatia Lachesis Mercurius Nosode Herpes- zoster	3	3	W O Z A
108	76	Z.n. Mamma Ca. Herpes zoster Tinnitus rechts	Med. Abusus Herpes zoster	3	Rauschen		8	Bryo. Apis Nosode Herpes zoster	3	3	S O
110	54	Tinnitus rechts Depression	Amalgam-Aller- gie Durchbl.-Stör.	12	Klingen	wie am Telefon- mast	13	Ignatia Pulsatilla Mercurius	2	3	Z D A
111	32	Tinnitus Z.n. Otitis Allergien Rheuma	Hormonelle Stör. Allergie Amalgam	1	Rauschen		4	Sepia (Zähne noch nicht saniert)	0	0	Z S A Ö
113	67	Tinnitus Rückenschmer- zen Z.n. TBC	Allergien TBC-Med.: Neoteben Streptomycin	7	heller schriller Ton Quietschen	wie Glocken- schlag, Kaffee ver- schlechtert	10	Tub. D200 Sticta D200 Acid. Phos. Zn. val.	2	2	W A S O

Tinnitusbehandlung mit Akupunktur und Homöopathie

Nr.	*A.*	*Diagnosen*	*Ursachen*	*T.s Jahren*	*T.Art*	*Modal.*	*Anz. A*	*Hom.-Mittel*	*1. Ergebnis* (Erst-E.)	*2. Ergebnis* (Spät.-E.)	*Gruppen*
114	40	Tinnitus beidseits Herpes	Knalltrauma Amalgam	16	hohes Pfeifen	tags und nachts	4	Acid. pric. Nat. chlor. Nux v. (Amalgam muß raus)	0	0	H Z A
115	53	Tinnitus beidseits Depression Osteochondr. Amalgam	Akustikusneu-rinom-Op. Psychopharm. Amalgam	0.5	Pfeifen Zischen Zirpen	dauernd	2		0	0	Z O N A W
116	18	Tinnitus Allergien Kopfschmerzen	Commotio Amalgam	0.5	Rauschen		6	Aurum Thuja Nux v. Tub. Mercurius S.	1	1	Z A
117	44	Tinnitus links Kopfschmerzen WS-Beschw.	Amalgam-Aller-gien Zahnprobl. Polio als Kind	0.8	Rauschen		5		3	3	Z O W
118	44	Tinnitus Fußödeme Schwindel Kopfschmerzen	Allergien Zahngranulome	2	Rauschen		4	Pulsatilla Lachesis	2	1	W A Z

Tinnitusbehandlung mit Akupunktur und Homöopathie

Nr.	*A.*	*Diagnosen*	*Ursachen*	*T.s Jahren*	*T.Art*	*Modal.*	*Anz. A*	*Hom.-Mittel*	*Erst-E.* 1. Ergebnis	*Spät.-E.* 2. Ergebnis	*Gruppen*
119	44	Tinnitus Kopfschmerz Depression Schlafst.	Morb. Böck Amalgam Narben Neoteben Cortison	1	Rauschen	kurz anhaltend intensiv	17	Tub. Cortison Mercurius S.	1	1	Z N O A
121	46	Tinnitus Schlaf HWS	Pleuritis TBC Amalgam Streptomyzin	5	Rauschen Summen	abends lauter	8	Phos. Merc.s. Natr. mur. Tub. D200 Puls. D500	2	3	O Z N A W
122	54	Tinnitus links Depression Schlaf	Psychopharmaka Otosklerose	17	intensives Rauschen	dauernd	3	Aurum Tub. Ign. Luesin.	4	0	O S
123	36	Tinnitus linkes Ohr Rheuma	Amalgam Narben Zahngranulom	0.3	hohes Pfeifen	ab und zu	8	Tub. Merc.s.	1	1	Z S N A
125	56	Tinnitus bds. Rheuma Schlaf WS	Amalgam	1	in Schüben	Kopf und Hals bei Tinnitus verkrampft	6	Sulf. Lyc. Merc.s.	3	0	Z S A
126	60	Tinnitus bds. Ischias Schlaf Rosacea	Narben Amalgam Basaliom	2	Rauschen Zischen	wie Entweichen von Dampf	7	Aurum Merc.s. Glon.	1	2	N Z A O

Tinnitusbehandlung mit Akupunktur und Homöopathie

Nr.	*A.*	*Diagnosen*	*Ursachen*	*T.s Jahren*	*T.Art*	*Modal.*	*Anz. A*	*Hom.-Mittel*	*1. Ergebnis* (*Erst-E.*)	*2. Ergebnis* (*Spät.-E.*)	*Gruppen*
127	58	Tinnitus l. Migräne Schwindel	Zähne Wirbelblockade	10	Zischen Pfeifen	wie Luft aus dem Ohr	2	Sil. CM (erst Zahn-sanierung)	0	0	Z W O A
128	20	Tinnitus r. Kopfschmerzen Schwerhörigkeit	Knalltrauma Amalgam	1	Pfeifen Klopfen Ticken	Dauerton	10	Caust. Lach. Sil. Calc.c. (Amalgam muß raus)	3	0	H Z A
129	52	Tinnitus Otosklerose Ischias	Amalgam Psychopharmaka Rheuma Loch i. Felsen-bein	27	Klopfen Pfeifen Rauschen	hohe Töne	11	Arg.n. Mosch. Lach.	1	1	Z O S W
131	44	Tinnitus l. Rücken Rheuma Allergien Isch.	Amalgam Zahnherde	0.1	Rauschen links	wie am Meer	10	Merc. sol. (z. Ausleiten v.Hg.)	1	1	Z W A
132	56	Tinnitus l. Gonarthrose r. Kopfschmerz	Amalgam Narben HWS	2	Rauschen links	besser bei Be-wegung, schlechter bei Nackenstrecken	6	(Amalgam muß noch raus)	2	3	Z N W

Tinnitusbehandlung mit Akupunktur und Homöopathie

Nr.	*A.*	*Diagnosen*	*Ursachen*	*T.s Jahren*	*T.Art*	*Modal.*	*Anz. A*	*Hom.-Mittel*	*Erst-E.* 1. Ergebnis	*Spät.-E.* 2. Ergebnis	*Gruppen*
133	24	Tinnitus Kopf Schwindel Z.n. Meningitis	Amalgam Gicht Rheuma	2.5	Dröhnen bds.	besser im Liegen	15	Calc.c. Nux vomica (Amalgam ist noch drin)	1	2	Z S O A
134	61	Tinnitus l. Durchblutungs-störung	Allergien Arteriosklerose Amalgam	3	Pfeifen	besonders in Ruhe	13	Acid. phos. Merc.s.	3	3	A Z D
135	52	Tinnitus l. LWS Schwindel	Hepatitis Amalgam Allergien Narben	1	Pfeifen	dauernd hoher Ton	10	Merc.sol.	3	3	W S Z N A
136	56	Tinnitus bds.	Zahnherde Amalgam Allergie	3.5	Schallen im Kopf	anfallartig	18	Merc.s. Puls. Sil. Calc. Chin. (Zahnsanierung nötig)	3	0	Z A
137	25	Tinnitus bds.	Amalgam Allergien Antibiotika Psychopharm.	1.5	Pfeifen Klingeln Klirren	ständig pulsierend, Nase verstopft	2	Merc.s. Tab.	3	0	O Z A

Tinnitusbehandlung mit Akupunktur und Homöopathie

Nr.	*A.*	*Diagnosen*	*Ursachen*	*T.s Jahren*	*T.Art*	*Modal.*	*Anz. A*	*Hom.-Mittel*	*1. Ergebnis* (*Erst-E.*)	*2. Ergebnis* (*Spät.-E*)	*Gruppen*
140	56	Tinnitus links Schwindel Glaukom	Hörsturz l. Nikotin	2	Pfeifen Geräusch	klarer Ton, pulsierend, wechselnde Intensität	14		2	2	H W S O
141	36	Tinnitus l. Schwerhörigkeit	Hörsturz Amalgam Allergien Rheuma	0.3	ständiges Pfeifen hohe Frequenz	wechselnde Intensität	2	Merc.s.	1	1	H Z S A O
143	45	Tinnitus nach Trommelfell- perforation	Allergie Amalgam Narben	0.1	Rauschen	wie Herzschlag pulsierend	4	Aconit.D200	1	1	A Z O
144	34	Tinnitus bds. Schwerhörigkeit	Allergie Amalgam HWS	6.5	Rauschen	schlimmer nach jeder Entbindung	4	Merc.s.	1	1	A Z W
145	47	Tinnitus bds. Schwerhörigkeit Migräne	2x Hörsturz Allergien	4	Rauschen	tags und nachts	5	Mosch. Lach.	1	2	H A S
146	50	Tinnitus l. Schwerhörigkeit Ödeme Psoriasis	Hörsturz Allergien Antibiotika	19	Klingeln Pulsieren Klopfen l.	Druck auf Ohren bes. im Wind	13	Cal.jod. Ars. Phos. Tub.	1	1	H A O
147	55	Tinnitus r. Stoffwechsel- störung	Hörsturz Lat.-St Allergien	0.5	Rauschen	tiefe Frequenz besser in Ruhe	10	Acon.D200 Merc.s.	1	1	H A S Z

Tinnitusbehandlung mit Akupunktur und Homöopathie

Nr.	*A.*	*Diagnosen*	*Ursachen*	*T.s Jahren*	*T.Art*	*Modal.*	*Anz. A*	*Hom.-Mittel*	*1. Ergebnis* (*Erst-E.*)	*2. Ergebnis* (*Spät.-E.*)	*Gruppen*
148	25	Tinnitus bds. Pruritus	Allergien Cortison Amalgam Zahnherde	1	Pfeifen Klingeln Tuten Knallen	tags und nachts	6	Tub. Magn.carb. Nat. mur.	3	3	A O Z
149	35	Tinnitus bds. Pruritus	Allergien Amalgam Antibiotika	0.5	Rauschen	dauernd	2	Sulf. Ars.	0	0	A Z O
150	52	Tinnitus bds. Myom	Zahnherde Amalgam Anämie Allergien	2	Rauschen hohe Töne	bei Aufregung stärker	12	Aur. Merc.s. Eisen	2	2	A Z Ö
151	57	Tinnitus Schwindel	Hörsturz Amalgam Knalltrauma Hormone	5	wie Glöckchen, wie Bienen und Klingeln	im Liegen erträglich, Änderung bei Kopfbewegen	16	Calcium c. Merc.s. Con. China	3	3	A Z H S Ö
153	47	Tinnitus links Schwindel	Amalgam Hepatitis-Folge	1.3	Rascheln wie Papier, Knacken	Alkohol bessert, Geräusch intermittierend	6	Aurum Mercurius s.	1	2	A Z S
154	66	Tinnitus beidseits Schwerhörigkeit	Knalltrauma Hörsturz Hormone Amalgam	10	Geräusch wie Wasserrauschen	wie verstopft pulsierend	6	Lachesis Mercurius Lycopodium	4	4	H S Z A Ö

Tinnitusbehandlung mit Akupunktur und Homöopathie

Nr.	*A.*	*Diagnosen*	*Ursachen*	*T.s Jahren*	*T.Art*	*Modal.*	*Anz. A*	*Hom.-Mittel*	*1. Ergebnis* (*Erst-E.*)	*2. Ergebnis* (*Spät-E*)	*Gruppen*
156	58	Tinnitus beidseits Polyneuropathie	Amalgam- Allergie Bleivergiftung	0.5	Rauschen	wie Wasser- rauschen	7	Mercurius s. Plumbum m.	1	1	Z A O
157	46	Tinnitus beidseits Z.n. Hyperne- phrom	Herpes zoster Streß Allergien Narben	1	pulsierendes Fiepen	wie Bläschen platzen, besser beim Autofahren	12	Nux v. Nosoden Herpes zoster	3	3	Z O A N
158	27	Tinnitus rechts Schwindel	Hypertonie Heuschnupfen Allergien	4-5	Rauschen	diffus. wechselnde Intensität	8	Phos. acid.	3	3	W A S O
159	42	Tinnitus links Diabetes	Hörsturz Allergien	1	Rauschen	wie Störsender im Radio	4	Sulfur	3	4	A O S H
160	62	Tinnitus beidseits Schlafstörung Kopfschmerz	Allergie Z.n. Hormon- spritzen u. n. Malaria	1	Zischen Rauschen	pulsiert wie kochendes Wasser, in Ruhe lauter	10	Sulfur China Tub. Lyc.	3	3	A W O S Ö
163	30	Tinnitus links Rückenschmerzen Allergien	WS Amalgam	0.1	helles Rauschen	konstant	4	Mercurius s. Calcium c. Med. D200	1	1	Z W A
164	30	Tinnitus beidseits Schwindel	3x Hörsturz Hormone Amalgam	0.2	Rauschen Pochen Pulsieren	eigene Stimme hallt wieder	10	Mercurius s. Lachesis Causticum Acid. phos.	1	1	W H S A Ö

Tinnitusbehandlung mit Akupunktur und Homöopathie

Nr.	*A.*	*Diagnosen*	*Ursachen*	*T.s Jahren*	*T.Art*	*Modal.*	*Anz. A*	*Hom.-Mittel*	*1. Ergebnis* (Erst-E.)	*2. Ergebnis* (Spät.-E.)	*Gruppen*
165	30	Tinnitus rechts Schlafstörung	Hörsturz WS Allergien	0.5	klarer Ton, Knacken nach Schlucken	hohe Frequenz Druck im Ohr	9	Causticum Petroleum Nat.m.	2	1	H W A
166	50	Tinnitus Migräne Depressionen Durchfall	Allergien Psychopharmaka Kieferprobl.	1	Pfeifen Summen Knacken	Kunststoffschiene im Mund ver- schlechtert	4	Moschus Nux v. Okoubaka	4	0	S A O
167	48	Tinnitus beidseits Schwindel Schwerhörigkeit	Hörsturz rechts Hormone	3.3	Rauschen	wie ein Wasser- fall	5	Aconitum Cocculus Phosphor	3	0	S A Ö
169	45	Tinnitus beidseits sek. Anämie d. Myome	Hörsturz Hormone TBC Amalgam Psychopharm.	1	Rauschen Sirren Pfeifen	Rauschen im Hinterkopf, wechselnde Intensität	10	Tub. Mercurius s.	2	3	O S Z A Ö
170	27	Tinnitus beidseits Zahnherd Allergien	Hörsturz Antibiotika Amalgam	0.5	Ohrgeräusch im Kopf	wie Pfropfen im Ohr	11	Thuja D200	2	1	H Z A O W
172	50	Tinnitus links Nackenkopf- schmerz Taubheit l.	Commotio Rheuma Tetanus Narben Amalgam	0.3	hohe Frequenzen	Tinnitus mit wahnsinnigen Kopfschmerzen	2	China Lyc. Merc.s. Nat. sulf.	2	2	S Z W H A

Tinnitusbehandlung mit Akupunktur und Homöopathie

Nr.	*A.*	*Diagnosen*	*Ursachen*	*T.s Jahren*	*T.Art*	*Modal.*	*Anz. A*	*Hom.-Mittel*	*1. Ergebnis* (*Erst-E.*)	*2. Ergebnis* (*Spät.-E.*)	*Gruppen*
173	48	Tinnitus beidseits Allergien	Mykosen Antibiotika Cortison	5	Zischen	dauernd	2	Sulfur D200	0	0	O W A
174	41	Allergien Tinnitus Asthma Ekzem	HG-Allergie Hörsturz Durchbl.-Stör.	0.5	Rauschen	dauernd	10	Tub., Sulf. Mercurius S. Thuja	1	2	S O A H D
175	50	Tinnitus links Kopfschmerzen	Zahnherde Amalgam Cortison Hormone Rheuma	5	Zischen im linken Ohr	wie Wasser im Ohr	10	Lachesis Selen Mercurius s. Sulfur (Amalgam raus!)	1	1	O W S Z A Ö
176	48	Tinnitus links Allergien	Zahnproblem Allergien Hormone Hg-Allergie	5	Pfeifen Zischen Klingeln	wie Wasser im Ohr, auch beim Zuhalten	6	Merc.s. Lachesis Pulsatilla	4	4	A Z S Ö
178	49	Tinnitus rechts WS-Beschwerden	Amalgam Allergien Narben	4	wie Grillenzirpen	schlimmer in Ruhe und durch Streß, hohe Frequenz	4	Mercurius s. Pulsatilla	1	1	Z W A O
179	49	Tinnitus links Migräne Schlafstörung	Med. Abusus Narben	6	schriller Ton im linken Ohr und Dröhnen	lauter im Liegen und in Ruhe	7	Nux v.	2	0	S W O N Ö

Tinnitusbehandlung mit Akupunktur und Homöopathie

Nr.	*A.*	*Diagnosen*	*Ursachen*	*T.s Jahren*	*T.Art*	*Modal.*	*Anz. A*	*Hom.-Mittel*	*Erst-E.* 1. Ergebnis	*Spät.-E.* 2. Ergebnis	*Gruppen*
182	67	Tinnitus beidseits Geruch- und Geschm.-Stör.	Amalgam Trig.-Neuralgie rechts	12	hohe Töne mit Schwerhörigkeit	morgens lauter beim Aufwachen	4	Nat. m. Merc.s.	0	0	W S O A Z
183	49	Tinnitus links Rückenschmerzen	Knalltrauma Amalgam WS	9	hohes Zischen Rauschen Hämmern	zwischen 5000 - 7000 Hz.	2	Merc.s.	2	1	Z W H
184	49	Tinnitus rechts Atembeschwerden Hüftschm.	Hörsturz Zahngranulome mult. Allergien	0.8	Klopfen im rechten Ohr	es klopft nur im Liegen	10	Ignatia D200 Merc.s.	1	1	A Z W H
185 •	45	Tinnitus mit Schwerhörigkeit	Alkohol Streß Commotio Allergien Amalgam	0.8	Singen im Hinterkopf	wie Überlandleitung Streß verschlimmert	6	Lachesis Sulfur	2	3	S Z A O
186	64	Tinnitus Malignes Lymphom	Hörsturz Chemotherapie Anästhesie	8	Summen	hohe Frequenz	4	Gelsemium Arnica Sulfur Lachesis	3	2	O H
187	38	Tinnitus beidseits Hörminderung	Allergien Amalgam	2.5	Knacken mit Druckgefühl	Nachhallen beim Schlucken, geräuschempfindlich	4		2	1	Z A

Tinnitusbehandlung mit Akupunktur und Homöopathie

Nr.	*A.*	*Diagnosen*	*Ursachen*	*T.s Jahren*	*T.Art*	*Modal.*	*Anz. A*	*Hom.-Mittel*	*1. Ergebnis* (*Erst-E.*)	*2. Ergebnis* (*Spät.-E.*)	*Gruppen*
188	*57*	*Tinnitus beidseits HWS-Beschwerden*	*Amalgam*	*6*	*Pfeifen Rauschen*	*schlimmer beim Kopfschütteln*	*4*	*Merc. s.*	*2*	*3*	*Z S W*
189	66	Tinnitus beidseits Taubheit	Mamma-Ca links Chemotherapie	12	Sausen Rauschen Summen	wie Bienenschwarm, schlimmer beim Liegen	5		4	0	O S W
190	48	Tinnitus beidseits Schlafstörung Arthrose	Amalgam Allergien	0.2	Rauschen Zischen	wie Grillen, Nachhallen hohe Frequenz	7	Nux v. Merc. s. Ignatia Phosphor	2	0	W A Z S O
191	55	Tinnitus rechts WS-Beschwerden Allergien	Hörsturz Zahnprobl. Nikotin	2.5	Rauschen	wie Meeresrauschen, pulsierend	4	Merc. XM Nux v.	0	0	H Z W S A
192	51	Tinnitus links Schwerhörigkeit Hormonstör.	Zähne Hörsturz	1.5	Rauschen	ständig Druck im Ohr	0		0	0	H W Z S Ö
193	33	Tinnitus links Allergien	Hörsturz Hormonstörungen	2.5	Dauerton links	ständig	0	Syph. D200	2	1	H Z A S Ö
194	55	Tinnitus beidseits Schwindel Migräne	HWS-Syndrom Amalgam	5	Zischen	mit Wiederhallen, lauter beim Busfahren	9	Causticum D200 Merc. s.	1	1	Z W S A

Tinnitusbehandlung mit Akupunktur und Homöopathie

Nr.	*A.*	*Diagnosen*	*Ursachen*	*T.s Jahren*	*T.Art*	*Modal.*	*Anz. A*	*Hom.-Mittel*	*1. Ergebnis* (*Erst-E.*)	*2. Ergebnis* (*Spät.-E.*)	*Gruppen*
195	26	Tinnitus beidseits Rückenschmerzen	Knalltrauma Allergien	1	Rauschen Pfeifen Pulsieren	Lärm und Streß verstärken	4	Tub.	2	3	H W A
196	25	Tinnitus rechts Schwerhörigkeit	Hörsturz Amalgam-Allergie Med.-Abusus	3	Rauschen Brummen	schlimmer nach Flug	3	Merc. s.	2	1	H A Z Ö
197	40	Tinnitus rechts Schulter-Arm-Syndrom	Stoffwechselstörung WS-Beschwerden	6	Brummen, Widerhall im Kopf, Druck im rechten Ohr	Echo, hört eigene Stimme laut im Kopf	2	Causticum D200	2	0	W S A
198	14	Tinnitus beidseits Z.n. Commotio	Amalgam-Allergie Metall-Allergie	2	hohe Frequenz, Pfeifen	wechselnde Intensität nur in Ruhe, rechts mehr als links	2	Merc. s.	0	0	A Z O
200	61	Tinnitus beidseits Heuschnupfen Ekzeme Asthma	Amalgam Allergien Psychopharmaka	3	Rauschen		2	Sulf. D200	2	3	A O Z
202	47	Trig.-Neuralgie WS-Blockade Lat.Störung	Tinnitus links Amalgam Zahnherd	6W	ein gleicher Ton	stärker abends und in Ruhe	12	Merc.sol. Selen Ignatia	1	1	W Z A
203	50	Tinnitus bds. Allergien	Hörsturz Narben	0.5	tiefes Rauschen	nachts stärker, zwischen 3 und	5	China Lachesis	3	0	H A Z Ö

Tinnitusbehandlung mit Akupunktur und Homöopathie

Nr.	*A.*	*Diagnosen*	*Ursachen*	*T.s Jahren*	*T.Art*	*Modal.*	*Anz. A*	*Hom.-Mittel*	*1. Ergebnis* (*Erst-E.*)	*2. Ergebnis* (*Spät.-E.*)	*Gruppen*
		Amalgam Hormone	Allergien Schlafstörung			4 Uhr					
204	58	Allergien Tinnitus Rheuma Hypertonie	viele Operationen Commotio Hörsturz	3	wie Meeres- rauschen	tags und nachts	5	Arnica Lach. Magn.c. Tub.	3	0	A N H S O
205	48	Hörsturz Tinnitus re. nach Ohroperationen	Alkohol-Abus. Psychopharmaka Antibiotika	10	hohes Quietschen und Pulsieren	bei Druck aufs Ohr Pfeifen, am Meer besser	12	Sulfur Nux v. Lach. Merc.s.	3	3	A O W
206	63	Tinnitus Drehschwindel Glaukom Allergie	Metall-Allergie Narben	4	pulsierende Geräusche	seit der oberen Zahnprothese	4	Sulf. Silicea Cham. Gels. Ign.	2	2	O A Z W
207	70	Lat. Störung Allergien Leberkrankheit	Virusinfekt Psychopharmaka Allergien	12	Rauschen Klingeln Zirpen Zischen Klirren	abends und in Ruhe stärker	8	Sulf. Lyc. Puls.	3	3	O W A S
208	37	Allergien Amalgam Gastritis	2x Hörstürze Herpes gen. Psychopharmaka	2	Zirpen Klingeln Rauschen Pulsieren	schlimmer nach Alkohol, bei Wärme und Streß	10	Nosode Herpes simpl. Merc.s.-Auslei- tung	2	1	S A Z O

Tinnitusbehandlung mit Akupunktur und Homöopathie

Nr.	*A.*	*Diagnosen*	*Ursachen*	*T.s Jahren*	*T.Art*	*Modal.*	*Anz. A*	*Hom.-Mittel*	*Erst-E.* 1. Ergebnis	*Spät.-E.* 2. Ergebnis	*Gruppen*
209	40	Amalgam Allergien Zustand nach Commotio	Amalgam- und Nickelallergie	0.3	Pulsieren und Pfeifen mittlere Frequenz	wie Wasser am Ohreingang links und im Kopf	9	Nux v. D200	2	2	A Z
211	55	Arthrose Amalgamintox. Streß Virusinfektion	Grippe Streß Amalgam Schlafstörung	2	Pfeifen	wie Schnellkochtopf rechts mehr als links	6	Ignatia	2	1	Z S O
212	16	Allergien Akne Dysmenorrhoe Amalgam	Op.-Narbe am Ohr Kreislaufstörung	0.5	Rauschen re. (op. Ohr) mehr als links	nur ab und zu	13	Merc.s. Phos. Sepia Veratr.alb.	1	1	Ö N A Z
213	67	Tinnitus mit Schwindel HWS-Beschwerden	Narben Zahnherde	3	helles Rauschen leises Singen, tiefere Tonlage	Gefühl, wie durch Watte hören, ohne Unterbrechung	3	Zahn gezogen	3	0	N W S Z
214	56	Zahnherd Kunststoffallergie Gonarthrose	Amalgam Zahnprobleme Allergie Narben	5	Rauschen	stärker bei Streß	10	Merc.s. Med. D200 Caust. Sep. Tub.	3	2	A Z N
215	35	Allergien devitaler Zahn Wirbelsäule	Metallallergie Zahnherd Z.n. Zeckenbiß	1	heller Ton	in Ruhe lauter, schleichender Beginn	4	Puls. Med. Zeckenbiß-Nos.	2	1	W Z A H

Tinnitusbehandlung mit Akupunktur und Homöopathie

Nr.	*A.*	*Diagnosen*	*Ursachen*	*T.s Jahren*	*T.Art*	*Modal.*	*Anz. A*	*Hom.-Mittel*	*1. Ergebnis* (*Erst-E.*)	*2. Ergebnis* (*Spät.-E.*)	*Gruppen*
216	51	Allergien Z.n. Darm-operation Tuberculose	Migräne Med. Abusus Z.n. Commotio	3	Pfeifen Rauschen Pulsieren	morgens schlimmer	4	Sulf. Puls. Chin. sulf. Con.	3	4	S A N W O
217	47	Allergie auf Zahn-Prothese Z. nach Hörsturz	Psychopharmaka Streß Wirbelsäule	1.3	hohes Pfeifen und Zischen	morgens schlimmer. als wenn Luft entweicht	6	Ign. Graph. Zn. (und ad Zahnarzt)	4	0	O W A H
218	69	Med. Abusus Depression	ototoxisch	2.5	Rauschen wie im Wald	pulsierend, abends und morgens schlechter	5	Puls. Con. Medorrh.	4	0	O S
220	53	Cu-Allergie Zahngranulome	Amalgam multiple Allergien	1	links Tuten, rechts Rauschen	wie im Wald	0	(ad. Zahnarzt u. Allergologe)	0	0	A Z W
221	48	HWS Allergien Narbenstörfelder	Kopfschmerzen WS-Blockade	4	Rauschen Pfeifen Grillenzirpen, Dröhnen üb. Ohr	im Hinterkopf. Wind verschlechtert, Wärme bessert	3	Nux v. D200	3	3	N A W
222	29	Z.n. Hörsturz und Mumps und Meningitis	Amalgam Antibiotika Cortison Narben	0.8	Zirpen Rauschen Brummen	konstant, tiefe Frequenzen	2	Merc.s., (Amalgam raus)	3	0	A W O N Z H

Tinnitusbehandlung mit Akupunktur und Homöopathie

Nr.	*A.*	*Diagnosen*	*Ursachen*	*T.s Jahren*	*T.Art*	*Modal.*	*Anz. A*	*Hom.-Mittel*	*Erst-E.* 1. Ergebnis	*Spät.-E.* 2. Ergebnis	*Gruppen*
223	69	Migräne li. Depression Magenschmerzen	Metallallergie Brücke und Prothese	1	Klingeln wie von Schellen	unterschiedliche Tonlage	3	Bryon. D100 (ad Zahnarzt z. Änderung der Prothese)	2	1	O A W S
225	46	Multiple Allergien Amalgam-Allergie	Rückenschmerzen	7	Knacken	beim Mundöffnen und beim Gähnen	10	Stannum Merc.s. (z. Ausleiten)	1	1	Z A W
227	47	Schwindel bei Tinnitus Lichen ruber planus	Allergien HWS-Syndrom	14	Rauschen links, fast taub	Grundton, der überlagert ist	3	Calc.phos. Nat.m. (Spannung im Mund besser)	3	0	W A
229	56	Allergien Migräne Colitis Herpes s.	Z.n. Hörsturz tote Zähne Zahnherde	3	Rauschen	links mehr als rechts	3	Herpes simplex D200 Nosode	1	1	O W A Z
230	39	HW-Syndrom Psychose Allergien	Amalgam Hörsturz Depression Schlafstörung	25	Pfeifen	hochfrequent, links mehr als rechts	2	Sulf. D200 Merc.sol. Tabac.	0	0	W O A H Z
231	36	Cholesteatom 3x Ohroperation WS	Narben Allergien Amalgam-Allergie	3	Pfeifen, gleiche Tonhöhe, wechselnde Intensität	Schlucken verschlechtert	4	Nux v. D200	0	0	N W O A Z

Tinnitusbehandlung mit Akupunktur und Homöopathie

Nr.	*A.*	*Diagnosen*	*Ursachen*	*T.s Jahren*	*T.Art*	*Modal.*	*Anz. A*	*Hom.-Mittel*	*Erst-E.* 1. *Ergebnis*	*Spät.-E.* 2.	*Gruppen*
232	68	Allergie gegen Zahnprothese Kopfschmerzen	Anämie durch Nasenbluten Psychopharmaka	1	Rauschen	immer	4	Sulf. D200 Ign. Arnica	0	0	O A W Z
234	53	Tinnitus Schwindel Allergie Migräne	Zust. n. Tub. Antibiotika Virusinfekt	1	Pfeifen Klingeln Rauschen	Echo. In Ruhe, in der Höhe und nach Alkohol schlimmer	3	Arn. Sulf. Calc.c.	0	0	O A Z W
235	69	Tinnitus bds. Schlafstörung Schwerhörig	Hepatitis Medikamenten-abusus	6	Pfeifen, hoch-frequent	Hitze verschlech-tert, links mehr als rechts	3	Sulf D200	2	0	O S N
236	56	Zustand nach Mamma-Ca Allergien	Medikamenten-intoxikation Schlafstörung	1	Rauschen und schrilles Pfeifen	Kälte und Wind verschlimmert, Wärme bessert	10	Aconitum Silicea Nux v.	2	0	O A W
242	50	Zustand nach Herpes zoster Trigeminus-Neuralgie	Zahnherde Allergien Hormone	0.5	hohes Pfeifen, Summen in beiden Ohren	rechts mehr als links, bes. nach Streß	10	Herpes zoster D200 (Zahnsanierung)	2	1	W S O Z A
243	43	Tinnitus Schwindel Hormonstörung	Amalgam-Allergie Narben Schreckfolgen	3	Knallen im Ohr	beim Einschlafen und im Schlaf	0	Puls. (Zahnsanierung u. Ausleiten mit Merc.s.	1	1	S O N Z Ö A
244	51	Tinnitus Kopfschmerz Haarausfall	Amalgam-intoxitation Hormonstörung	0.3	Rauschen in beiden Ohren	dauernd	0	Amalgam entfernt, Ausleitg. m. Merc.s.	1	1	A Z W Ö O

Tinnitusbehandlung mit Akupunktur und Homöopathie

Nr.	*A.*	*Diagnosen*	*Ursachen*	*T.s Jahren*	*T.Art*	*Modal.*	*Anz. A*	*Hom.-Mittel*	*Erst-E.* *1. Ergebnis*	*Spät.-E.* *2. Ergebnis*	*Gruppen*
267	41	Tinnitus Rheuma	Zahnstörfeld Amalgam	3	hohes Pfeifen	ab und zu	10	Amalgam entfernt, Zahn gezogen	1	1	Z A N

13. Auswertung der Informationen mittels Zahlen und Graphiken

In der vorliegenden Aufstellung habe ich mich bemüht, möglichst übersichtlich zu zeigen, welche Fragen ich mir bei jedem Patienten gestellt habe:

1. Alter?
2. Geschlecht?
3. Diagnosen?
4. Welche möglichen auslösenden Ursachen wurden gefunden?
5. Wie lange besteht das Ohrgeräusch?
6. Welcher Art ist es?
7. Welche Modalitäten sind feststellbar?
8. Wie viele Akupunkturen wurden durchgeführt?
9. Welche homöopathischen Mittel wurden gegeben, welche andere Therapie wurde zusätzlich durchgeführt?
10. Wie war der Erfolg nach der Behandlung?
11. Wie war der Späterfolg?
12. Welche und wie viele Krankheiten mußten mitbehandelt werden?

Es waren alles Fälle, die bereits chronisch waren und meist seit Jahren alles Mögliche an Therapie versucht hatten. Auch alternative Verfahren waren vielfach bereits angewandt worden, meist ohne Erfolg. Meines Erachtens mußte hier jeweils ein Therapiehindernis vorliegen, das jede weitere Behandlung blockierte.

Angeregt durch die Akupunktur, besonders durch die Ohrakupunktur, hoffte ich, die Störfaktoren und evtl. sogar *den* Tinnituspunkt am Ohr zu finden, zeigen sich doch am Ohr nur pathologisch aktive Punkte, wenn wirklich ein peripheres, pathologisches Geschehen *aktiv* ist *(Bahr)*. – Leider hat sich diese Hoffnung nicht erfüllt.

Der Tinnitus ist ein sehr vielschichtiges Geschehen und kann viele Ursachen haben, wie man ja auch schon aus meiner Aufstellung sehen kann.

Da man mit Hilfe des RAC (Pulsreflex nach Dr. *Nogier* = **R**eflex **A**uriculo-**C**ardiaque) alle behandlungsbedürftigen Punkte am Ohr finden kann, ist die Ohrakupunktur besonders für die Diagnostik zu empfehlen. Für die Therapie ist es wichtig zu wissen, daß Homöopathie und Ohrakupunktur sich besonders gut ergänzen, ohne Nebenwirkungen sind und gemeinsam zu noch besseren Erfolgen führen.

Nach *Hahnemann* gilt in der Homöopathie ja die Regel : „Similia similibus curentur", und die ideale Behandlung soll mit einem einzigen Mittel erfolgen, das alle Symptome der Krankheit abdeckt. Die Mittelfindung erfolgt in der Regel durch eine sehr zeitaufwendige Repertorisierung, und selbst dann ist der Arzt oft nicht sicher, ob er das Richtige gefunden hat.

Mit Hilfe der Ohrakupunktur kann man jedoch eine Testung durchführen: Man gibt dem Patienten das Mittel in der Einatemphase in die Hand, und somit in sein elektromagnetisches Feld. Wenn es das Simile, d.h. das genau passende Medikament ist, müssen alle vorher gefundenen pathologisch aktiven Punkte am Ohr langsam verschwinden. Sie werden einfach „ausgelöscht". Wenn das nicht der Fall ist, hat man leider nicht das richtige Mittel gefunden. Durch dieses „Auslöschphänomen" ist dann die Behandlung zweigleisig möglich, mit Akupunktur und Homöopathie.

In der vorliegenden Arbeit werden Sie nun sehr viele Fälle finden, die auf diese Weise behandelt wurden, oft mit erstaunlichem Erfolg, wie man ja auch an den folgenden Graphiken (s. Seite 320) leicht erkennen kann.

Nur 17 von 208 Fällen konnten nicht mit Erfolg behandelt werden. Sie hatten alle weniger als 5 Behandlungen. Zehn von diesen siebzehn Patienten hatten eine Amalgam-Unverträglichkeit, 4 hatten Zahnstörfelder (Herde), und alle 14 Patienten wollten nicht die Zahnsanierung machen lassen. Die restlichen 3 Patienten waren so sehr süchtig nach ihren Psychopharmaka, daß sie diese nicht absetzen wollten. Da kann auch der beste Arzt nicht weiterhelfen!

Inzwischen sind ja eine Reihe von Medikamenten als *Tinnitusauslöser* bekannt geworden. So wurden z.B. von Herrn Dr. *Gerhard Goebel,* Prien, im „Tinnitus-Forum" 3/90 darauf hingewiesen, daß einige Präparate, die man in der Liste des Arzneimittel-Telegrammes als Mittel gegen den Tinnitus aufgeführt hat, sogar auch Ohrgeräusche erzeugen können. Dazu gehören: Carbamazepin, Lidocain, Diltiazem (Kalziumantagonist) und Antihistaminika. Auch Antiepileptika wie Carbamazepin, Antiarrhytmica (Amilorid, Chinindin, Baclofen, Flecainid, Lorcainid, Mexiletin) werden zur Gefäßerweiterung und zur Dämpfung der Nervenerregbarkeit eingesetzt, sind aber nicht in allen Fällen hilfreich gegen Tinnitus. In diesem Zusammenhang werden auch Antibiotika und Zytostatika als Auslöser für reversiblen und irreversiblen Tinnitus genannt. Auch die Acetylsalicylsäure (z.B. Aspirin) kann bei hoher Dosierung Tinnitus auslösen, wie tierexperimentell gesichert ist. Medikamente, die den Fettstoffwechsel senken, können im Rahmen der Durchblutungsstörung einen Tinnitus verursachen. Des weiteren gibt es eine Reihe von Antirheumatika (Indometacin, Ibuprofen, Salsalat), die einen reversiblen Tinnitus sowie auch Schwindel verursachen. Nach Absetzen dieser Mittel klingen die Nebenwirkungen aber meist rasch wieder ab.

Auch blutdrucksenkende Mittel (Carbochromen, Diazoxid, Diltiazem, Prazosin, Terazosin) können einen Tinnitus auslösen, indem sie bei Überdosierung zu niedrigen Blutdruckkrisen führen, ähnlich dem Hörsturz. Malariamittel, Antidiabetica, Antidepressiva und auch Diuretika (wasserentziehende Mittel zur Blutdrucksenkung und Behandlung schwerer Niereninsuffizienz) sind bekanntlich ebenfalls Medikamente, die als Nebenwirkung Ohrgeräusche erzeugen können. Dies gilt auch für die Betarezeptorenblocker, die bei hohem Blutdruck eingesetzt werden und auch noch andere zentralnervöse Nebenwirkungen haben.

Auswertung der Informationen von 208 Tinnituspatienten
(Stand: 26.08.91)

1. Verteilung nach Geschlecht:

Es handelt sich um 122 Frauen und 86 Männer

2. Verteilung nach Altersgruppen:

Unter 20 Jahren	: 6	Fälle	2,88%
von 20 bis 29 Jahren	: 12	Fälle	5,77%
von 30 bis 39 Jahren	: 25	Fälle	12,02%
von 40 bis 49 Jahren	: 51	Fälle	24,52%
von 50 bis 59 Jahren	: 64	Fälle	30,77%
von 60 bis 69 Jahren	: 37	Fälle	17,79%
über 69 Jahre	: 13	Fälle	6,25%

3. Dauer der Tinnituserkrankung:

< 1 Jahr	: 50 Patienten	24,04%
von 1 Jahr bis zu 5 Jahren	: 95 Patienten	45,67%
von 5 Jahren bis zu 10 Jahren	: 29 Patienten	13,94%
von 10 Jahren bis zu 15 Jahren	: 16 Patienten	7,69%
mehr als 15 Jahre	: 18 Patienten	8,65%

4. Wahrscheinliche Ursachen oder Auslöser:

1. Allergien (einschl. Amalgam)	: 162 Fälle	21,72%
2. Zahnprobleme	: 140 Fälle	18,77%
3. Wirbelsäulenerkrankung	: 106 Fälle	14,21%
4. Ototoxische Ursachen	: 100 Fälle	13,40%
5. Stoffwechselkrankheiten	: 90 Fälle	12,06%
6. Narbenstörfelder	: 49 Fälle	6,57%
7. Hörstürze	: 48 Fälle	6,43%
8. Hormonstörungen	: 30 Fälle	4,02%
9. Durchblutungsstörungen	: 21 Fälle	2,82%

5. Zahl der Behandlungen:

weniger als 5 Sitzungen	: 72 Patienten	34,62%
von 5 bis 9 Sitzungen	: 62 Patienten	29,81%
von 10 bis 15 Sitzungen	: 61 Patienten	29,33%
über 15 Sitzungen	: 13 Patienten	6,25%

6. Welche Behandlung wurde durchgeführt?

1. Akupunktur allein	: 17 mal =	8,21%
2. Homöopathie allein	: 5 mal =	2,42%
3. Akupunktur und Homöopathie	: 185 mal =	89,37%

7. Häufigkeit der Tinnitusauslöser oder Verursacher im Vergleich zum Erfolg:

Ursachen und Gesamthäufigkeit	*Ergebnis* 1 *sehr gut* n	%	2 *gut* n	%	3 *befriedigend* n	%	4 *ausreichend* n	%	n
Allergien (inkl. Amalg.)	45	31	54	37	38	26	9	6	146
Zahnprobleme	42	34	43	35	31	25	8	6	124
Wirbelsäulenerkrankung	27	29	39	41	23	24	5	5	94
Ototoxische Ursachen	22	24	34	38	24	27	10	11	90
Stoffwechselkrankheiten	27	31	27	31	24	28	8	9	86
Narbenstörfelder	11	24	14	30	19	41	2	4	46
Hörstürze	8	18	19	43	12	27	5	11	44
Hormonstörungen	12	43	6	21	7	25	3	11	28
Durchblutungsstörungen	4	19	11	52	5	24	1	5	21

(Auswertung bezieht sich nur auf die Ergebnisgruppen 1 - 4)

8. Verteilung der Ursachen im Behandlungsergebnis

sehr gut (1) (54 = 28,27%) :

1. Allergien (einschl. Amalgam)	:	22,73%
2. Zahnprobleme	:	21,21%
3. Wirbelsäulenerkrankung	:	13,64%
4. Ototoxische Ursachen	:	11,11%
5. Stoffwechselkrankheiten	:	13,64%
6. Narbenstörfelder	:	5,56%
7. Hörstürze	:	4,04%
8. Hormonstörungen	:	6,06%
9. Durchblutungsstörungen	:	2,02%

weniger als 5 Sitzungen	:	15 Patienten
von 5 bis 9 Sitzungen	:	15 Patienten
von 10 bis 15 Sitzungen	:	21 Patienten
über 15 Sitzungen	:	3 Patienten

gut (2) (70 = 36,65%):

1. Allergien (einschl. Amalgam)	:	21,86%
2. Zahnprobleme	:	17,41%
3. Wirbelsäulenerkrankung	:	15,79%
4. Ototoxische Ursachen	:	13,77%
5. Stoffwechselkrankheiten	:	10,93%
6. Narbenstörfelder	:	5,67%
7. Hörstürze	:	7,69%
8. Hormonstörungen	:	2,43%
9. Durchblutungsstörungen	:	4,45%

weniger als 5 Sitzungen	:	20 Patienten
von 5 bis 9 Sitzungen	:	19 Patienten
von 10 bis 15 Sitzungen	:	25 Patienten
über 15 Sitzungen	:	6 Patienten

befriedigend (3) (51 = 26,70%):

1. Allergien (einschl. Amalgam)	:	20,77%
2. Zahnprobleme	:	16,94%
3. Wirbelsäulenerkrankung	:	12,57%
4. Ototoxische Ursachen	:	13,11%
5. Stoffwechselkrankheiten	:	13,11%
6. Narbenstörfelder	:	10,38%
7. Hörstürze	:	6,56%
8. Hormonstörungen	:	3,83%
9. Durchblutungsstörungen	:	2,73%

weniger als 5 Sitzungen	:	16 Patienten
von 5 bis 9 Sitzungen	:	17 Patienten
von 10 bis 15 Sitzungen	:	14 Patienten
über 15 Sitzungen	:	4 Patienten

ausreichend (4) (16 = 8,38%):

1. Allergien (einschl. Amalgam)	:	17,65%
2. Zahnprobleme	:	15,69%
3. Wirbelsäulenerkrankung	:	9,80%
4. Ototoxische Ursachen	:	19,61%
5. Stoffwechselkrankheiten	:	15,69%
6. Narbenstörfelder	:	3,92%
7. Hörstürze	:	9,80%
8. Hormonstörungen	:	5,88%
9. Durchblutungsstörungen	:	1,96%

weniger als 5 Sitzungen	:	4 Patienten
von 5 bis 9 Sitzungen	:	11 Patienten
von 10 bis 15 Sitzungen	:	1 Patienten
über 15 Sitzungen	:	0 Patienten

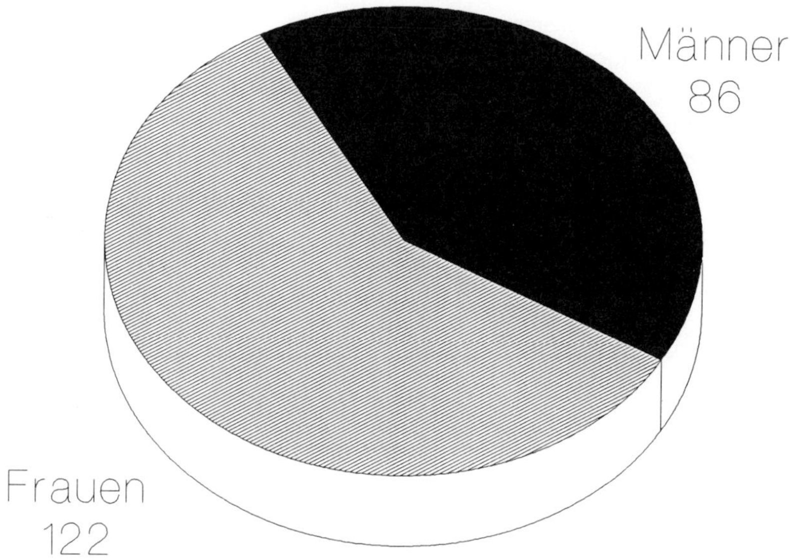

Abb. 1: Tinnitus-Patienten (Verteilung nach Geschlecht)

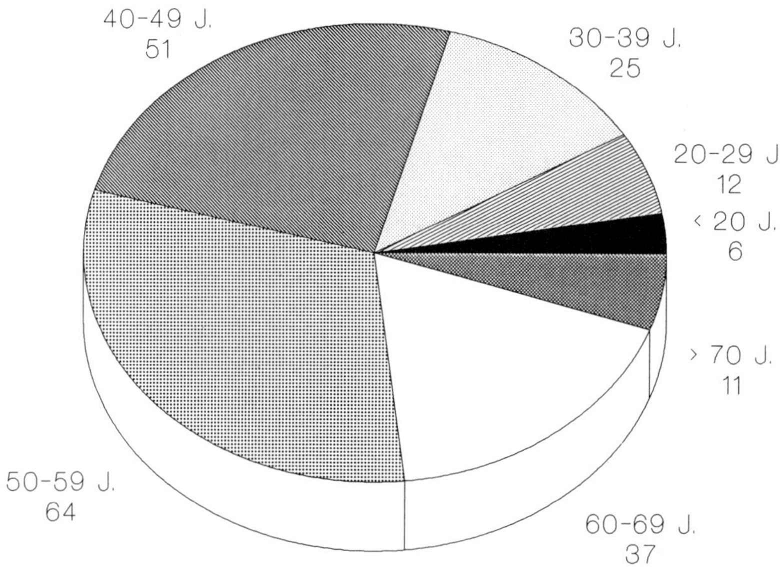

Abb. 2: Tinnitus-Patienten (Altersgruppen)

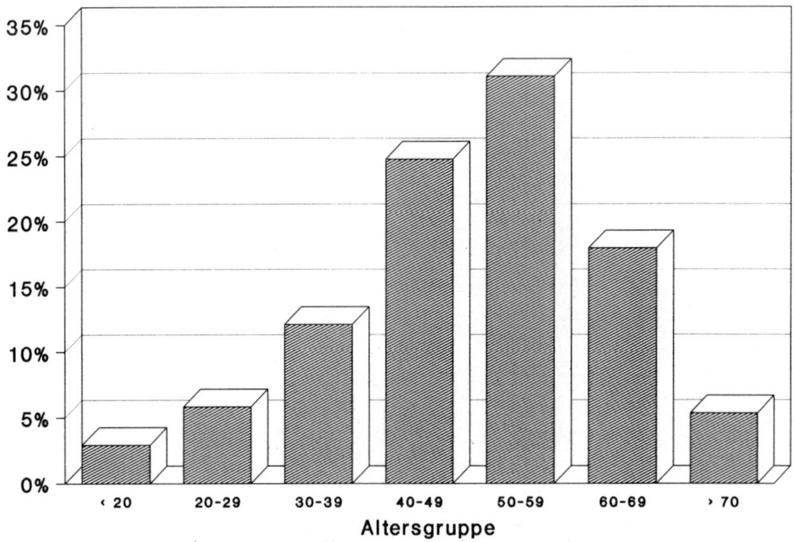

Abb. 3: Tinnitus-Patienten (Altersgruppen)

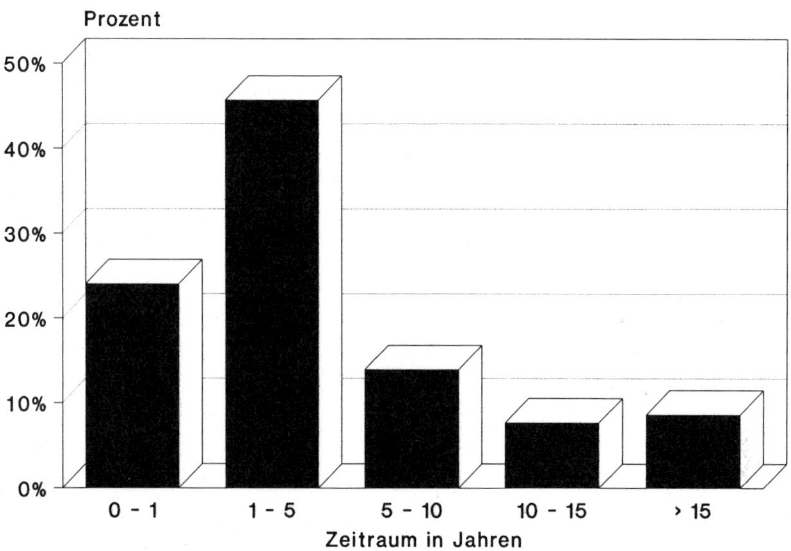

Abb. 4: Tinnitus-Patienten (Dauer des Tinnitus)

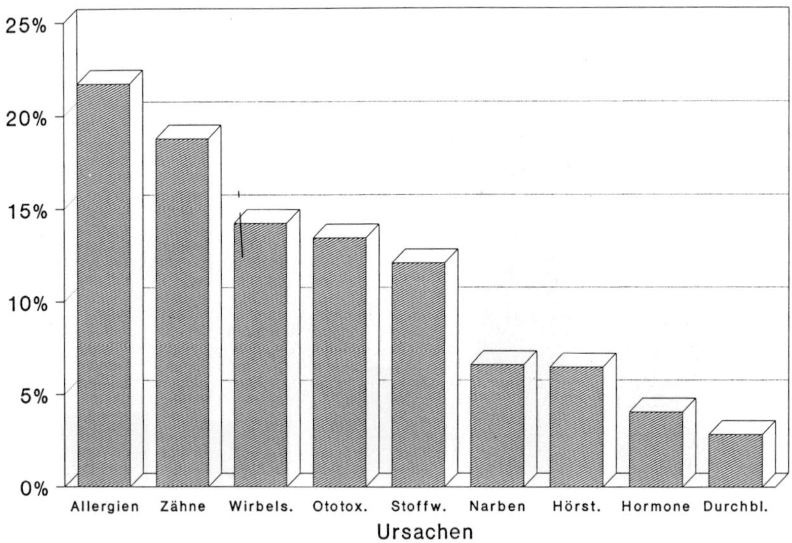

Abb. 5: Tinnitus-Patienten (Wahrscheinliche Ursachen)

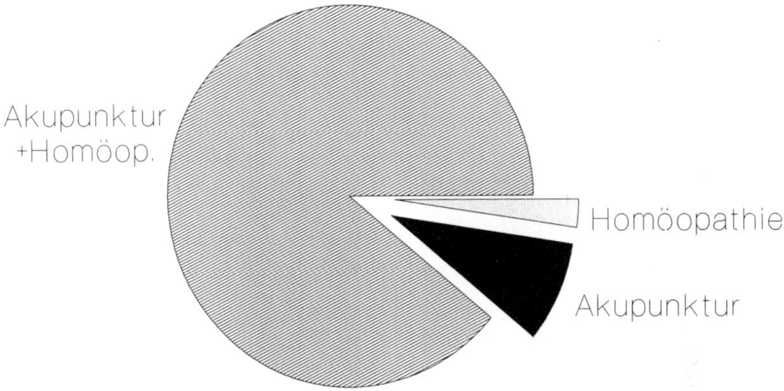

Abb. 6: Tinnitus-Patienten (Behandlungsmethoden)

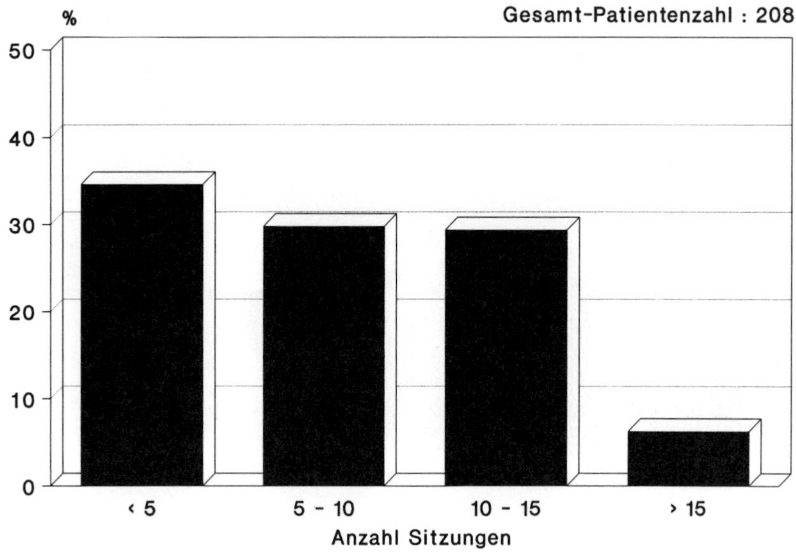

Abb. 7: Tinnitus-Patienten (Zahl der Sitzungen)

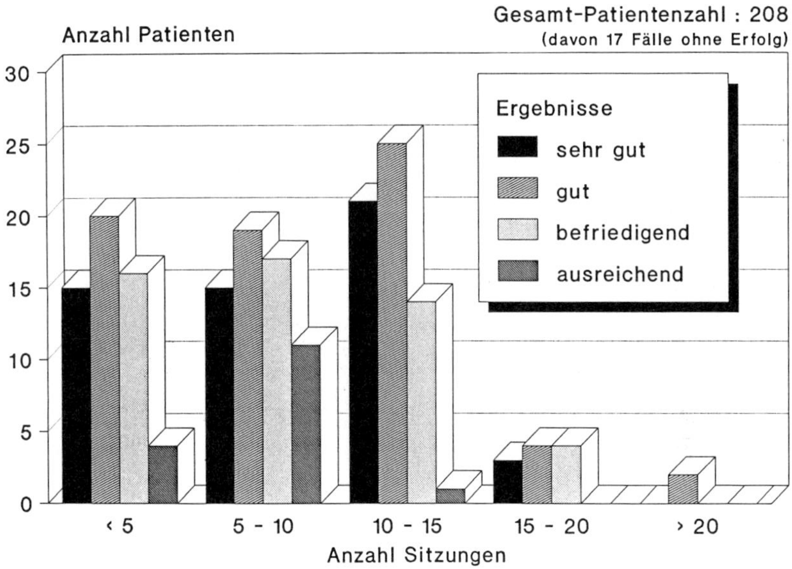

Abb. 8: Tinnitus-Patienten (Zahl der Sitzungen)

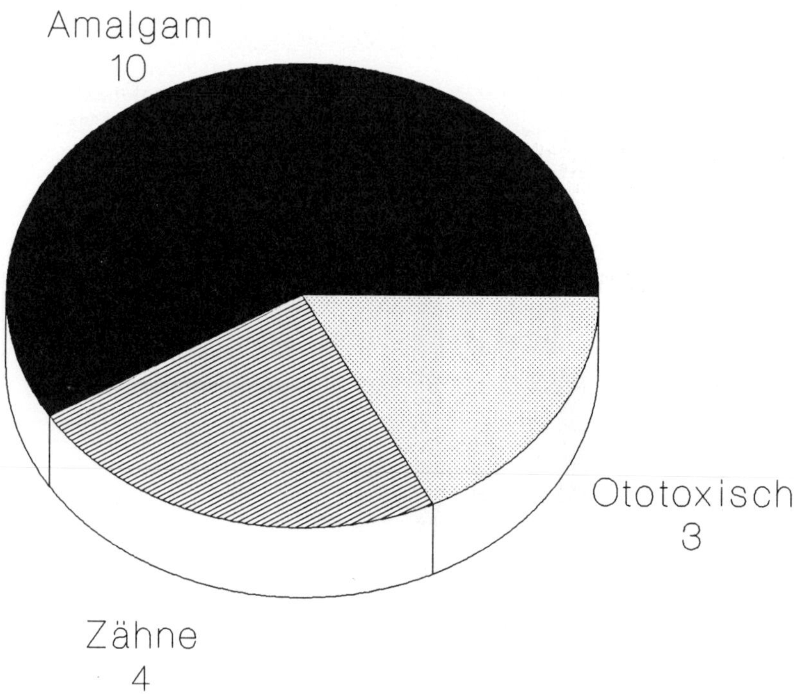

Abb. 9: Tinnitus-Patienten (Erläuterungen zu Fällen ohne Behandlungserfolg)
Alle Patienten mit weniger als 5 Behandlungen

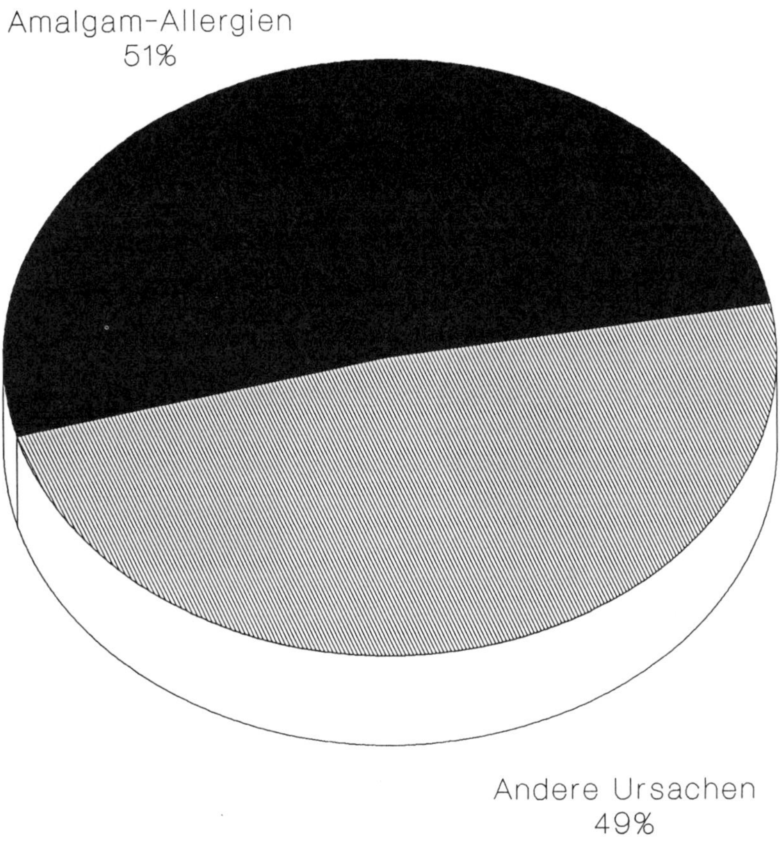

Abb. 10: Tinnitus-Statistik (Anteil der Patienten mit Amalgam-Allergien)

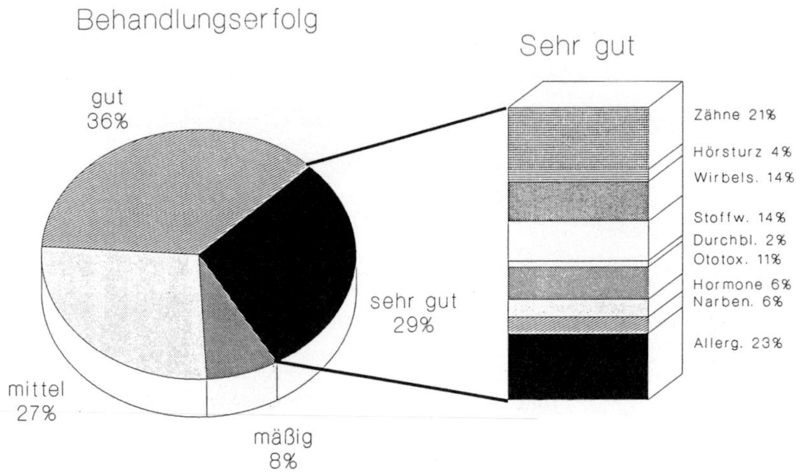

Abb. 11: Verteilung der Ursachen im Behandlungsergebnis „sehr gut"

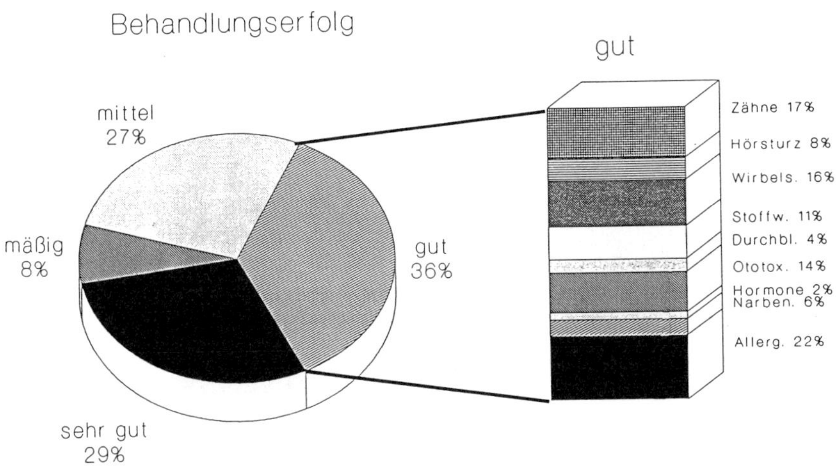

Abb. 12: Verteilung der Ursachen im Behandlungsergebnis „gut"

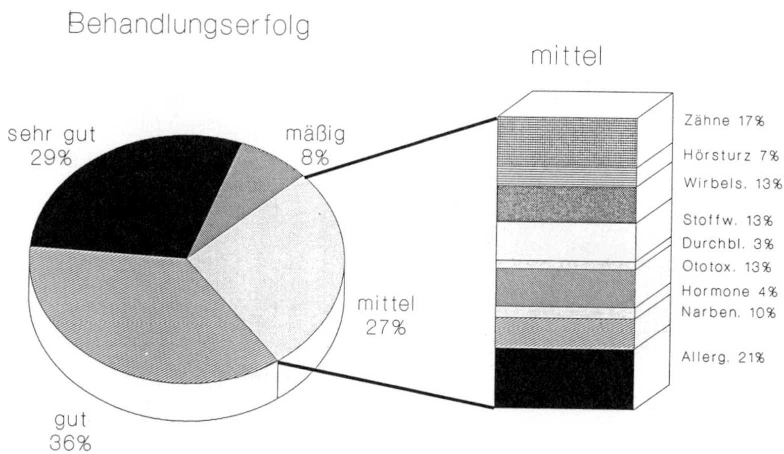

Abb. 13: Verteilung der Ursachen im Behandlungsergebnis „mittel"

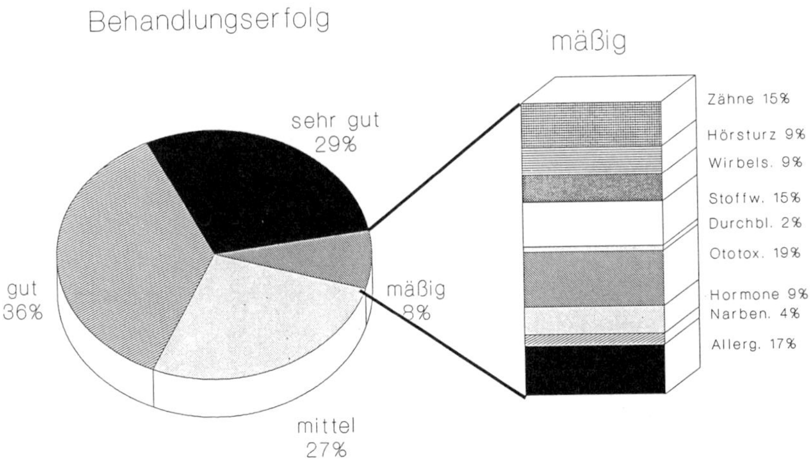

Abb. 14: Verteilung der Ursachen im Behandlungsergebnis „mäßig"

14. Ausgewählte Kasuistik (zehn Fälle)

1. Fall

(Nr. 119)

Name: *Carola M.*
Geb.: 10.04.1940

Diagnose:
Tinnitus bds., links mehr als rechts, Quecksilber-Intoxikation, Zustand nach Morbus Boeck, Wirbelblockaden, Magen- und Darmbeschwerden.

Anamnese:
1951 Appendektomie, 1981 Uterustotaloperation (3x Laparotomie), 1982 Ovarialzysten operiert. „Seitdem gings bergab". Kopfschmerzen links seit 1982, Magenschmerzen, Durchfälle, Schlafstörung, Depression, Blasenbeschwerden, Zustand nach Scharlach, Tetanie.

Spezielle Anamnese:
Tinnitus, links mehr als rechts, seit einem Jahr Pfeifen und Rauschen in beiden Ohren, sehr intensiv, besser im Schlaf. Vorher jahrelang wegen Morb. Boeck mit Cortison und Neoteben behandelt worden. Jetzt immer noch Cortison, Neoteben und Psychopharmaka.

Akupunktur-Diagnostik:
Amalgam-Allergie. Ototoxische Ursachen durch Neoteben, Cortison und Psychopharmaka.

Therapie:
Entstören der Narben, Entfernen und Ausleiten von Amalgam, Absetzen von Psychopharmaka, Cortison und Neoteben langsam.

Homöopathisches Mitttel:
Tuberkulinum-Marmorek-Nosode, mehrmals in größeren Abständen in D 100 und D 200 gegeben.

Erfolg:
Nach der zehnten Behandlung ist das Ohrgeräusch völlig verschwunden. Die Stimmung ist sehr optimistisch, der Schlaf gut. Ebenfalls macht der

Rücken kaum noch Beschwerden. In der Zwischenzeit sind zwei Jahre vergangen. Die Ohrgeräusche sind nicht wieder aufgetreten.

Gang der Behandlungen

13.09.1988:

Seit April 1988 Behandlung wegen Morbus Boeck, zunächst stationär, dann ambulant, mit Cortison und Neoteben.

Beschwerden:
Schlaf gestört, Angst, Depression, linksseitige Migräne, Tinnitus mehr links als rechts, Schmerzen an Händen und Füßen.

Ich steche die Suchtpunkte: Angst, Depression, Aggression und Frustration, zusätzlich den Lateralitätssteuerpunkt, um die Psychopharmaka reduzieren zu können. Außerdem werden der Lungenpunkt am linken Ohr sowie der Prostaglandin- und der Thymuspunkt als Kardinalpunkte gestochen.

Fall 1/A1

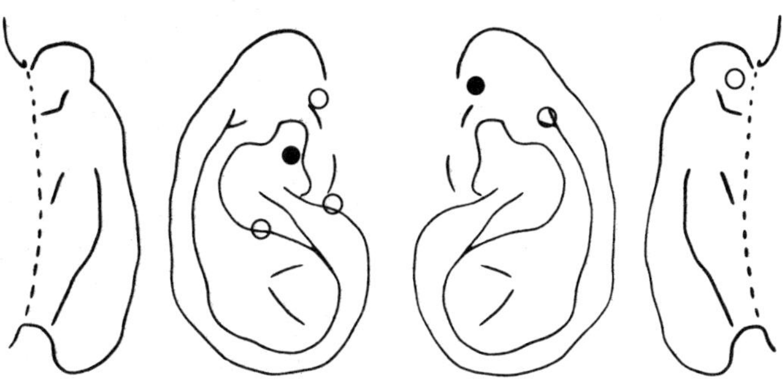

25.10.1988:

Anhaltendes hohes Pfeifen. Folgen von Neoteben oder Ultracorten? Ich gebe 5 Globuli Tuberculinum M, dazu akupunktiere ich folgende Punkte:

Lungen-, Leber-, Nieren- und ACTH-Punkt rechts. Links steche ich den zonendominanten Punkt F und den valiumvergleichbaren Punkt mit Goldnadeln, den Nierenpunkt und den Reflexpunkt für das Innenohr links in Silber.

Fall 1/A2

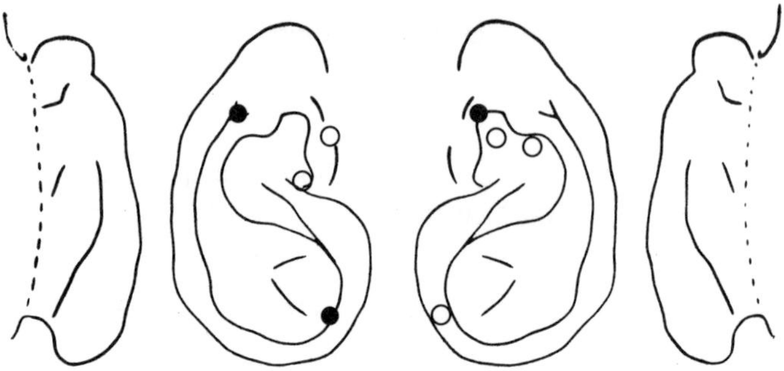

08.11.1988:

Das Geräusch ist leiser geworden, der Schlaf besser. Auch das Röntgenbild der Lunge zeigt eine Besserung des Befundes. Das Cortison wurde auf 2,5 mg jeden zweiten Tag reduziert.

Leber und Galle, sowie Allergie- und HWS-Punkte wurden genadelt: 22.11.1988:

Fall 1/A3

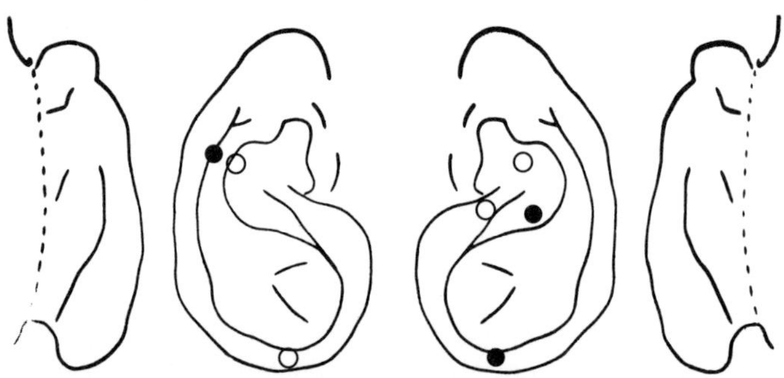

Das Geräusch ist bereits ganz weg. Der Schlaf ist jetzt gut. Die Patientin erhält nochmal eine Gabe Tuberculinum M, da vorher ein Jahr lang Neoteben eingenommen. – Der Nierenreflexpunkt rechts, die Allergieachsen und der Angstpunkt werden genadelt:

Fall 1/A4

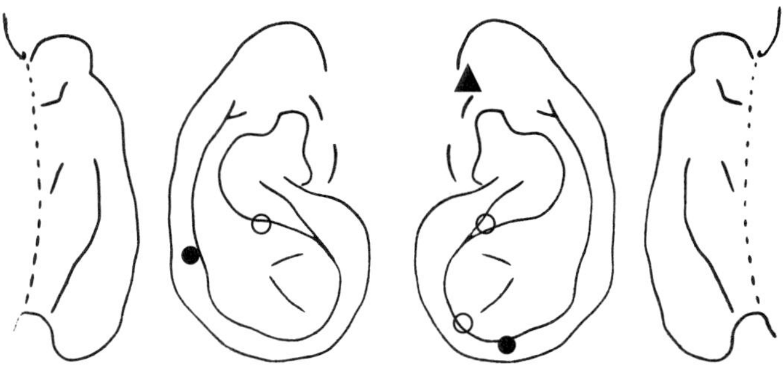

13.12.1991:
Seit November 1988 ist der Tinnitus verschwunden und nicht mehr aufgetreten. Der Schlaf ist gut geblieben. Sie hat keine Migräne mehr gehabt.

2. Fall

(Nr. 267)

Name: *Johann-B. A.*
Geb.: 20.05.1945

Diagnose:
Tinnitus links, Kreuzschmerzen, Ischias li.

Anamnese:
1983 Tonsillektomie und Operation der Nasenscheidewand, 1984 Neuraltherapie wegen Narben unter dem rechten Fuß nach Operation. Seit vier Monaten Schmerzen im linken Handgelenk und Schmerzen im linken Ischiasbereich. Pfeifen im linken Ohr.

Art des Tinnitus:
Hochfrequentes Pfeifen im linken Ohr, nicht dauernd, mit Unterbrechungen.

Akupunktur-Diagnose:
Amalgamallergie, Narbenstörfelder, Zahnstörfeld, (Weisheitszahn li. oben).

Therapie:
Amalgam entfernt und ausgeleitet, Weisheitszahn gezogen, 10 Ohrakupunkturen.

Erfolg:
Das Pfeifen war sofort weg nach Entfernung des beherdeten Weisheitszahnes. Die Amalgamentfernung und Ausleitung befreite ihn von allen seinen Gelenkbeschwerden. Auch nach einem Jahr fühlte der Patient sich beschwerdefrei und hatte auch keine Ohrgeräusche.

3. Fall

(Nr. 141)

Name: *Ulrike B. Schw.*
geb.: 10.05.1953

Diagnosen:
Tinnitus links, Schwerhörigkeit nach Hörsturz 1988, Herpes-genitalis-Infektion, Hormonstörungen nach Pille (Ovulationshemmer).

Anamnese:
Geburt einer Tochter 1984. Seit einem Jahr Antibabypillen. Im Dezember 1988 Hörsturz gehabt. War vom 14.12.-24.12.88 im Waldkrankenhaus. Vorher Ohrenschmerzen im linken Ohr gehabt. Ein Ohrpfropf wurde ausgespült, auch aus dem rechten Ohr. Es bestand eine Entzündung in den Ohren. Als diese abgeklungen war, stellte sich ein starkes Geräusch ein, und zwar links ein ständiges Pfeifen, rechts nur ab und zu ein Pfeifen, aber ein anderer Ton. Im Krankenhaus bekam sie Infusionen mit Dosudril und auch Massagen für den Nacken. Im letzten Winter hatte sie wieder laufend Verspannungen in der Halswirbelsäule sowie Infektionen der Nasen-Nebenhöhlen.

Medikamente:
Seit dem Krankenhaus nimmt sie Dosudril, Tebonin, Neurotrat forte, Vitamin A und E, sowie Femovan (Ovulationshemmer).

Akupunktur-Diagnose:
Allergien (Tochter hat Neurodermitis und Asthma), Amalgam-Unverträglichkeit.

Therapie:
Am 11.4.89 fand die Akupunktur-Diagnostik statt. Wegen ihres starken asthmatischen Hustens gab ich ihr Drosera D 200. Ich riet ihr dringend zur Entfernung des Amalgams und zum Absetzen der Antibabypille, da sie über Migräne klagte und rauchte.

Ergebnis:
Lediglich das Entfernen des Amalgams und eine Akupunktur brachten bereits großen Erfolg: Der Husten war weg, das Ohrengeräusch nur noch sehr leise, das Audiogramm fast normal. Nach der homöopathischen Aus-

leitung des Amalgams mit Mercurius solubilis in Hochpotenzen verschwand das Pfeifen. Allerdings trat die Migräne erneut auf, als sie trotz ihres Zigarettenkonsums wieder Ovulationshemmer nahm. Das Ohrgeräusch ist nicht wiedergekommen.

4. Fall

(Nr. 164)

Name: *Beate A.*
Geb.: 25.04.1959

Diagnose:
Tinnitus nach 3 Hörstürzen mit subjektiver Hörminderung links seit Juli 1989. Verdacht auf Otosklerose. Schwindel, Allergien, hormonelle Störungen.

Anamnese:
Masern, Windpocken, Keuchhusten und Scharlach als Kind. 1976 Tonsillektomie. Keine Geburt, einen Abort. Zweimal Thrombose gehabt. Vorher sechs Jahre Antibabypille genommen.

Spezielle Anamnese:
Seit Juli 1989 Rauschen und Druck im linken Ohr, Pochen und Pulsieren. Widerhallen der eigenen Stimme.

Akupunktur-Diagnose:
3 Hörstürze, Hormonstörung, Amalgam-Unverträglichkeit, Allergien, HWS-Syndrom.

Therapie:
10x Ohrakupunktur mit Nadeln und Laser. Ausleitung des Quecksilbers mit Mercurius solubilis. Lachesis D 200 wegen der Hormonstörung und Causticum wegen des Widerhallens der Geräusche. Acidum phosphoricum wegen des Drucks im Ohr beim Kauen.

Verlauf:
Nach der ersten Behandlung war der Druck im Ohr weg. Nach der zweiten Ohrakupunktur waren der Druck und der Schwindel weg. Außerdem kein Rauschen mehr! Nach 10 Ohrakupunkturen keine Ohrgeräusche mehr aufgetreten, auch kein Hörsturz mehr. Das Audiogramm ist normal, der Hörtest sehr gut. Quecksilber-Ausleitung.

Erfolg:
Nach einem halben Jahr: Patientin war einige Wochen in Afrika (Kamerun). Sie hat keine Ohrgeräusche und keinen Hörsturz mehr gehabt und ist sehr zufrieden.

5. Fall
(Nr. 174)

Name: *Maxi-Helma W.*
Geb.: 12.05.1948

Diagnosen:
Tinnitus nach Hörsturz, Allergien, Asthma, Psoriasis, Durchblutungsstörung im linken Innenohr, Heuschnupfen.

Anamnese:
Als Kleinkind Masern, Windpocken, Röteln, Keuchhusten. 1952 Otitis mit Trommelfellperforation links, 1966 Tonsillektomie, 1966 Appendektomie, 1978 Sectio, 1981 Sectio. Menarche mit 16 Jahren, Menses regelmäßig. Schilddrüsenunterfunktion, nimmt L-Thyrocin 150. Multiple Allergien gegen: Penizillin, Chlorpromazin-Hydrochlorid, N-Cyclohexyl-2, Benzothiazylsulfonamid, Methylsalizylat. Kinderwunsch seit einem Jahr ohne Erfolg. Hautekzeme. Schmerzen am rechten Ellenbogen und linken Daumen.

Spezielle Anamnese:
Ostern 1989 Hörsturz links. In der HNO-Klinik Dosudril-Infusionen bekommen und durchblutungsfördernde Mittel, ohne Erfolg.

Akupunktur-Diagnose:
Multiple Allergien: Asthma, Ekzeme, Heuschnupfen. Amalgam-Allergie, Quecksilberallergie, Zahnherd, devitaler Zahn, Hormonstörung, Stoffwechselstörung (Adipositas). Narbenstörfelder.

Therapie:
Entstören der Narben mit Rotlichtlaser. Testung auf Zahnmetalle und Amalgam war zuerst negativ. Bei erneuter Testung durch anderen Allergologen starke Quecksilberallergie festgestellt (Leider erst nach der zehnten Behandlung, die dadurch nicht durchgreifend war). Das homöopathische Simile war *Pulsatilla.*

Repertorisation:

Symptome	*Kent*	*Puls.*	*Nat.m.*
morgens schlechter	I/487	3	3
Enge in Brust		2	-

Otitis li. Ohr	III/79	3	2
Adipositas	I/414	2	-
Psoriasis	II/186	2	-
späte Menarche	III/769	3	3
Heuschnupfen	III/180	2	3
gern offene Türen	III/340	3	-
Brustschwellg.v.R.	II/235	3	-
Verl.fr. Luft	I/510	3	2
		26	13

Nach der fünften Akupunktur gab ich Pulsatilla D 500. Danach hatte sie kein Asthma mehr, keine Enge in der Brust. Das Hautekzem wurde sehr viel besser, auch die Psoriasis. Nach der 8. Behandlung bekam sie eine außergewöhnlich starke Erkältung mit asthmatischen Beschwerden, die auch auf die homöopathischen Mittel kaum reagierte. Daraufhin schickte ich sie noch einmal zum Epicutantest auf Zahnmetalle zu einem anderen Allergologen, der auch prompt eine starke Allergielage auf Quecksilber feststellte. Er mußte ihr sogar ein Cortisonpflaster aufkleben, weil die Reaktion so heftig war. Nach weiteren drei Monaten war endlich alles Amalgam draußen, ebenfalls ein toter Zahn, der beherdet war. Die Psoriasis war danach ganz weg, auch die Nägel waren frei von der Schuppenflechte. Sie hatte auch kein Asthma mehr. Ohrgeräusche selten und gut zu ertragen. Ausleitung des Quecksilbers mit Hochpotenzen von Mercurius solubilis. Danach auch Beschwerden im Ellenbogen und Daumengelenk verschwunden. Es wurde auch kein Ohrgeräusch mehr wahrgenommen. Bald darauf ging sogar der Kinderwunsch in Erfüllung. Am 24.09.91 wurde eine gesunde Tochter geboren.

Gang der Behandlungen

18.07.89:

Akupunktur-Diagnostik: Allergien, Zahnstörfeld (beherdeter devitaler Zahn), Narbenstörfelder, hormonelle Dysfunktion, Amalgam-Überempfindlichkeit, Quecksilberintoxikation. Homöopathisches Mittel: Pulsatilla. Therapie: Pulsatilla D 200 und Behandlung über die Allergieachsen mit dem Rotlichtlaser.

Fall 5/A1

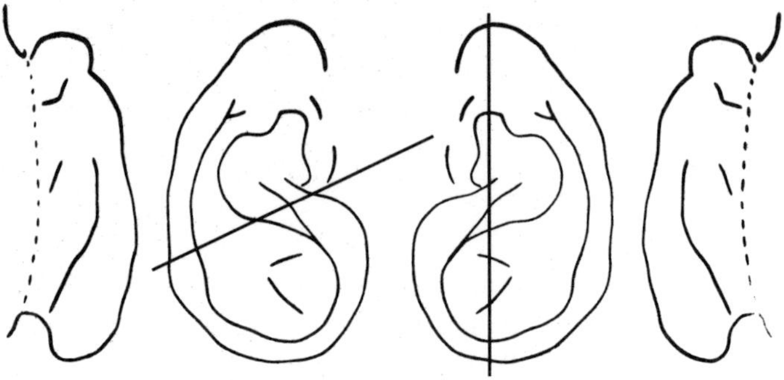

12.09.89:
Pulsatilla D 500 gegeben. Behandlung der Allergien. Die Epicutantestung auf Zahnmetalle war wider Erwarten negativ! Starke Luftnot durch allergisches Asthma.

Fall 5/A2

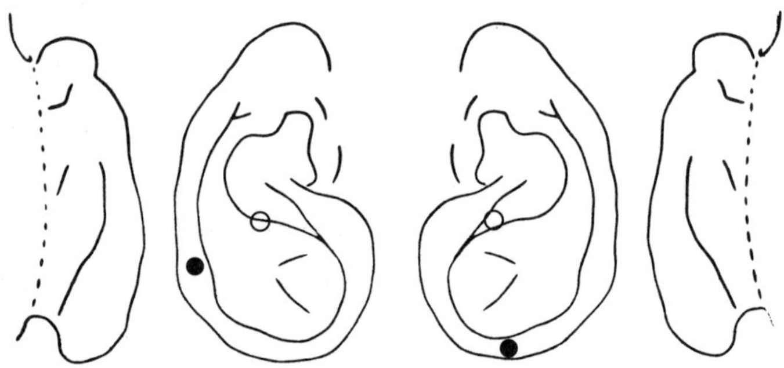

17.10.89
Das Asthma ist weniger, dafür starkes Hautekzem. Früher Heuschnupfen und Hautekzem gehabt. Therapie: Sulfur D 200, eine Gabe.

Fall 5/A3

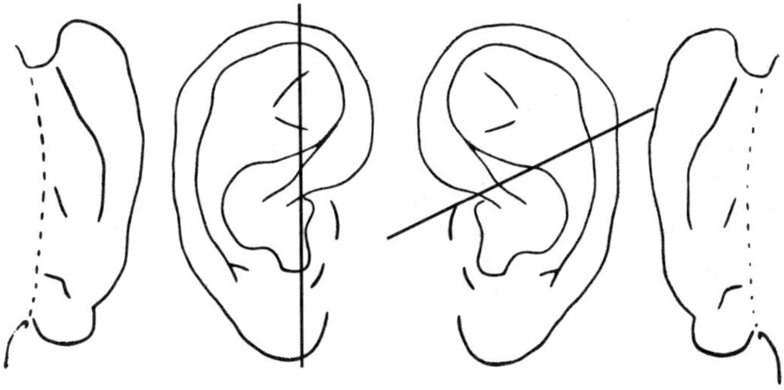

14.11.89
Eine neue Untersuchung bei einem anderen Hautarzt ergab eine schwere Quecksilberintoxikation. Die Haut ist nach dem Sulfur sehr gut geworden. Allergiepunkte werden genadelt. Patientin geht jetzt zum Zahnarzt zur Entfernung der Amalgamfüllungen.

Fall 5/A4

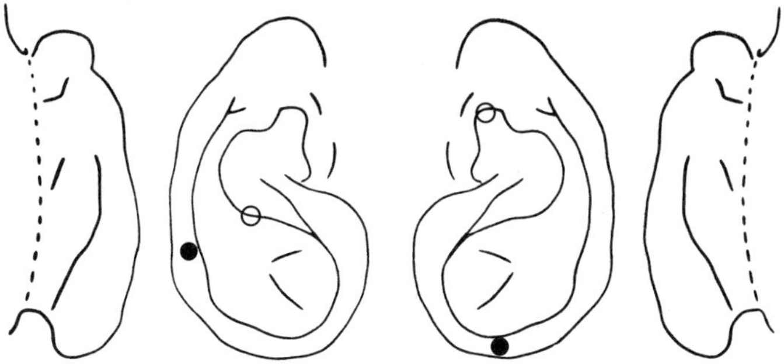

20.02.90
Der devitale Zahn und das Amalgam wurden entfernt. Danach ging die Psoriasis zurück. Beginn der Hg-Ausleitung mit Mercurius sol. XM. Allergie mit Laser und einer Dauernadel behandelt.

Fall 5/A5

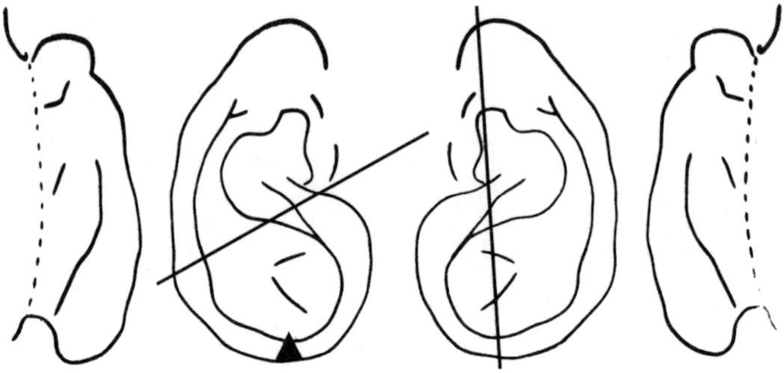

06.03.90
Ohrgeräusche nur noch selten! Sie sind gut zu ertragen. Kein Asthma mehr. – Die Regeln kommen immer zu spät. Allergiepunkte am Ohr werden genadelt.

Fall 5/A6

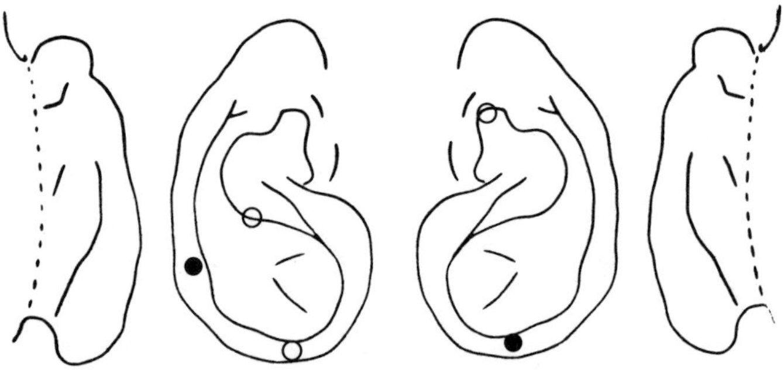

15.05.90:
Schmerzen im rechten Ellenbogengelenk, „Tennisarm". Psoriasis und Ekzem gebessert. Ohrgeräusch gut zu ertragen. Th.: Merc. s. CM. Außer Allergiepunkten Akupunktur für das rechte Ellenbogengelenk.

Fall 5/A7

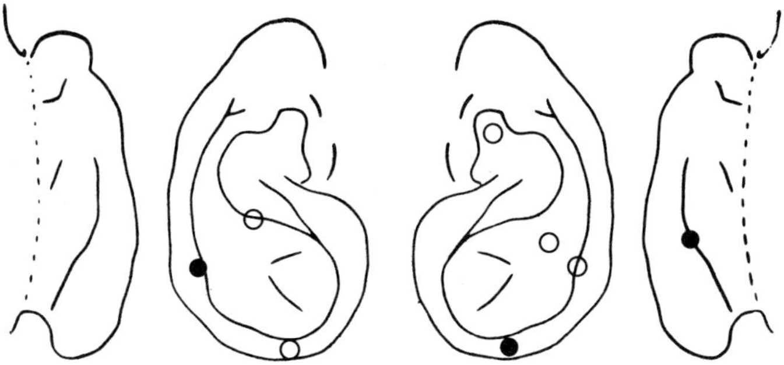

17.07.90:
Das Asthma ist weg, die Haut gut, der Tinnitus fast weg. Die Menses kommen jetzt pünktlicher, nach 24-28 Tagen! Th: Merc. s. DM.

Fall 5/A8

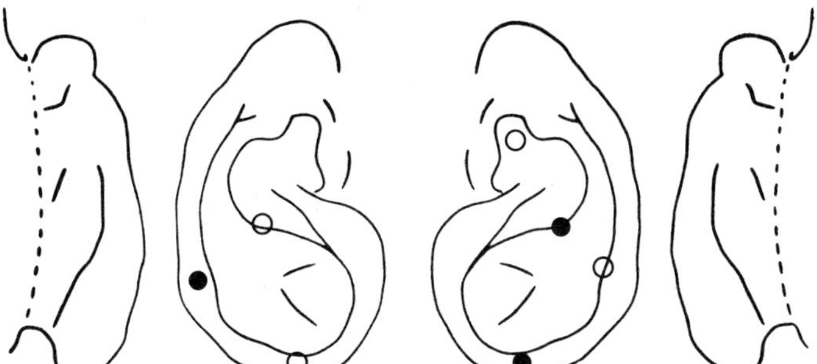

24.08.90:
Letzte Quecksilberausleitung mit Merc. s. MM. Kein Ohrgeräusch mehr. Bald danach trat eine gewünschte Schwangerschaft ein. Eine Tochter wurde in bester Gesundheit am 24.09.91 geboren.

6. Fall
(Nr. 175)

Name: *Brunhilde R.*
Geb.: 05.05.1939

Diagnosen:
Tinnitus links, Nackenkopfschmerzen, Rheuma, Wirbelblockaden, Hormonstörung, Rheuma, Zahnherde, Amalgam-Intoxikation, Allergien, Migräne.

Anamnese:
Kopfschmerzen seit dem 13. Lebensjahr. Mit 12 Jahren Tonsillektomie. Mit 16 Jahren Appendektomie, 1969 Adhäsionen gelöst, Uterus aufgerichtet. 1981 Totaloperation des Uterus wegen Myomen sowie Keilexzision aus beiden Ovarien. 1981 Knieoperation links. Seit 3 ½ Jahren Nackenkopfschmerzen. Strecken half nicht. Nerv im Nacken wurde beschädigt, daher ein Jahr Cortison bekommen. Schwere Stellatumblockaden. Brustschmerzen immer vor der Regel, auch vor der Totaloperation. Fast jeden Monat eine Hormonspritze gebraucht. Jod-Ekzem, häufig Soorinfektionen und Herpes genitalis. Alle Medikamente, die sie in großen Mengen wegen ihrer Migräne einnahm, halfen nicht. Auch Procain-Infiltrationen und homöopathische Mittel halfen nicht durchgreifend. Reizblase, Pruritus vulvae.

Spezielle Anamnese:
Ohrgeräusche seit 5 Jahren, zischend und pulsierend.

Akupunktur-Diagnose:
Viel Amalgam und Gold im Mund, sanierungsbedürftiges Gebiß. Amalgamintoxikation. Wurzelbehandelte Zähne und Stiftzähne (devital).

Therapie:
Entfernen von Amalgam. Danach verschwand die Migräne. Ausleitung von Quecksilber mit Hochpotenzen von Mercurius solubilis. Während der Ausleitung kamen die Kopfschmerzen aber immer wieder. Nochmal Herdsuche: Unter zwei alten Goldkronen war noch Amalgam! Ein wurzelbehandelter Zahn war beherdet und mußte gezogen werden.

Verlauf:
Nach Entfernung des Amalgams aus dem Mund verschwand das Ohrgeräusch links, das sie seit fünf Jahren quälte. Außerdem wurden zwei Titanstifte als Störfelder gefunden und mußten wieder aus dem Kiefer entfernt werden. Ein wurzelbehandelter Zahn mußte gezogen werden. Während der insgesamt zehn Akupunktursitzungen wurden noch mehrfach Wirbelblockaden, mal rechts, mal links, mit Ohrakupunktur entfernt, wodurch die Schmerzen im Rücken und in den Armen und Schultern verschwanden. Auch die Allergien wurden mit dem Rotlichtlaser erfolgreich therapiert.

Erfolg:
Keine Ohrgeräusche mehr, keine Wirbelblockaden, keine Migräneanfälle mehr nach gründlicher Zahnsanierung und zehn Ohrakupunkturbehandlungen sowie nach homöopathischer Quecksilberausleitung.

Die Patientin verfaßte einen Leserbrief und schickte ihn an die Rheinzeitung in Koblenz. Der Brief wurde mir in Photokopie von einem Heilpraktiker zur Kenntnisnahme geschickt. Er hatte folgenden Wortlaut:

Selbst jahrelang Amalgam-Opfer. RZ Nr. 178
(Zahnärzte wehren sich gegen Kritik an Amalgam)

Dieser Artikel hat mich ungeheuer erbost, war ich doch selbst jahrelang ein sogenanntes Amalgam-Opfer mit fast täglich auftretenden, starken Kopfschmerzen und tagelang anhaltenden Migräneanfällen. Keine noch so starken Migräne-Mittel (die nur den Kreislauf belasten) brachten länger anhaltenden Erfolg. Vor einigen Jahren hatte ich doch noch Glück und geriet an eine fortschrittliche Ärztin (Schulmedizin und Homöopathie), die bei mir eine Amalgamunverträglichkeit feststellte. Aufgrund meiner Erfahrungen muß ich alle Argumentationen wie „nicht stichhaltiger Beweis" etc. durch Arzneimittelkommission der Zahnärzte, Krankenversicherungen u.a. weitaus mehr in Frage stellen, als die Erkenntnisse des Münchener Toxikologen Dr. Daunderer. Ich kann nur hoffen, daß Experten wie Dr. Daunderer u.a. sich in ihrem Bestreben nicht entmutigen lassen, um letztendlich doch noch einen Erfolg für „den kleinen Mann" zu erzielen.

Brunhilde R., Bonn

Gang der Behandlungen

20.10.1989
Wegen der sehr starken Kopfschmerzen Ohrakupunktur trotz Amalgamstörfeld:

Fall 6/A1

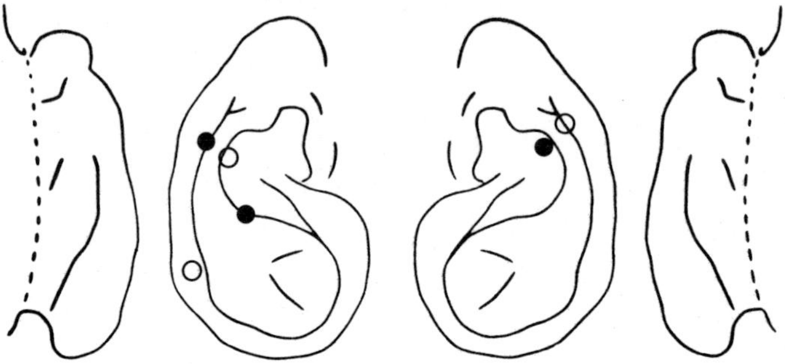

09.11.1989:
Das Amalgam wurde entfernt. Zwei Titanstifte wurden aus dem Kiefer entfernt und ein wurzelbehandelter, devitaler Zahn gezogen. Danach sehr starke Kopf- und Nackenschmerzen, Ohrgeräusch leiser.

Ganglion-stellatum-Blockade rechts mit Ohrakupunktur behandelt. Ebenfalls die Allergiepunkte.

Fall 6/A2

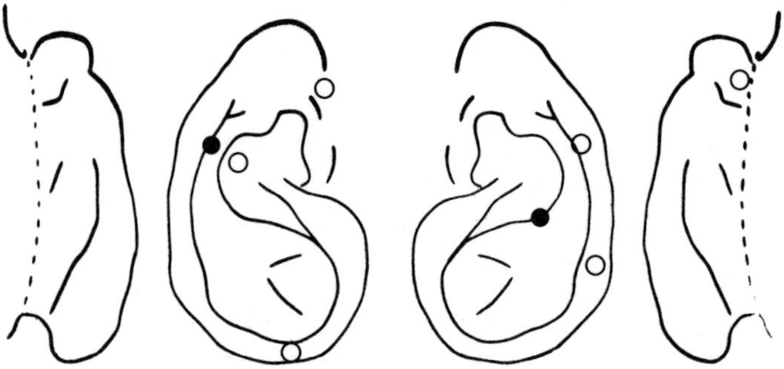

16.11.1989:
Starke Schmerzen in der rechten Schulter werden mit Ohrakupunktur behandelt. Das Ohrgeräusch links ist bereits verschwunden. Doppelte Blockade der Wirbelsäule mit Nadeln therapiert.

Fall 6/A3

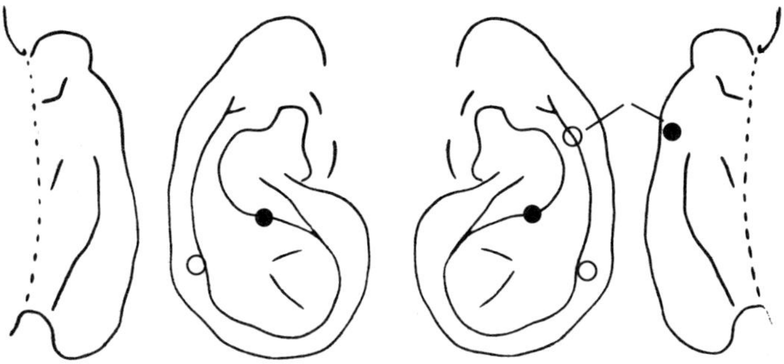

30.11.1989
Schmerzen im Nacken und in der linken Schulter durch Stellatumblockade mit Schulter-Arm-Syndrom links.

Ausleitung von Quecksilber mit Mercurius-solubilis-Hochpotenzen bis zur zehnten Akupunktursitzung. Danach keine Beschwerden mehr.

Fall 6/A4

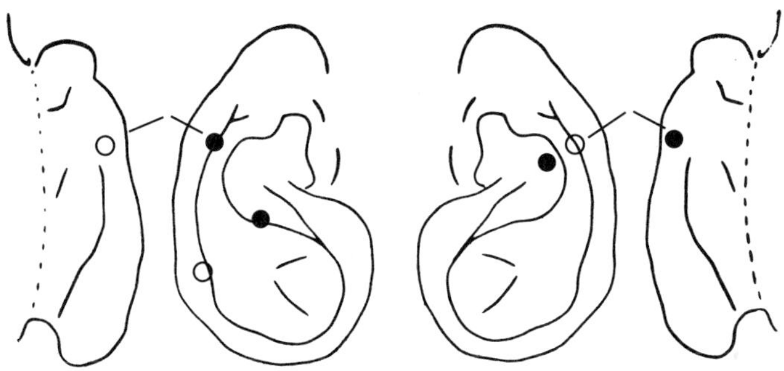

7. Fall

(Nr. 74)

Name: *Stefanie Sch.*
Geb.: 25.12.1965

Diagnosen:
Tinnitus aurium beiderseits, Migräne, Regelstörungen. Ovarialzyste rechts. HWS-Beschwerden.

Anamnese:
Appendektomie. Späte Menarche, Schmerzen im Leib, Menses zeitweise aussetzend oder verspätet. Daher mit Ovulationshemmern behandelt worden. Vor sechs Wochen abgesetzt worden wegen Migräne und Hörverlust rechts. Seit 3 Jahren heftige Migräneanfälle, immer rechts. Vor vier Wochen Antibiotikatherapie wegen einer schweren Zystitis. Jetzt Schmerzen im Unterleib.

Spezielle Anamnese:
Ohrgeräusche seit drei Jahren, rechts ein hohes Piepsen, links ein pulsierendes Rauschen. Schwerhörigkeit rechts, Ohrenschmerzen rechts, die zum Gesicht ziehen.

Akupunktur-Diagnose:
Hormonelle Störung. HWS-Syndrom. Leber/Gallen-Syndrom, Ovarialzyste rechts. (gyn. Untersuchung).

Therapie:
1mal Akupunktur.

Homöopathisch:
1 Gabe Pulsatilla D 500.

Repertorisierung:

Symptome	*Kent*	*Pulsatilla*
Piepsen, Pfeifen rechts	III/127	1
pulsierendes Rauschen links	III/128	3
Schwerhörigkeit rechts	III/133	3
Migräne re. zu d. Augen	I/269	3

Schwellung re. Ovar	III/773	2
Ohrenschmerzen re.	III/95	2
Ohrgeräusch synchron m. Puls	III/128	3
Zyklusstörung, Regeln spät	III/769	3
Menses zeitw. aussetzend	III/769	2
		24

Die Ovarialzyste verschwand durch das homöopathische Mittel *Apis* D 12, welches täglich zweimal eingenommen wurde, nach 3 Wochen.

Am 23.11.1987 waren keine zystischen Veränderungen mehr nachzuweisen. Das wurde auch durch Ultraschall und bei der Bauchspiegelung bestätigt, die am Heimatort der Patientin durchgeführt wurden. Es fanden sich lediglich noch Adhäsionen im Narbenbereich nach Appendizitis.

Inzwischen hatte sie noch einmal eine schwere rechtsseitige Migräne, die 20 Stunden gedauert hat, mit Schwindel und Ohrgeräuschen, vom Nacken aus zum Ohr und zum Gesicht ziehend. Das rechte Ohr schmerzte und das Gehör hat rechts stark nachgelassen. Nach Beseitigung einer Lateralitätsstörung und nach Entstören der Appendixnarbe wurde eine Ohrakupunktur durchgeführt.

Gang der Behandlungen

23.11.1987:

Nach Beseitigung einer Lateralitätsstörung und Entstören der Appendixnarbe mit dem Rotlichtlaser wurde nur eine Akupunktur durchgeführt. Dabei wurde die Leber, die Galle und C2 retro (der übergeordnete Punkt für die Wirbelsäule) genadelt. Zudem bekam sie eine Gabe ihres homöopathischen Simile, Pulsatilla D 500.

Fall 7/A1

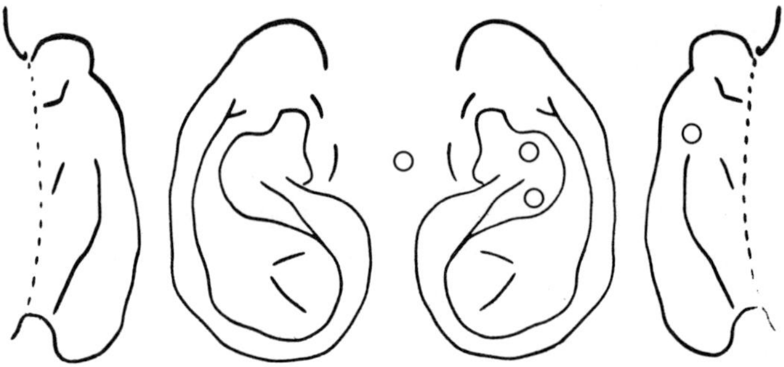

21.04.1988

Seit der Akupunktur im November 1987 sind keine Migräneanfälle, kein Schwindel, keine Ohrgeräusche mehr aufgetreten. Die Menstruation kam sehr pünktlich. Es wurden keine Medikamente mehr benötigt.

8. Fall
(Nr. 94)

Name: *Petra W.*
Geb.: 18.07.1944

Diagnose:
Tinnitus links, Amalgam-Allergie, Hörminderung, Hormonstörung, Schlafstörung, Schwindel, WS-Beschwerden.

Anamnese:
1950 Tonsillektomie. 1966 Tochter geboren, ist behindert, 1984 Abrasio. Multiple Allergien bekannt (gegen Hundehaare, Staub, Hartkäse u.a.m.). Beschwerden im rechten Knie zeitweise. Knötchen am linken Stimmband (Sänger-Fibrom) festgestellt. Menarche mit 14 Jahren.

Spezielle Anamnese:
Seit 5 Jahren Schwindel und Benommenheit im Kopf, hoher Pfeifton, im linken Ohr mehr als im rechten, manchmal auch Rauschen und Brummen, stärker bei Anstrengung. Es ist kein Dauerton, kommt in Attacken, kann durch Kopfbewegung ausgelöst werden. Tinnitus sehr störend, bekam Adumbran und Lexotanil. Starke Raucherin!

Akupunktur-Diagnose:
Nikotin-Abusus. Amalgamintoxikation, Allergien, Psychopharmaka-Intoxikation. Hormonelle Störung.

Therapie:
16.02.1988:
Akup.-Behandlung von HWS und Allergie mit Nadeln und Laser. Zum Zahnarzt zur Amalgamentfernung und Zahnsanierung.

14.03.88:
Ein Teil des Amalgams wurde entfernt (Oberkiefer). Seitdem sind Nacken und Nase freier. Anti-Raucherprogramm mit Dauernadeln.

17.03.88:
Die Patientin raucht nicht mehr! Die Ohrgeräusche sind leiser, nicht mehr so häufig und lange! Nochmal Nadelung der HWS. Zahnbehandlung noch nicht beendet.

28.03.88:
Die Ohrgeräusche sind zu 75% weg, sagt die Patientin. Sie waren nur noch einmal in der Woche da! Der Schwindel ist seit der ersten Behandlung weg. Sie hört die Stimmen nicht mehr so weit weg. Der Nacken ist frei. Sie raucht nicht mehr! Der Schlaf ist immer noch gestört. Die vierte Behandlung erfolgte wegen der Allergien und der Wirbelsäulenbeschwerden.

14.04.88
Jetzt ist alles Amalgam raus. Seitdem hört Frau W. kein Rauschen mehr! „Es ist so gut wie niemals vorher!" Beginn der Hg-Ausleitung mit Hochpotenzen von Mercurius solubilis.

21.04.88:
Der Tinnitus ist weg! Nacken und Schultern sind frei. Keine Kopfschmerzen mehr.

26.04.88:
Kontrolle bei ihrem HNO-Arzt zeigt, daß das Gehör sich beiderseits um 10 Decibel gebessert hat. Auch dort gab die Patientin an, keinen Tinnitus mehr bemerkt zu haben.

Sie war insgesamt zehnmal zur Akupunktur hier und erhielt an homöopathischen Mitteln Nux vomica, Ignatia und zum Ausleiten des Quecksilbers Mercurius solubilis.

Gang der Behandlungen

16.02.1988:
Wirbelsäulenpunkte, Allergiepunkte genadelt.

Fall 8/A1

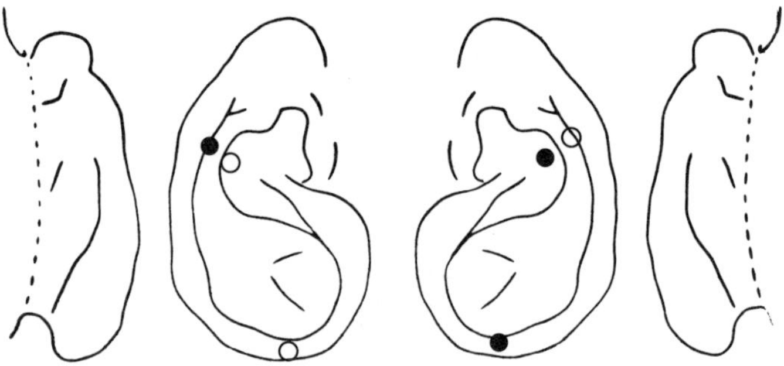

14.03.88:
Antiraucher-Programm:

Fall 8/A2

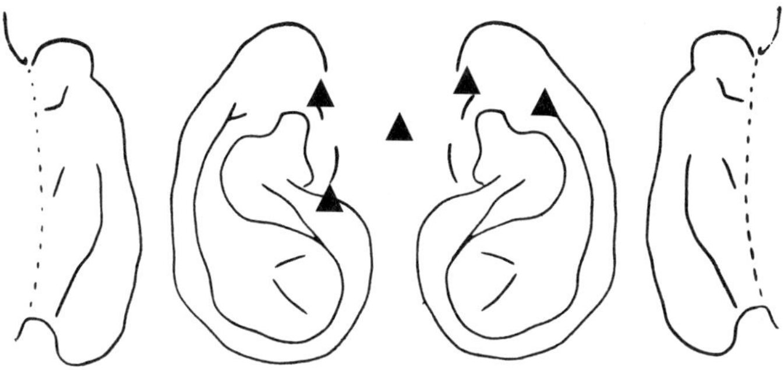

17.03.88
Ohrgeräusch gebessert, sie raucht nicht mehr! Die HWS wird behandelt.

Fall 8/A3

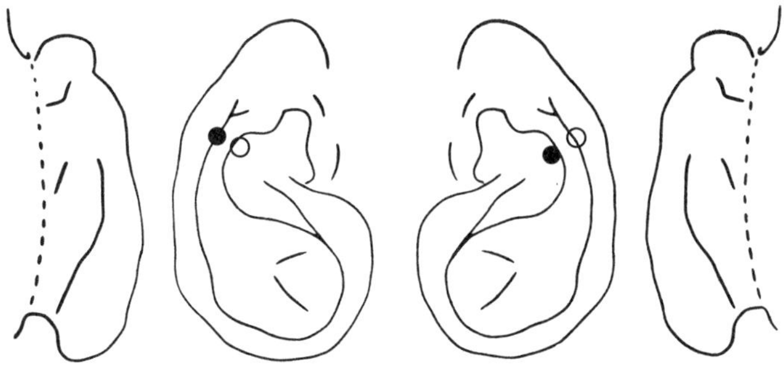

28.03.88:
Schwindel ist weg. Die Ohrgeräusche zu 75 % gebessert. Patientin raucht nicht mehr! Die HWS und die Amalgampunkte werden genadelt.

Fall 8/A4

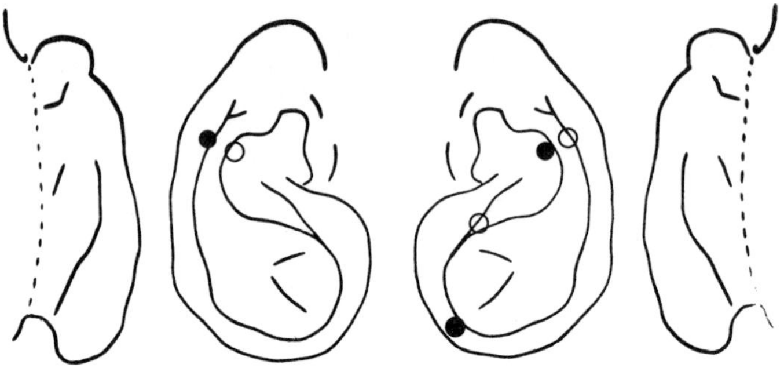

14.04.88:
Das Amalgam ist entfernt, Beginn mit der Ausleitung des Quecksilbers. Der Tinnitus ist „so gut, wie niemals vorher" und nicht mehr störend!

Fall 8/A5

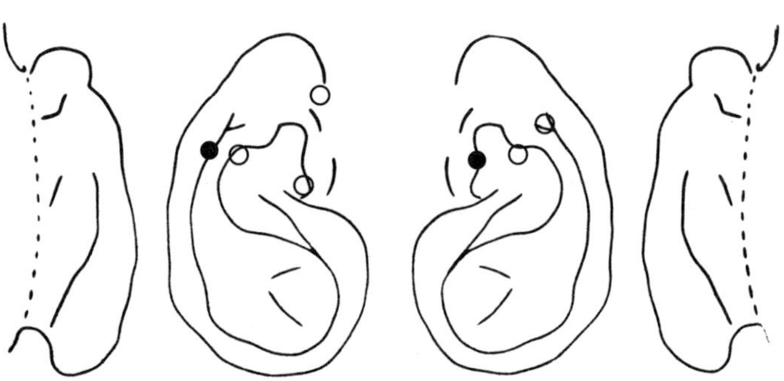

21.04.88:
Der Tinnitus ist weg. Es geht sehr gut!

Fall 8/A6

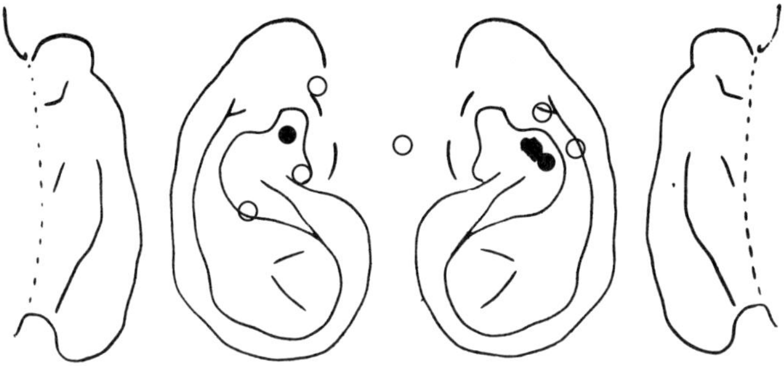

9. Fall
(Nr. 5)

Name: *Heiner R.*
Geb.: 19.05.1937

Diagnose:
Tinnitus bds., Händezittern, Schweißausbrüche, Unrast, Pruritus, Schlafstörungen.

Anamnese:
Zeckenbißimpfung und Infekt im Juni 1987. Wurde mit viel Aspirin behandelt. Danach trat das Zittern der Hände auf sowie Gewichtsverlust und starkes Schwitzen, besonders nachts.

Spezielle Anamnese:
Seit zehn Jahren hat der Patient 7 kg Quecksilber in der Werkstatt an der Wand hängen, teilweise ist es verdampft, er experimentiert damit im keramischen Betrieb. Seit Juni 1987 taubes Gefühl in den Ohren, rechts knackt es, links rauscht es.

Eigene Anamnese des Patienten:
„Von Februar 1987 bis Ende Juni Afterekzem mit viel Juckreiz. Extreme berufliche Aufregung, danach starke Erkältung, mit 3-4 Tabletten Aspirin und Vitamin C pro Tag selbst kuriert.

Am 12.7.87 Zeckenbiß-Impfung. Von da an verstärkte Unruhe, starkes Zittern der Hände, Schlaf gestört. Seit Anfang August leichtes Knacken in den Ohren und Taubheitsgefühl, beginnende Appetitlosigkeit.

Am 11.8.87 erstmals ständiges Ohrgeräusch, verstärkt am linken Ohr.

Am 12.8.87 Untersuchung bei dem leitenden HNO-Arzt im BWL in Koblenz.

Diagnose:
Tinnitus durch Hörschaden, vermutlich durch Lärm. Empfehlung: „Damit muß man leben. Nehmen Sie Defunari peri, vielleicht hilft es, und kommen Sie in 3 Monaten wieder."

Am 18.8.87 Untersuchung bei Prof. M. in der Uni-Klinik Köln. Befund wie oben. Behandlung Iontophorese. Keine durchblutungsfördernden Mittel.

Das Ohrgeräusch nahm eine unerträgliche Lautstärke an, ein Rauschen und zusätzlich ein hoher Pfeifton. Nach 4maliger Iontophoresebehandlung, bei starker Gewichtsabnahme und totaler Schlaflosigkeit, Bitte an Prof. Dr. M. um ein Beruhigungsmittel, die seinerseits abgelehnt wurde. Auf der Suche nach Erleichterung Untersuchung bei Herrn Dr. K. in Bonn, der erstmals Hoffnung auf Linderung gab. Dort fand ich den Hinweis auf die Tinnitusliga.

Am 27.8.87 Einweisung in das BWK in Ulm zur stationären Behandlung bei Dr. P.

Bis zum 9.9.87 Behandlung mit Lidocainspritzen, Sauerstoff, Infusionen, Trental 400. Der schlechte Nervenzustand hatte sich bis dahin nicht gebessert. Allerdings war der hohe Pfeifton nicht mehr vorhanden, nur noch ein ständiges Rauschen. Nach wie vor absolute Schlaflosigkeit und Unrast. Weiterhin 3x täglich eine Tablette Trental 400.

Vom 11.-17.9.87 täglich etwa drei Stunden leichte Arbeit in der eigenen Werkstatt ohne Lärmbelästigung zur Fertigstellung eines laufenden Auftrages. In dieser Zeit jeden Abend eine Tablette Lexotanil. Wegen starken Juckreizes am ganzen Körper wurde das Trental nach fünf Tagen wieder abgesetzt. Der Juckreiz blieb trotzdem.

Am 18.9.87 Start in den Urlaub in körperlich und seelisch schlechter Verfassung mit Angst und Hoffnungslosigkeit.

Am 20.9.87 Panikanfall bei einer Bergwanderung.

Am 21.9. Wiederholung des Anfalles in der Arztpraxis in St. Moritz. Behandlung: 2x täglich eine Tablette Detanil, zum Schlafen eine Tablette Ludiomil. Nach weiterer Beobachtung wurde das Trental 400 durch Stutgeron ersetzt. Daraufhin erfolgte eine kontinuierliche Erholung, mehr Schlaf, mehr Hoffnung, ein leiseres Geräusch.

Am 11.10.87 ging es zurück nach Hause.

Am 15.10.87 zeitweilig Aufnahme von leichten Arbeiten. Behandlung mit Rückenmassagen, Fußzonenreflexmassagen, Lymphdrainagen, Einnahme von täglich 3 x 1 Aequamen forte. Über Weihnachten 14 Tage Skiurlaub in 1600 m Höhe. Seit 4 Wochen Einnahme von abends 2 Tbl. Sibelium, welches gut vertragen wird. Das Ohrgeräusch, ein Rauschen, schwankt von erträglich bis zu sehr unangenehm. Manchmal tritt noch ein Taubheitsgefühl auf.

Die internistische Untersuchung am 14.1.1988 ergab bei allen Laborbefunden sämtlich normale Werte, die BSG war 2/5, das EKG mit allen Ableitungen war unauffällig. Die Diagnose lautet: „Neurovegetativer Erschöpfungszustand, Tinnitus nicht organischer Genese."

Akupunktur-Diagnose:
Hg-Intoxikation und Allergie, Bimetall im Mund. Amalgam-Allergie.

Therapie:
Entfernung von 8 Amalgamplomben. Ausleitung von Hg mit Mercurius sol. XM und 2 Akupunkturen.

Ergebnis:
Der Patient ist ruhig und ausgeglichen. Die Hände zittern nicht mehr. Kein Knacken mehr! Keine hohen Töne mehr im rechten Ohr. Auf dem linken Ohr ist das Rauschen viel leiser geworden, nicht mehr so aggressiv, wohltuend leise. Weitere Quecksilberausleitung mit Merc. sol. LM. Nach der siebenten Akupunktur ist der Patient sehr zufrieden, er hat kein Knacken mehr wahrgenommen. In den letzten zwei Wochen hat er das Geräusch kaum noch bemerkt. Nach insgesamt 13 Akupunkturen geht es sehr gut. Der Tinnitus ist „sehr ruhig". Auch das Audiogramm zeigt deutliche Besserung des Gehörs.

Homöopathische Behandlung:
Bei der 1., 4. und 9. Sitzung: Calcium carbonicum D 200, – bei der 2., 3. und 10. Sitzung: Merc. s. XM und LM zur Ausleitung. In der letzten, der 13. Sitzung, erhielt er eine Gabe Sil D 200 wegen seiner vielen weißen Flecken auf der Haut (Vitiligo). Sein homöopathisches Simile war *Calcium carbonicum.*

Repertorisierung:

Symptome	*Merc.s.*	*Sil.*	*Calc.c.*
Angst vor der Zukunft	-	-	3
Hoffnungslosigkeit, K I/119	2	1	3
Ruhelosigkeit, Unrast, K I/47/82	3	3	3
Intentionstremor, anfallsweise, I/455	2	-	-
Schweiß reichlich, I/200	3	3	3
Ohrgeräusche, III/119	2	2	3
Taubheitsgefühl, III/135	1	1	2

Rauschen, III/127	1	2	1
Pfeifen, III/127	1	1	-
Geräusch synchron mit Puls III/122	1	1	-
Knacken in den Ohren, III/125	-	-	2
Schlaflosigkeit, I/380	3	3	3
Gewichtsverlust, I/407	2	3	3
Juckreiz am ganzen Körper, III/624	2	2	3
weiße Flecken auf der Haut, II/152	2	3	2
	25	25	31

Dieser Mann, der jahrelang dem Dunst von Quecksilber in seiner Werkstatt ausgesetzt war, bot alle Symptome einer chronischen Hg-Vergiftung. Zusätzlich hatte er noch viel Amalgam im Mund. Durch die Virusinfektion war die schwere Intoxikation wohl erst zum Ausbruch gekommen. Nach Entfernen der Amalgamplomben sowie des Quecksilbers aus seiner Werkstatt und nach Ausleitung durch das homöopathische Mercurius solubilis in Hochpotenzen, ging die Vergiftung mit all ihren schlimmen Folgen zurück, und damit auch die Ohrgeräusche.

Gang der Behandlungen

Diagnose: Hg-Intoxikation.

20.04.88: Es werden Wirbelsäulenpunkte genadelt.

Fall 9/A1

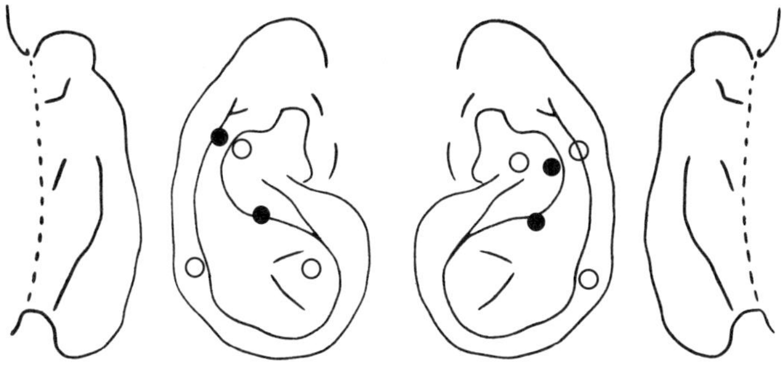

05.05.88: HWS-Beschwerden, Ohrpunkte genadelt. (3. Akup.).

Fall9/A2

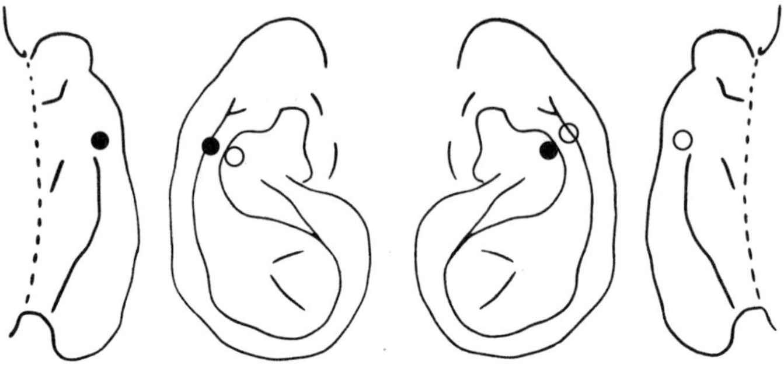

26.05.88: Wirbelblockade links genadelt (6. Akup.).

Fall 9/A3

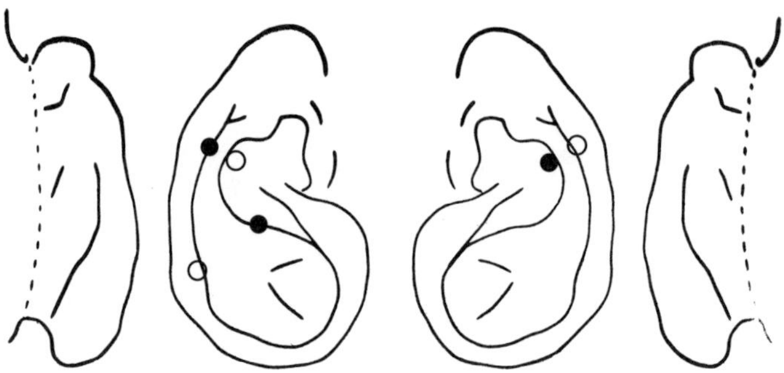

13.07.88: Wirbelblockade rechts (10. Akupunktur).

Fall 9/A4

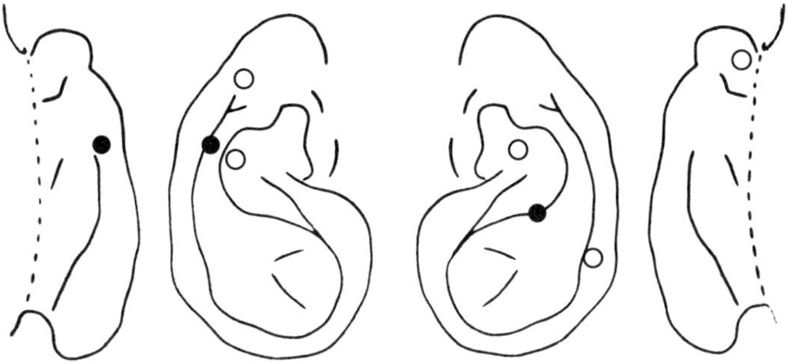

10. Fall
(Nr. 67)

Name: *Gerda R.*
Geb.: 23.11.1924

Diagnose:
Tinnitus, Schwindel, Zustand nach Knalltrauma und Hörminderung, WS-Beschwerden, Allergien.

Anamnese:
Am 17.4.1986 kam die 61jährige Frau Gerda R. auf Empfehlung einer Nachbarin zu mir, der ich wegen Tinnitus geholfen hatte.
Frau R. hatte ihren Tinnitus bereits seit Geburt ihrer Tochter seit 1951, also beinahe 36 Jahre. Sie hatte damals viel Schwindel im Wochenbett nach einer Sturzgeburt. 1945 habe sie in Folge eines Knalltraumas auf der Flucht eine Zeit lang gar nichts mehr hören können, weder auf dem rechten noch auf dem linken Ohr. Eine Hörminderung auf dem linken Ohr sei wohl davon zurückgeblieben, die besonders nach Belastung der Wirbelsäule aufträte. Sie sei deshalb in den langen Jahren auch bei einigen Ohrenärzten in Behandlung gewesen, aber man habe ihr nicht helfen können.
Vor vier Jahren habe sie eine Gaumentransplantation gemacht bekommen. Seitdem habe sie auch noch bronchitische Beschwerden. Das Schlimmste jedoch sei der Schwindel und das unangenehme, hohe, zischende Geräusch im linken Ohr. Medikamente würden ihr dagegen nicht helfen.

Akupunktur-Diagnose:
Ich fand zunächst einen Hinweis auf ein toxisches Störfeld. Der Leber-Parenchympunkt und der nervale Leberpunkt sowie der Anti-Depressionspunkt wurden am rechten Ohr genadelt. Links fand ich Punkte im Bereich des Atlas, sowie C2 und C1 am Ohrrand.

Therapie:
Nach der Akupunktur war es der Patientin sofort leichter (siehe Abbildung 1). Die zweite Sitzung am 24.4.86 verlief fast gleich, brachte aber leider nicht viel Besserung. Am 30.4.86, bei der dritten Behandlung, sagte Frau R., sie empfinde jetzt das zischende Geräusch nicht mehr so tief im Ohr, sondern oberhalb des linken Ohres. Nach dieser dritten Behandlung (siehe Abbildung 2) war das intensiv zischende Geräusch mehr zu einem leisen Singen geworden. Es hatte sich völlig verändert.

Am 6.5.86 berichtete Frau R., das Zischen sei völlig verschwunden, stattdessen habe sie nun ein pulsierendes Geräusch, dunkler und nicht mehr aus dem Zentrum des Kopfes kommend.
Ich nadelte die HWS beidseitig, gleichzeitig Leber- und Anti-Depressionspunkte (siehe Abbildung 3). Der Vergleich zwischen den beiden Audiogrammen vom 18.4. und vom 9.5.1986 in der Anlage mit der HNO-fachärztlichen Beurteilung beweisen, daß der Charakter des seit 36 Jahren bestehenden Tinnitus sich durch die Akupunkturbehandlung so verändert hat, daß er für die Patientin erträglicher wurde.

Erfolg:
Insgesamt wurden 9 Akupunkturen durchgeführt. Danach fühlte sich Frau R. nicht nur gehörmäßig besser, sie war auch nicht mehr depressiv, und die HWS-Beschwerden waren nahezu völlig verschwunden.

Beurteilung des HNO-Arztes:
Diagnose:
Otosklerose mit geringer bis mittelgradiger Schalleitungsstörung rechts und mittelgradiger Schalleitungsstörung links.

Tinnitus aurium links, wahrscheinlich durch HWS-Syndrom verursacht.

Besserung des Tinnitus im Sinne einer Veränderung: Jetzt besser verträglicher Summton statt des enervierenden Pfeiftons vorher, mit Frequenzänderung nach neun Akupunkturen.

Gang der Behandlungen

17.04.1986 :

Fall 10/A1

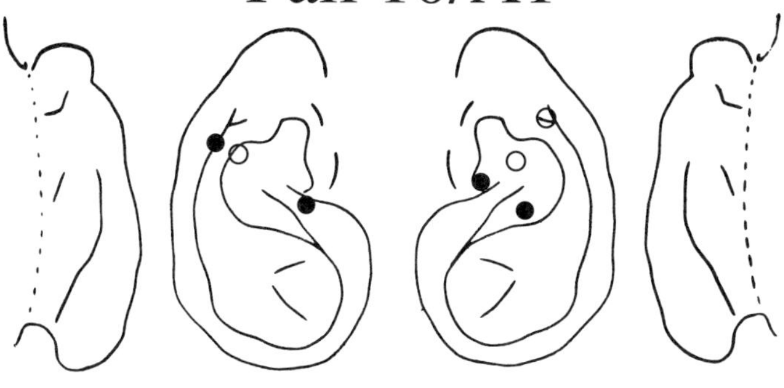

30.04.1986:

Fall 10/A2

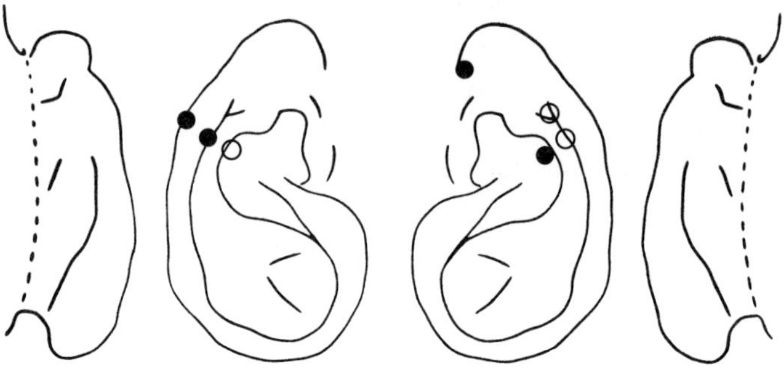

06.05.1986:

Fall 10/A3

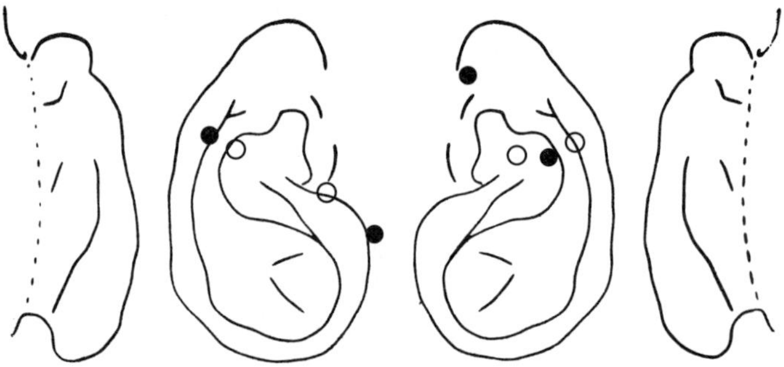

15. Schlußbetrachtung

Wer dieses Buch bis hierher aufmerksam gelesen hat, wird mir zustimmen, daß erfreuliche Erfolge erzielt wurden und daraus wichtige Erkenntnisse gezogen werden können.

Besonders bei Therapieresistenz ist es sehr wichtig, nach den Ursachen zu suchen. Wie man da als Arzt vorgehen kann, wenn mit konventionellen Mitteln nicht mehr zu helfen ist, habe ich Ihnen anhand von vielen Fällen mitgeteilt.

Bei mir hat sich die Akupunktur, besonders die Aurikulomedizin, als sehr hilfreich erwiesen, weil sie in ihren Methoden der Störfeldsuche sowie der Aurikulodiagnostik einmalig ist. Die Therapie mit Nadeln oder Laser ist für die Patienten nicht belastend oder schmerzhaft und Medikamente werden weitgehend überflüssig.

Mit Hilfe der Homöopathie schafft man ein besonderes Vertrauensverhältnis zum Patienten. Man läßt den Kranken ausführlich über sich und seine Problematik berichten, er fühlt sich ernst genommen und lernt, wie er selbst mithelfen kann, über sein Leiden mehr zu erfahren. Die Symptome, die er möglichst genau angeben soll, sind oft die sogenannten „Schlüsselsymptome", und diese können dann schneller zu seinem „Simile" führen, das auch alle seine anderen Befindungsstörungen oder Beschwerden mitbehandelt.

Sehr aufschlußreich waren für mich die ototoxischen Ursachen für die Auslösung eines Tinnitus.

Wer denkt schon daran, daß er Ohrensausen bekommen kann, wenn er z.B. Aspirin einnimmt, um seiner Kopfschmerzen Herr zu werden. Welche Frau, die jahrelang die Antibabypille nimmt oder andere Hormonpräparate, weiß oder liest im Beipackzettel, daß als Nebenwirkungen auch Durchblutungs- oder Stoffwechselstörungen vorkommen, die Ohrgeräusche auslösen können? Die Allergien haben in den letzten 30 Jahren so stark zugenommen, daß es kaum verwundern kann, daß sie auch am häufigsten die Verursacher von Ohrgeräuschen sind.

Insbesondere im Zahn- und Mundbereich gibt es sehr viele Allergien, verursacht durch Amalgamfüllungen, Goldlegierungen, Kunststoffe und Prothesenmaterial. Die Epicutantestungen dieser Materialien helfen zusätzlich, solche Allergien zu erkennen. Aber auch die Kenntnis über die energetischen Wechselbeziehungen zwischen Zahn-Kiefergebiet und dem übrigen Organismus ist von wesentlicher Bedeutung für die Diagnostik bei ganzheitlicher Betrachtungsweise. Das Zahn-Kiefergebiet ist ja ein Teil des gesamten Menschen und zeigt, besonders bei chronisch Erkrankten, oft schneller, besser und sicherer die Störfelder im übrigen Organismus an. So spricht man in der Volksmedizin bei dem Eckzahn meist von „Augenzahn" und beim unteren Weisheitszahn vielfach vom „Ohrenzahn", weil man immer wieder beobachten kann, daß Erkrankungen dieser Zähne die betreffenden Sinnesorgane stören.

Es gibt eindrucksvolle Karten über die Wechselbeziehungen der Odontone des Unter- und des Oberkiefers zum übrigen Organismus, wobei jeder einzelne Zahn mit ganz bestimmten Sinnesorganen, Gelenken, Rükkenmarksegmenten, Wirbeln, inneren Organen, endokrinen Drüsen und Sonstigem in Verbindung gebracht wird.

Ich wünsche und hoffe, daß ich mit dieser Studie dazu beitragen kann, daß vielen Kranken, die an Tinnitus leiden, doch noch geholfen wird, selbst wenn es in der Schulmedizin keine Möglichkeiten mehr dafür gibt.

Besonders für Fachärzte und Kliniken, die immer zuerst für die Patienten zuständig sind, die an Ohrgeräuschen leiden, mögen meine Ausführungen und Erfahrungen Anreiz sein, sich auch mit der Homöopathie und der Akupunktur vertraut zu machen. Für die Zukunft bliebe zu wünschen, daß alle Heilmethoden in die Schulmedizin einbezogen werden, damit die Studenten bereits während ihrer Ausbildung davon erfahren und sich die notwendigen Kenntnisse aneignen können.

Bis dahin jedoch ist es den Medizinern anheim gestellt, alle Heilmethoden, die noch nicht in die Schulmedizin integriert sind, zu prüfen und in eigener Initiative zu erlernen, damit die zum Teil bereits alten und kostbaren Erfahrungen nicht verloren gehen, sondern zum Wohle der Kranken angewandt werden.

Wenn ich durch meine Arbeit das Interesse dazu erweckt habe, ist mein Ziel erreicht.

16. Literatur

[1] *Allen, H.C.:* Leitsymptome wichtiger Mittel der homöopathischen Materia medica. Ulrich Burgdorf-Verlag für homöopathische Literatur.

[2] *Altrock, Th.:* Meine Erfahrungen bei der Behandlung von 100 Tinnitus-Patienten mit Akupunktur und Homöopathie. Naturheilpraxis II/89, S. 121-128, Pflaum-Verlag.

[3] *Altrock, Th.:* Homöopathie und Akupunktur bei Tinnitus. Tinnitus-Forum III/91.

[4] *Altrock, Th.:* Tinnitus und Amalgam. Tinnitus-Forum I/92.

[5] *Altrock, Th.:* Tinnitusbehandlung aus ganzheitlicher Sicht. Naturheilpraxis 8/92, Pflaum-Verlag.

[6] *Altrock, Th.:* Tinnitusbehandlung mit Homöopathie und Akupunktur. Erfahrungsheilkunde 9/92, Karl F. Haug Verlag, Heidelberg

[7] *A.T.I.-Datenbank:* Arzneimittel als Tinnitus-Erzeuger. Tinnitus-Forum I-II/90.

[8] *Bahr, F.:* Systematik und Praktikum der wissenschaftlichen Ohrakupunktur, IV. und V. Stufe. Skripten 1982 und 1987, Eigenverlag Bahr.

[9] *Boericke, W., M.D.:* Homöopathische Mittel und ihre Wirkungen, Materia Medica und Repertorium. Verlag Grundlagen und Praxis, Margarete Harms, Leer.

[10] *Daunderer, M.:* Handbuch der Amalgamvergiftung. Tox.-Center e.V., 8000 München 2.

[11] *Gerd-Witte, H.:* Kompendium der homöopathischen Arzneisymptome. K.F. Haug Verlag, Heidelberg.

[12] *Goebel, G.:* Arzneimittel als Tinnituserzeuger. Tinnitus-Forum III/90.

[13] *Hahnemann, S.:* Organon der Heilkunst, 6. Auflage. Organon-Verlag.

[14] *Kent, J.T.:* Repertorium der homöopathischen Arzneimittel, K.F. Haug Verlag, Heidelberg.

[15] *Lennarz, T.:* Pathophysiologie, Diagnostik und Therapie. Springer-Verlag, Berlin, Heidelberg.

[16] *Nogier, P.M.F.:* Praktische Einführung in die Auriculotherapie. Maisonneuve 1979.

[17] *Tönnies, S.:* Was wissen Ärzte über Tinnitus, und wie behandeln sie davon betroffene Patienten? Tinnitus-Forum I/92.

[18] *Wiesenauer, M.:* Therapeuticon 3, (7/8), 419-423, 1989.